北京市属高校高水平教师队伍建设支持计划

长城学者培养计划项目（CIT&TCD 20190335）

行走健身科学指导全书

南仲喜　李厚林　编著

人民体育出版社

图书在版编目（CIP）数据

行走健身科学指导全书／南仲喜，李厚林编著. --
北京：人民体育出版社，2022（2022.11重印）
ISBN 978-7-5009-5922-9

Ⅰ.①行… Ⅱ.①南… ②李… Ⅲ.①步行－健身运
动－基本知识 Ⅳ.①R161.1

中国版本图书馆 CIP 数据核字（2020）第 253362 号

*

人 民 体 育 出 版 社 出 版 发 行
北京盛通印刷股份有限公司印刷
新 华 书 店 经 销
*

710×1000 16 开本 20.25 印张 348 千字
2022 年 2 月第 1 版 2022 年 11 月第 2 次印刷
*

ISBN 978-7-5009-5922-9
定价：79.00 元

社址：北京市东城区体育馆路 8 号（天坛公园东门）
电话：67151482（发行部） 邮编：100061
传真：67151483 邮购：67118491
网址：www.psphpress.com
（购买本社图书，如遇有缺损页可与邮购部联系）

PREFACE | 序 言

现在，步行不仅是人们健身的首选项目，而且在医学领域中的重要价值也逐渐受到人们的普遍关注。

随着人们健康观念的改变，科学健身理论需要人们去研究。

我们长期在体育学院从事田径运动教学、训练、科研和培养研究生工作。不断探索田径运动理论和技术是我们终身的追求。为了响应"健康中国战略"，大力宣传和推广科学行走健身方法，提高人民的健康素养水平，多年来，我们师生二人深入学习国内外学者的相关论著，虚心听取专家和广大行走运动爱好者及医务工作者的意见，用数年时间撰写了这本书。

编写本书的指导思想是以人体运动科学知识和田径运动理论为基础，以学科知识介绍性为编写原则，以突出科学性为特点，在实用性上下功夫，促进大众身体健康是我们撰写本书的最大心愿。

本书的读者对象主要是社会体育工作者和广大行走运动爱好者。

在编写过程中，得到了许多专家和医务工作者的大力支持与帮助，使我们受益匪浅，在此深表谢意。

由于水平有限，本书难免存在疏漏，甚至错误之处，敬请广大读者和各界人士批评指正。

今天是"世界行走日"（10月11日），谨以此书献给热爱生活的人们，衷心希望本书能够对你们的健康有所裨益。

南仲喜 李厚林

2021 年 10 月 11 日

CONTENTS 目 录

第一章
CHAPTER 01

行走是世界上最好的运动

1. 为什么说行走是世界上最好的运动？

阳光、空气、水和运动是生命和健康的源泉。人要想得到生命和健康，离不开阳光、空气、水和运动，说明运动和阳光、空气、水一样重要。那么什么运动最好呢？经过世界上许多科学家的研究验证，1992年世界卫生组织向全世界宣布：步行是世界上最好的运动。

为什么呢？因为人类花了六百万年，从猿到人，在整个进化过程中，人的身体结构就是步行进化的结果，所以人体的解剖和生理结构最适合步行。

现在，人们生活在经济繁荣、社会发展到一定程度的时代，双脚不沾地的时间越来越多，直立行走的能力在退化，文明病越来越多。怎么办呢？最好的办法是让大家迈开双腿进行步行锻炼，多进行行走运动。

2. 为什么世界卫生组织首推行走运动？

过去，医学界曾向大众推荐跑步、篮球、网球等剧烈运动，建议坚持每周3~4次，每次20分钟。但现在有所改变，首推比较轻缓的行走运动。

近年来，专家们开始强调只要坚持每周行走5天，每天行走30分钟，就能降低心肌梗死、糖尿病、骨质疏松症等疾病的发病率，而且还能治疗关节炎、高血压及忧郁症等。

每天行走30分钟也能称为运动，既不会给身体造成负担，又能达到运动效果。实际上，体内脂肪是在行走20分钟后开始燃烧的。因此，至少要走20~30分钟，才能产生锻炼效果。

当然，要是一天能走10 000步效果就更好了，但是对于体力较差的人来说不太合适。实际上，我们认为 10 000 步只是理想的行走运动量，如果换算成距离，相当于要走 6~7km。对于走得慢一些的人来说，恐怕需要 2 个小时左右。这对于异常繁忙的现代人来说绝不是一件容易坚持的事情。因此，行走 30 分钟应该是比较符合实际情况的选择。实际上，也有研究表明，行走超过 30 分钟造成腰椎或关节损伤的风险较大。此外，乳酸在体内积累容易使人感到疲劳。

每天行走 30 分钟，对于刚开始锻炼的人来说不会感觉太累，也不会给事务繁忙的现代人造成太多时间上的压力。从这两点来说，应该是很适合现代人的。每天 30 分钟的行走，男女老少都能做到，可以起到促进新陈代谢、减肥的作用。此外，对心脏病和脑卒中的预防、治疗也很有益处。

此外，每天行走 30 分钟，还可以增强人体免疫功能、预防感冒、增强对传染病的抵抗力等，从而有效延长健康寿命 8~10 年。

像这样，每周 5 天，每天 30 分钟的行走，其运动效果与可行性已被世界各国的实践所证明。因此，不要再怀疑每天 30 分钟行走是否属于运动，从现在开始马上行动起来，加入 30 分钟行走的队伍中去吧！其运动效果一定不会让您感到失望。

3. 为什么说行走是人类获得健康、长寿、幸福的健身法宝？

在发达国家，人们已经把行走视为 21 世纪获得健康、长寿、幸福的健身法宝。尽管国籍不同，锻炼方法各异，但是越来越多的人开始行走，行走运动越来越深入人心。

英国在开展行走运动方面颇具代表性。该国心脏病发病率曾高达 52%，居于世界首位。因此，很早以前，英国就开始研究用于改善心脏功能的方法了。为此，学者们进行了多个运动项目的比较研究。条件是在不给心脏增加负担的情况下，增强心脏功能。研究结果显示，行走运动是首选的健身方式。

首先，行走协会和心脏病治疗基金会共同组织活动，在心脏病患者的处方中加入记步器，时刻提醒患者以步行代替药物治疗。其次，大力开展宣传推广活动，在主要街道张贴鼓励行走的宣传单，在黄金时间段播放提倡行走的公益广告等。此外，对于习惯在住宅附近的公园中进行行走运动的人，可以向其发放一些优惠券，以资鼓励。由于采取了多种措施普及行走运动，英国 70% 的心脏病患者逐渐恢复了健康。

在英国纽卡斯尔，每年都举行"预防乳腺癌行走大会"，参与者不分男女，均穿戴文胸在大街上行走。当地居民每年都通过这种特别的方式向人们宣传行走对预防乳腺癌的作用。

在美国纽约，有一项专门为产后肥胖的女性举行的"婴儿车行走"运动。这是为产后不便于做运动的女性设立的一项运动，每周在公园集中举行 4 次，每次行走 2km，从准备活动到快步走，都是一些巧妙利用婴儿车的项目，能够有效地调动全身肌肉，深受产后肥胖女性的欢迎。

在瑞士举行的"水中行走大会"，也是一项参与者较多的大众化活动。参加活动的人身着救生衣，在脚不着地的情况下行走。由于水中行走对关节的负担较小，特别适合在平地行走较困难的肥胖人士、关节炎患者，以及老年人。

此外，在瑞士还举行过"Let's Walk 滑雪式行走大会"。所谓滑雪式行走，就是利用类似于滑雪时使用的支撑杆来行走的运动。由于使用了弹性较好的海绵支撑杆，行走时可以有效地分散体重的压力，加上行走时需要甩动双臂，使得全身 98% 的肌肉都能得到有效锻炼。

在爱尔兰，心脏病的死亡率历来一直居于榜首，为此该国实施了"金色徽章"项目，并由心脏病基金会负责监督，为那些走满 10 000km 的人授予金色徽章。

上述已经体会到行走运动效果的发达国家，通过不断研究，推行了各种行走运动项目，使此类运动进入人们的日常生活之中。

4. 为什么说步行运动是现代生活的需要？

改革开放 40 多年以来，我国生产力迅速发展，人们的生活水平不断提高，生活方式也发生了翻天覆地的变化。现代工业化的社会生存状态使我们的生活节奏紧张起来，但是相对地，休闲时间也多了起来。人们对健康重要性的认识日益深刻，越来越多的人认可了"健康是唯一能够伴随一生的珍贵财富"的观点。步行健身这种简便易行的锻炼方式逐渐被广大人民群众所接受并付诸行动。可以说，步行健身运动是为适应现代生活的需要而逐渐推广开来的。

生活节奏紧张，工作压力巨大，这是人们对现代生活的普遍感受和体验。面对紧张和压力，要想应对自如，如果没有强健的体魄、充沛的精力，恐怕很难做到。一项社会调查表明，目前中国 60% 左右的工作人群，尤其是脑力劳动强度比较大的"白领"阶层，由于整天坐在办公桌前，缺乏锻炼，加上接触电脑频繁，电磁辐射较为严重，体质日趋下降，经常出现头痛、失眠、神经衰弱、精神紧张、免疫力下降等情况，也就是通常所说的"亚健康"状态。一旦处于"亚健康"状态，即使各器官尚未出现明显的疾病，但是由于长期未引起重视并加以调理，导致不适症状逐渐加重，影响到正常的工作和生活。人体虽然可以弹性地适应多种生活环境，但这种弹性程度毕竟是有限的，就像一根弹簧一样，如果一味地加大力度拉直绷紧，很难恢复到最初伸缩自如的状态。这就需要我们在生活、工作时把压力控制在一定的范围内，并且适时、适当地放松。步行活动可以放松紧张的肌肉和神经，让疲惫的大脑得到休息，如果能够选择在绿地或者树木较多的地方行走，呼吸一下那里新鲜的空气，伸展一下疲惫的筋骨，会获得更好的放松效果，以更饱满的精神状态投入工作中，承受住更大的压力。

此外，随着生活水平的提高，一些健康问题也出现在青少年身上。现在的孩子绝大多数都是独生子女，家长对其宠爱有加。许多家长为了使孩子拥有一个好身体，购买各种各样的食物为孩子进补，导致营养过剩，使孩子成了"小胖墩"，进而影响其各器官的正常发育。与之相反，有的家长对于孩子的挑食、厌食，听之任之，导致孩子因为营养获取不充足而身体瘦弱，成了"豆芽菜"。要想提高孩子的健康水平，除了改变他们不良的饮食习惯外，还需要鼓励他们多参加运动锻炼。其中，步行锻炼就是一种轻松、缓和的运动，在不增加心肺等器官系统工作强度的前提下，达到提高内脏功能、增强体质的效果。当然，相比跑步，步行需要花费多一些的时间。

目前，我国许多企事业单位都实行了5天工作制，使得人们的休息时间大大增加。虽然有了较长的休息时间，一些人却不知道如何利用好这些空闲时间，有的人昏睡2天，以弥补工作5天的睡眠不足；有的人由于无所事事，整天上网、看电视来打发时间；有的人则是不眠不休、通宵狂欢，借此发泄累积一周的郁闷和紧张。这些生活方式非但不能使身体得到良好的休息和调节，反而会对本已缺乏锻炼的身体造成不良影响，与"双休日"休息调整身体的目的相违背。

我国政府意识到生活方式的变化对全民健康问题具有重大影响，因此在20世纪90年代中期国务院颁布了《全民健身计划纲要》，在全国范围内推广全民健身工程。步行锻炼对身体健康的作用逐渐被大众所认可，一些步行健身俱乐部纷纷在全国各大城市（北京、上海、广州等）成立。健康意识逐步觉醒的人们正在越来越多地参与到步行健身的行列中来。

5. 为什么说步行运动是最简便易行的健身运动？

步行锻炼属于典型的有氧运动方式之一。人们在行走的时候，糖类和脂肪等物质会进行氧化分解，为肌肉和身体各器官提供所需的能量。在实际生活中，相比其他有氧运动方式，如游泳、登山、健身操等，步行是最简便易行的一种，其原因如下。

（1）不受时间限制

步行运动几乎不受时间的限制。早上出门上班，可以步行一两站地，再乘公交车或者地铁；也可以根据时间安排，提前一两站下车，步行到工作单位。下班时同样可以采取这种方式来进行步行锻炼。如果体力允许，还可以在晚饭后或者睡前再散散步，放松一下紧绷了一天的神经，睡一个安稳的好觉。在一天的工作生活中，只要有 20 多分钟的时间，我们就可以找到步行锻炼的机会。而如果选择游泳或者登山方式来锻炼身体，只有等到周末或者假日，有充裕的时间才可以进行。

（2）不受地点限制

步行锻炼对地点的要求不高，不论是在山区还是平原，城市还是乡村，马路边还是公园里，只要是能够行走的地方，都可以进行。而游泳和登山就大不相同了，游泳需要在游泳池等有水的场所进行，登山则必须要到有山的地方，如果无山无水，这两项运动自然就无法进行了。

（3）不受天气限制

许多运动方式受天气的影响比较大，如果天气不好，就无法进行，如跑步锻炼，下雪天或者下雨天，很难继续坚持。而行走受天气限制较小，不论是阴天还是晴天，照样可以进行。如果起风了，没有关系，那就逆风行走吧；如果下雨了，没有关系，那就雨中漫步吧。在风中或者雨中行走，还可以获得比普通行走更好的锻炼效果。

（4）不受年龄限制

人类在幼儿时期学会了站立，从此开始了一生的行走过程。可以说，行走是伴随人类终身的锻炼方式。游泳、登山和健身操等运动方式对于老年人和儿童来说，运动量比较大，并且具有一定的技术难度。而步行运动，动作简单，根本不存在技术难度，且节奏可以自行掌握。体质较弱的老年人可以走得慢一些；体力较好的中青年人则可以走得快一些，进行快走或者暴走练习。

（5）健身效果明显

步行锻炼与其他有氧运动一样，具有提高心肺功能、加速人体新陈代谢、放松大脑、提高免疫力，以及预防和治疗疾病的作用。但是有一点需要注意，步行锻炼因为能量消耗较小，需要长期坚持。

6. 为什么说步行运动是最经济、最安全、最自由的健身运动？

为了运动的需要，健身俱乐部越来越多。在西方发达国家，游泳池及其他体育运动项目的普及，在很大程度上给人们提供了良好的运动机会和空间。但是这些运动方式，各有其不足之处。以健身俱乐部为例，虽然为人们提供了很多健身器材，有的健身俱乐部还设置专人指导锻炼，但是健身俱乐部通常是收费的，在经济方面制约了许多热衷于锻炼的人。此外，健身俱乐部的地点不一定能满足所有人的需要，如果健身俱乐部离家很远，交通不方便，也会阻碍人们的锻炼热情。值得关注的是，如果健身俱乐部中人员密集，且通风不好，很容易造成空气不流通，会对人的呼吸系统造成不良影响。

进行游泳锻炼的时候，如果泳池内人员密集，也会严重影响锻炼的效果。同时，如果游泳池的卫生条件不佳，会对人体健康造成很大的危害。

其他体育运动，如打篮球、踢足球等，不但需要场地，而且属于冲撞性运动，很容易造成运动创伤，影响工作和学习。

因此，在西方社会，人们早就意识到，需要找到一种危险性小、花销少、见效快的体育运动。经过不断地探索和科学论证，人们发现步行锻炼具有花销少，不受场地和时间的局限，且起效快的特点。由于步行锻炼是个人运动，不属于冲撞性运动，因此最大限度地减少了损伤。此外，在户外进行走步锻炼，有回归大自然的感觉，一边走，一边呼吸着新鲜空气，能够消除一天的疲劳，使人有一种心旷神怡的感觉。经过实践发现，步行锻炼已被人们广泛接受，被认为是最经济、最安全、最自由的体育运动。

7. 为什么说步行运动可以使人的思维更加活跃？

研究表明，步行不但对人体健康有很多好处，而且能使人充满创造力。

据一项研究报道，63 名参加者经过 25 分钟的有氧运动之后，在思维方面表现得更加活跃。

运动是如何为你的脑细胞"充电"的呢？据科学家们推断，运动会使大脑进入一种放松的状态，在这种松弛的思考状态下，思维通常是分散的，而非混杂在一起，从而形成新的思想。

当你步行时，远离了迫在眉睫的截止时间，以及其他许许多多使人焦虑困扰的负担和责任，你会放松下来，任由想象力自由飞翔。

对于很多从事创造性工作的人来说，步行是一个有助于把工作做得更好的直接方式。

8. 为什么说我国目前已经出现了步行运动健身热？

随着我国经济的迅速发展，以及人们生活水平的日益提高，人们逐渐认识到健康的重要性。我国的经济不断发展，相应的城市化进程也在加快，原有城市的容积不断扩大，一些经济发展迅速的小城镇成为中小城市。由于生活、工作节奏不断加快，人们出行的方式也从以前的步行、骑车变成了乘车、开车，人们锻炼的机会大大减少了。

由于人们生活方式发生改变，人们的身体素质也有所下降，这引起了政府的重视。20 世纪 90 年代中期，在全国范围内推广"全民健身一二一工程"，要求每人每天要进行 1 次健身运动，每人要学会两种以上的健身方法，每人每年要进行 1 次体质测定。

为了保持身体健康，许多家庭会在节假日选择旅游或者去健身房，一些家庭购置了专门的健身器械，居民小区内也安装了健身设备。在众多流行的健身运动方式中，行走以其独特的优势深受广大普通百姓的喜爱，一些城市甚至由政府干部带头掀起了步行健身运动的高潮。

长时间的行走不会引起呼吸急促、心跳加快、身体不适，也不需要配备专业的场地和器械。只要你愿意，随时随地都可以进行。各个城市在响应推广"全民健身一二一工程"号召的时候，不约而同地把步行健身作为重点推广的运动项目。

步行健身的推广，除了可以增强人民体质、保证健康外，还具有其他社会功效。目前，越来越多的人在出行时"以车代步"，私家车的数量不断增加，公交车也人满为患，在大中型城市，交通拥挤的场景每天都在重复上演。推广步行健身，能够在一定程度上缓解城市交通的压力。

大连率先成立了我国第一家步行健身俱乐部。随着步行健身运动的推广宣传，大街小巷步行的人群逐渐增多，有效地缓解了交通拥挤的问题，并且使得健康意识深入人心。此后，北京、上海、广州等许多城市相继建立了步行健身俱乐部，各地政府也纷纷组织各种各样的步行比赛活动，步行健身运动在中国已经拥有了数量庞大的喜爱者和拥护者，越来越多的中国人民将加入步行的行列中来。

9. 为什么说步行运动已经风靡全世界？

第二次世界大战之后，全球经济快速发展，相应地，人们的体力劳动强度减少，脑力劳动强度增加，工作节奏加快；生活方式的改变则体现在闲暇时间增多。由于体力活动减少，容易引发脑供血不足、血糖升高、体力减弱，肥胖、心血管疾病等文明病也相继发生。许多国家认为上述疾病是药物治疗难以很快起效的文明病，只有动员人们参加体育活动，才能有效控制或降低文明病的发病率。

目前，世界上一些国家围绕着增强体质、提高健康水平这一现实目标，逐渐形成了以大众体育活动为主体的"第二奥林匹克运动"，它们提出的口号是"人人运动""投入生活""保持健康""回归大自然"。很多国家每年都要举办行走大会，以推动步行运动的开展。

10. 为什么说当前世界上正在掀起一场行走革命？

不受场地和时间限制的行走运动，因其简便易行而备受世人关注，尤其是那些运动不足的人群。而且随着行走运动的效果被越来越多的研究所证实，其在运动中的地位也随之确立。那么，行走是从何时开始被确立为一项运动的呢？

最先开始推广行走健身的国家是荷兰，始自1916年。此后，行走运动逐渐影响到荷兰周边的一些欧洲国家，现在其影响已遍及全世界，每年一度的行走大会在各国轮流召开。

在美国，行走运动的热潮发生于20世纪60年代初肯尼迪总统执政时期。肯尼迪总统向军队下达了关于徒步训练的命令，却很快掀起了全社会行走运动的热潮。进入20世纪70年代，行走运动以"慢步"形式继续，虽然当时美国经济不景气，但与行走运动相关的体育用品的销售却丝毫未受影响，异常火爆。目前，美国约有5000万人参加步行运动，平均每4个人中就有一人参与，平均每周锻炼 2~3 次。

在日本，20 世纪 70 年代"快走！快走！"运动风靡一时，此后行走运动成为健身方式之一。进入 20 世纪 80 年代后，这一运动演变为"万步族"运动。到 1988 年日本行走协会成立时，行走运动已在全日本得到普及。

现在，行走运动发展很快，特别是在国际徒步联盟（IML）成立后进入了一个新阶段。在韩国国民体育振兴会的大力支持下，韩国政府先后举行了国民健康行走日、汉江市民行走大会、首尔行走大会、KBS 国民健康行走革命 530 万步行走运动、不乘电梯运动等形式多样的活动，使加入行走运动的人群数量大为提高。

但在初始阶段，行走运动并没有像现在这样得到人们的响应。因为人们既不把行走当成运动看待，又因经济贫困而无暇也无力关心健康问题。随着经济的持续发展，人们才开始关注自己的健康问题。

实际上，在人均 GDP 不足 1000 美元时，人们的注意力仅集中于衣食住等基本生活问题层面，这时行走对人们来说不过是一种劳动而已。可是一旦人均 GDP 超过 2000 美元，以及洗衣机、电视机、冰箱等家用电器进入家庭，人们的体力劳动量就开始逐渐减少；人均 GDP 超过 3000 美元后，随着生活更加富足，活动量会进一步减少。长此以往，身体自然而然地开始出现各种问题，"成人病"和肥胖人口显著增加。人们开始真正关心起自身的健康问题，并逐渐形成健身热潮。

当人均 GDP 达到 5000 美元时，由于交通工具的发达和普及，人们运动不足的问题日益严重，健康水平急剧下降，由此而产生的对健身的热情更为高涨，为了在短期内恢复健康，很多人开始进行剧烈运动。

但随着剧烈运动的缺点逐渐暴露，人们开始寻找对身体损害更小的新的运动方式。人们的认识变化，随着心血管疾病等"成人病"日益成为主要的死亡原因而逐渐成为主导。

当人均 GDP 达到 1 万美元时，也就是真正的行走热潮开始的时候，越是发达国家行走运动越盛行的原因就在于此。

第二章
CHAPTER 02

行走的人体解剖生理学基础知识

1. 人体骨骼的生理构造是什么样的？行走对骨骼的形态结构有何影响？

人体骨骼与身体其他器官一样，是具有丰富的血管和神经，且富有生命力的活的器官。它的细胞不断新生，不断死亡，骨组织间质也不断地进行着新陈代谢。

由于骨骼是活的器官，其形态结构也会随着环境的变化而发生动态变化。首先，随着年龄增长，骨的形态结构和化学成分均会发生缓慢的变化。经常从事适度的劳动和体育锻炼，可使骨骼结实强壮，发育良好。而长期不劳动、不锻炼，则会使骨萎缩退化。此外，不良姿势可引起骨骼发生畸形。人到中年以后，骨质情况也会随着年龄的增大出现明显变化。

但是，从骨骼的生理、生化特点上看，这些"变化"是可逆的。也就是说，随着人的年龄增长而发生衰老性变化是一种自然现象，但绝非必然，其变化可随着人的意识、主观的努力及客观环境变化而变化，后天的体育运动和常规的体力劳动可使骨骼保持最旺盛的生理状态。因此，不经常参加体育运动和不从事常规体力劳动的人，其骨骼在承受外界正常或非常规负担时，所能承受的能力要远远低于参加体育锻炼或经常参加劳动的人。

（1）骨的形状

成年人共有 206 块骨骼，其中大约只有 177 块骨直接参与躯体运动（图 2.1）。

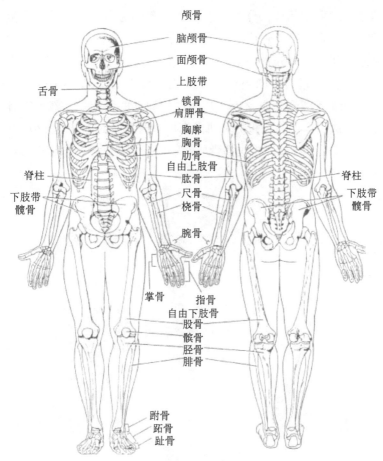

颅骨
脑颅骨
面颅骨
上肢带
舌骨
锁骨
肩胛骨
胸廓
胸骨
肋骨
自由上肢骨
脊柱
肱骨
脊柱
下肢带
尺骨
下肢带
髋骨
桡骨
髋骨
腕骨
掌骨
指骨
自由下肢骨
股骨
髌骨
胫骨
腓骨
跗骨
距骨
趾骨

图 2.1　人体骨骼

　　人体各部分骨的形状不一，大致可归纳为 4 类，即长骨、短骨、扁骨和不规则骨。

　　骨与骨相连，构成人体的支架，赋予人体一定的外形，并承担全身的重量。每块骨上的结点都为肌肉提供了附着面，肌肉收缩牵动骨骼作为杠杆，产生了人体各种各样的运动。由骨形成的体腔壁，对身体重要的内脏器官起保护作用，如颅骨对脑的保护、胸廓对心肺的保护、椎骨的中心腔对中枢神经系统的保护等。

　　（2）骨的构造

　　骨是一个器官，是由骨组织、疏松结缔组织、神经组织等构成的，骨组织是其主要成分。新鲜骨的表面覆有骨膜，骨内骨髓腔中充满了骨髓。

骨质是骨的主要部分，分为骨松质和骨密质两部分。骨松质是由许多针状或片状的称为骨小梁的骨质交织构成的；骨小梁按照压（重）力和张力方向有规则地排列。一部分骨小梁按压（重）力方向组成压力曲线，一部分骨小梁按肌肉牵拉的张力方向组成张力曲线（图2.2）。骨小梁的这种排列方式，使其成为最经济的骨质材料，从而达到最大的坚固性。然而，骨小梁的排列并不是一成不变的，当重力和肌肉牵拉方向发生变化时，骨小梁的排列也会发生适应性变化。这种变化包括骨质的破坏与重建这两个紧密衔接的过程。

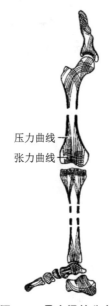

压力曲线
张力曲线

图 2.2　骨小梁的分布

骨小梁在外界力的作用下会发生重新排列，表明骨骼在受到外界力的影响时会出现适应性变化，这种"适应性变化"对骨骼来说是一种积极的影响。曾有研究显示，跳高、跳远、长跑和短跑运动员的跟骨骨小梁的排列，因脚跟着力情况和肌肉用力不同而各有特点。

应该说明的一点是，骨内的骨小梁排列是自然的，也就是说，是在非体力运动下根据个人的身体情况自然形成的。如果人体重量不断增加，此时双腿大腿骨、髋骨、小腿骨及脚骨的骨小梁会因承受体重而发生变化。但是骨和骨小梁的作用不只是承受体重，还需承受多方面的力。因此，只有进行全面的体育锻炼，对骨的影响才是全面的。

密质骨质厚而致密，由紧密排列的骨板构成，抗压、抗弯曲力强。

骨膜是覆盖在骨表面的一层结缔组织，骨膜可参与骨质的形成，对骨的生长和修复具有重要的作用。

骨髓分布在骨髓腔和骨松质的网眼里，红骨髓的作用主要是造血，黄骨髓有储藏脂肪的作用。

（3）骨的化学与物理特性

骨是由有机物和无机物构成的。有机物使骨具有韧性，而无机物使骨具有坚固性。只有这两种不同的物质结合在一起，才会使骨既坚又韧。

骨极为坚硬，能承受很大的压力和张力。根据力学测定，每平方厘米的骨能承受 1256~1280kg 的压力强度（花岗石每平方厘米能承受 1350kg 压力强度，松木能承受 420kg 压力强度）（$1kg/cm^2 \approx 98.07kPa$）。每平方厘米的骨能承受 1000kg 的张力（1kg=9.8N）。

骨中有机物和无机物的比例会随着年龄的改变而发生变化。成年人的骨骼中含有 2/3 的无机物和 1/3 的有机物，这样的比例使骨具有最大的坚固性。儿童的骨骼中有机成分比例大，无机成分比例小，故硬度差、韧性大、可塑性大，不易骨折，但容易发生弯曲变形。到了老年，由于骨中无机物增多，有机物相对减少，骨的脆性较大，易骨折，而且不易愈合。因此，老年人若没有体育锻炼基础，不宜进行剧烈和幅度大的活动。

骨是人体所需的矿物盐（主要是钙和磷）的储备仓库，主要供应人体的需要。当一个人摄取无机物的能力出现障碍时，人体所需要的无机物只有依靠骨中所储存的无机物游离出来作为补偿。这一点在患者和老年人中最为明显。

（4）行走锻炼对骨形态结构的影响

长期坚持行走锻炼，可使骨密度增加，骨骼变粗，骨面肌肉附着处突起明显，骨小梁的排列更加整齐、有规律，这是由于骨的新陈代谢加强，血液循环得到改善，从而在形态结构上产生良好的结果。随着形态结构的变化，骨变得更加粗壮和坚固，在抗折、抗弯、抗压缩和抗扭转方面的性能均有显著提高。

2. 行走对人体各系统的作用是什么？

一是行走对物质代谢系统的作用。

（1）对糖代谢的作用

糖分是人体组织细胞的重要组成部分，糖分的主要生理作用是供应能量，其在人体能量的全部来源中占 70% 以上，每人每天需要 400g 左右的谷物类食物。食物中的糖分通常以多糖形式存在，在体内经消化分解变为单糖才能被吸收进入血液，由肝脏合成的称为肝糖原，而肌肉中的则称为肌糖原。人体各组织中大多含有糖原，但含量差别极大。如肝脏中糖原含量特别丰富，肌肉中糖原含量次之，脑组织中糖原含量较少。但就总量而言，肌肉中糖原含量最高。人体有丰富的糖原贮备，达 500g 之多（其中肌糖原 400g、肝糖原 100g、血糖 5~6g），是维持人体运动能力的重要条件之一，从事耐力运动时首先消耗肌糖原，不足时由血糖补充，肝糖原又不断补充血糖。因此，人体中糖分的储备较多时，便可以在较长时间的运动中保持血糖水平不致显著降低。

正常人静息状态下血糖浓度变化不大，血糖水平为 80~120mg/dL。长时间进行运动时血糖水平会逐渐下降，可能影响运动能力和运动效果，给人体带来疲劳，对健康不利。

研究表明，不同项目运动中血糖变化程度是不同的。中、长距离跑步时，血糖浓度呈上升趋势。长距离或超长距离跑步时，如马拉松运动，运动员尚未跑完全程，就已经发现血糖水平下降明显。以上研究结果提示，在长距离或超长距离跑步时，做好膳食调整和途中适当地饮用饮料可起到良好的补充作用。尽管在运动中能量消耗较多，但也应注意补充糖分的剂量应适当。通过对运动过程中补糖量问题的研究得知，只有在进行长时间强烈运动时（如马拉松比赛），才需要合理地补充糖分，以防血糖水平显著下降。

在长时间运动过程中，饮用中低浓度糖分饮料对运动员是有利的，既补充了糖分，又补充了水分，也不会给消化系统增加负担。相反，若饮用高浓度糖水，则会影响肾脏排空时间，推迟人体对糖分的吸收利用，对人体不利。

（2）对脂肪代谢的作用

脂肪是人体内最大的能源贮备，也是运动中补充能量的一个重要来源。在较长时间低强度的运动中，脂肪氧化的供能超过糖分的供能，因而成为多种耐力运动中首要的能源物质。脂肪在体内除作为能量贮备外，还可以起到保护器官、减少摩擦和防止体温散失等功能，特别是在维持体温方面有十分重要的意义。长期摄取食物过剩和运动不足会使体内脂肪累积过多，造成肥胖，而肥胖容易诱发糖尿病、动脉硬化、肝功能障碍等疾病。从维护健康的角度出发，应预防肥胖。因此，既要调整饮食结构，避免脂肪过多贮存，又要积极地进行体育锻炼，促进体内的脂肪代谢。

为了有效防止脂肪在体内过多储存，有必要了解脂肪的代谢过程。脂肪进入小肠后，被人体消化吸收。这些脂肪除一少部分被人体利用外，绝大部分以"储存性脂肪"形式存留起来。人体的脂肪储存量很大，一般占总体重的20%左右，肥胖者则高达50%左右。

从脂肪的代谢途径来看，基本都属于能量代谢范围，如果人体能量需求量大，脂肪积累就会减少。相反，人体能量需求量较小时，脂肪就会积存。因此，从事具有一定强度项目的运动，是人体消耗脂肪的有效途径。中外医学专家均认为，合理调整饮食结构加上耐力性运动就能获得减肥高效措施。

（3）对胆固醇代谢的作用

血浆中所含的脂类称为血脂，临床上常将胆固醇含量视作血脂指标。血浆胆固醇的存在方式有两种，一种是低密度脂蛋白（LDL），另一种是高密度脂蛋白（HDL）。HDL的重要功能是薄薄地附着在动脉管壁上，起到保护层作用，它还能清除其他脂类物质在血管壁上的沉积。而LDL则可大块沉积在血管壁上，两者互为对抗作用。胆固醇总量增高时，LDL的含量就会升高。对于LDL和HDL的比值，男性不得超过4.97，女性不得超过4.44，长期的比例失调可能引起动脉粥样硬化症，导致心脑血管系统疾病。

库珀的研究证明，有氧代谢运动可以促进胆固醇的代谢与分解。进行低强度耐力运动时，脂肪氧化供能约占肌肉能量来源的60%，同时还能提高体内脂蛋白酶的活性，加速含有甘油三酯的乳糜和LDL分解，从而降低血脂总量，而使HDL水平升高。因此，人们在日常生活中，除了要注意合理调整饮食结构外，还应重视体育锻炼，对于预防动脉粥样硬化有积极的作用。

此外，需要了解胆固醇与蛋类摄入量的关系。据美国学者报道，针对116名中年男性进行为期3个月每天进食两个鸡蛋的试验，检测结果表明，受试者的胆固醇和血脂总量均无明显增高。此外，这些受试者在以往的检测中血浆胆固醇含量都是正常的。因此，中老年人每天食用1~2个鸡蛋对健康有益。

二是对心血管系统的作用。

心血管系统是人体的运输线，它的管道遍布人体各处，一方面可以把血液携带的氧气和营养物质运送到身体的各个角落，满足各组织新陈代谢的需要；另一方面可以把身体的代谢产物，如二氧化碳和其他废物带回心脏，然后由肺脏和肾脏排出体外。可见心血管系统对人体具有非常重要的作用（图2.3）。

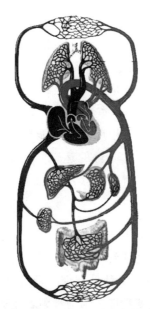

图 2.3　血液循环系统示意图

经常从事步行锻炼，能使心血管系统的功能得到明显增强，主要表现在以下三个方面。

①心肌肥厚，心腔增大。长期进行步行锻炼的人，心脏肌肉逐渐发达，粗而有力，心腔也逐渐增大。在 X 线透视下，可以发现其心脏要大于普通人群，且外形饱满，搏动有力。此外，其心脏每收缩一次心室射出的血量（每搏输出量）比一般人要多。一般青年人的每搏输出量在 75mL 左右；少年儿童要少于青年人，16 岁在 45mL 左右，12 岁在 33.4mL 左右；中老年人的每搏输出量随着年龄的增长而逐渐减少，从 30 岁到 80 岁，约减少 30%。据调查，经常进行行走锻炼的儿童、少年、青年人和中老年人的每搏出量均比同年龄段不参加体育锻炼的人增加 10% 左右。

②心动徐缓。经常进行行走锻炼的人，随着每搏输出量的增加，每分钟心跳的次数会有所减少。例如，在静息状态下，每分钟搏出 5L 血液就足够全身代谢需要的话，如果一个普通人的每搏输出量为 75mL，则心脏每分钟要搏动 67 次；而一个运动员的每搏输出量为 100mL，则心脏每分钟搏动 50 次就足够了；一个健身走爱好者的每搏输出量为 85mL，其心脏每分钟搏动 59 次就可以了。训练有素的人，心动徐缓，心跳减慢，心脏的舒张期延长，心肌可以得到更多的休息，心脏的工作能力更加持久，说明行走锻炼有利于提升心血管系统功能。

③血管变粗，毛细血管增多。从事行走锻炼的人，随着心血管系统功能的增强，毛细血管会有所增多，从而增加了血液流动的通道，供血量也大大增加，全身的肌肉组织有足够的氧气可以利用，同时排泄废物的功能也得到增强，骨骼肌的耐力提高，不易疲劳。此外，还能使心脏肌肉组织的血管充分供血，从而防止心脏病的发生。经常从事行走锻炼还有一个显著的效果，就是使血管的口径变大。

三是对呼吸系统的作用。

人体不断地从自然界吸入氧气，又不断地把新陈代谢产生的二氧化碳排出体外，这种吸氧和排出二氧化碳的气体交换过程，称为呼吸。执行呼吸任务的器官，就是呼吸器官。呼吸器官包括鼻、咽、喉、气管和大小支气管、肺（图2.4）。进行气体交换的器官只有肺脏，其他器官属于气体的通道，不能进行气体交换。

行走是一种有效提高呼吸系统功能的锻炼方法。在行走时，人体需消耗大量的养分和氧气来供应身体所需的能量，同时产生大量的二氧化碳。在这种情况下，呼吸器官必须加倍地工作，从而使呼吸功能得到改善，主要表现在以下三个方面。

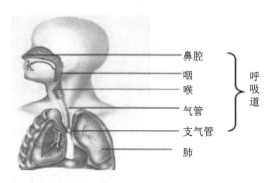

鼻腔
咽
喉　　呼吸道
气管
支气管
肺

图 2.4　呼吸系统示意图

①呼吸肌增强。在行走或长跑时，为了满足人体各组织所需的耗氧量，一方面要加大呼吸深度，另一方面还要加快呼吸的频率，从而使呼吸肌得到锻炼。呼吸肌（膈肌、肋间肌、腹肌等）在持续走跑的运动中得到增强，呼吸肌发达了，胸围也增大了，呼吸运动的幅度得到扩展。普通人的呼吸差（尽量吸气和尽量呼气的胸围差）只有5~8cm，而经常进行走跑和体育锻炼者的呼吸差可增大至8~16cm，此时肺中可以容纳更多的空气，使运动中的气

体交换更加顺利和充分。

②肺活量增大。从事行走锻炼可以使人的肺活量加大。正常的青年人的肺活量，男性为 3500～4000mL，女性为 2500～3000mL；少年儿童的肺活量小于青年人；中老年人的肺活量随着年龄的增长会逐渐变小。

长期从事行走锻炼的人的肺弹性增大，呼吸肌的力量增强，因此其肺活量比不锻炼的人要大得多，一般可增加 20% 左右。据有关调查显示，经常进行走跑的中老年人的肺活量比同年龄段的不锻炼者增加 30% 左右，70 岁以上的健身走跑爱好者的呼吸功能相当于 40 岁不参加锻炼者的水平。

肺活量反映肺的贮备能力和适应能力，也反映出呼吸器官的最大工作能力。因此，临床上把肺活量作为评定呼吸功能的指标之一。

③加大呼吸深度。不参加体育锻炼者的呼吸浅而快，普通青年人静息时每分钟呼吸 12～18 次，女性比男性稍快，儿童、青少年和中老年人都比青年人快。经常从事健身走跑锻炼，能加大呼吸深度，减少呼吸次数，青年健身走跑爱好者可减少至 8～12 次/分。这个差异在跑步时显得更为明显。健身跑爱好者能够用加深呼吸的方法来提高换气效率，跑起来呼吸平稳；而不参加体育锻炼的人，由于肺活量小，换气效率低，跑步时容易气喘。呼吸深度加大，呼吸次数减少，都说明呼吸系统功能有所增强。

四是对消化系统的作用。

胃肠是人体消化食物的主要器官，它就像人体的加工厂，专门负责把构造复杂的食物转化为构造简单、人体容易吸收的养分，供人体新陈代谢的需要（图 2.5）。可见，胃肠消化功能的好坏，对身体健康的影响很大。

经常进行行走锻炼能提高胃肠的消化功能。行走时肌肉运动加强了，除了需要心血管系统和呼吸系统输送氧气外，还需要胃肠供给营养物质。这样，消化腺分泌的消化液会更多，消化管道的蠕动进而加强，胃肠的血液循环得到改善。由于发生了上述变化，食物的消化和营养物质的吸收进行得更加顺利和充分。

行走时，由于呼吸的加快加深，使得膈肌大幅度地上下移动，腹肌也不断地活动，起到按摩肠胃的作用，对增强胃肠的消化功能有良好的影响。

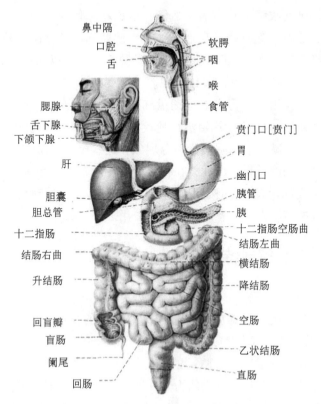

鼻中隔
口腔
舌
软腭
咽
喉
食管
腮腺
舌下腺
下颌下腺
贲门口[贲门]
胃
幽门口
胰管
胰
肝
胆囊
胆总管
十二指肠
结肠右曲
升结肠
十二指肠空肠曲
结肠左曲
横结肠
降结肠
空肠
回盲瓣
盲肠
阑尾
乙状结肠
直肠
回肠

图 2.5　消化系统示意图

库珀曾指导存在胃溃疡症状的患者从事跑步和其他体育锻炼，有效防止了受试者胃溃疡的复发。胃溃疡、十二指肠溃疡与环境的刺激有直接关系。人的心情紧张，胃酸分泌就多，而胃酸过多是引起溃疡的原因之一，其能侵蚀胃和十二指肠的黏膜。经常进行健身走跑锻炼，能减少胃液的分泌，或使过多的胃酸得到中和。

五是对神经系统的作用。

行走时，哪怕是缓慢的散步，也要求身体完成比日常生活更为复杂的任务，所以必须通过神经系统来动员身体各方面的功能，才能适应完成这些任务的要求，从而使神经系统得到锻炼。

行走通过人体各部分肌肉有规律而协调的收缩来进行。长期进行行走锻炼等，能使神经兴奋与抑制、传导与反应等功能得到显著的改善；可以使人的精力充沛，动作迅速、准确、有力；使人体对外界刺激的适应能力明显提高；使人体对致病因素的抵抗能力显著增强。例如，当身体受到突然的寒冷侵袭时，能够迅速收缩毛孔和表层血管，增加新陈代谢等防御性反射；在炎热的环境里，能够迅速舒张表层血管、提高皮肤温度、分泌汗液，以加强热量散发；当细菌侵入人体，能快速动员各种防御机能，以保护身体免受损害。这些都是神经系统功能良好的具体表现。

如果不从实际出发，行走的运动量和强度过大，或缺乏锻炼，盲目地参加较长距离的比赛，而且一开始步行速度过快，虽然能够勉强坚持下来，但会引起呕吐、食欲减退、睡眠质量差等现象，这些是神经系统受到较大刺激，导致功能受到损伤的结果。因此，在行走时应注意对神经系统的保护。首先，健身走跑要从实际出发，循序渐进，劳逸结合。其次，运动后要做一些轻松的整理活动和按摩，对神经系统起到镇静作用。

3. 人体下肢解剖特征是什么？

"从出生后迈出的第一步，到步步走完人生"，这是两条腿所勾画出的人生旅程；"抬脚便走，拔腿就跑"道出的是双腿的功能；而"人老腿先老""腿软人虚"则体现了双腿与人体机能的关系。

从人体生理解剖学来看，腿部的肌肉含量、骨骼重量、血管和神经分布几乎占据人体的一半。从人体生物力学来看，人体的不同运动方式的支撑点、着力点主要来源于双腿。在中国传统医学中，有"气从脚底生"之说。人体共有 12 条经络，其中有 6 条经过腿部，包括脾经、胃经、膀胱经、肾经、肝经、胆经。这 6 条经络在人体各主要器官间起着沟通的作用，使得体内各系统之间相互关联、相互影响，维持并促进人体正常的生命运动。由此可以看出，保持腿部强劲对健康具有重要的意义。从某种意义来讲，双腿的运动具有舒通穴道、按摩经络的作用。

然而，在现实生活中，大多数人对腿部的了解甚少。大部分人认为腿部远离人体的主要器官，未对与其相关的问题或现象引起重视。实际上，腿部是人体重要机能的晴雨表，可准确地显示人体机能的状况，如"步态"。一般情况下，正常人的"步态"是非常矫健的，而步履艰难、步态异常，都说明当前身体的某一关节或某一器官出现了问题，如膝关节、髋关节、腰椎骶髂关节损伤或病变都会影响正常的步态。而一些器质性病变，如肾病、肺病、胃病，以及神经系统、内分泌系统障碍等，都会导致人体形态变化，进而从步态上表现出来。众所周知，无论一个人的腿部力量有多强，当身体出现不适时，第一反应信号就是双腿发软。因此，了解自己的双腿，掌握双腿的感觉，对保证身体健康具有重要的意义。

从人的生理特点来看，由于体位不同，如站立、蹲、坐、卧等，人体内的血液流动也会出现不同的变化，即重力与体位对静脉血回流心脏的影响。在平卧体位下，全身静脉大多与心脏在同一水平，因而重力对静脉血回流不起重要的作用；当处于直立体位时，由于受到重力影响，血液滞留于心脏水平以下的血管中，且由于静脉管壁薄而易于扩张，其容积可大为增加，滞留大量血液，而使静脉血回流量下降。对于长期卧床或体弱多病的人群，静脉管壁紧张性较低，更易扩张，加之由于缺乏运动而造成肌肉萎缩，肌肉收缩的力度可使静脉血管挤压的特定作用有所减弱，所以突然由平卧位或蹲位变换为直立位时，血液大量淤滞在下肢，静脉血回流不足而使心排血量减少，动脉血压骤降。此时可引起眼前黑蒙（视网膜缺血），甚至晕厥（脑缺血）。这种现象是一个人身体素质较差或身体虚弱的表现，是人体的基础生理功能处于低值的信号，如果这种状态持续时间较长，会对人体其他系统功能产生影响。因此，不论在何种情况下，都要保持适度的腿部运动或加强腿部肌肉锻炼，只有这样，才会减少人体不适现象的出现，有助于身体机能尽快恢复。

从腿部肌肉的生理特点来看，腿部肌肉的变化速度最快。它的变化来自两个方面：一是肌肉的力量"不练则退"，只要进行适度的锻炼，便可保持和提高双腿的力量；二是随着年龄的增加，人体的生理性衰老逐渐凸显，如体内脂肪含量相对增加，各器官功能下降，特别是肌肉萎缩。60 岁男性的肌肉重量占总体重的比例由 30 岁的 43% 降至 25%，其中腿部肌肉占人体的 50%。此外，从人体衰老特点来看，随着年龄的增加，腿部肌肉弹性下降，关节韧带的灵活度和韧性都有明显变化。肌肉弹性降低，可能在进行运动时出现肌肉断裂、肌腱（如跟腱）撕裂、关节僵硬化等情况。这些现象会进一步加大腿部变化，如腿部的动静脉弹性降低，由于缺少肌肉收缩使得对骨骼的刺激降低，骨骼的生理活性降低，所以老年人易发生腿部骨折。

综上所述，无论出于什么目的、处于什么年龄段，增加腿部运动能力、改善腿部功能对人体健康都是非常有意义的。下肢肌肉解剖图如图 2.6 所示。

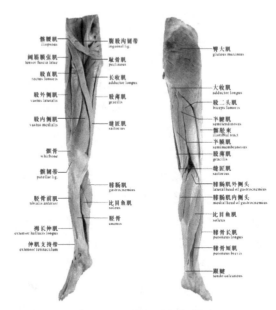

图 2.6 下肢肌肉解剖图

（1）骨盆的解剖特点

骨盆是连接躯干与下肢的一个完整的骨环。骨盆形似拱形建筑，具有既能节省材料，又能承受较大载荷的优越性。女性骨盆的宽度大于男性，研究证实，经常从事体育锻炼的女性，特别是早期锻炼者，骨盆的发育优于一般女性。在人体运动时，骨盆起到调节躯干与下肢运动幅度的作用。骨盆解剖结构如图 2.7 所示。

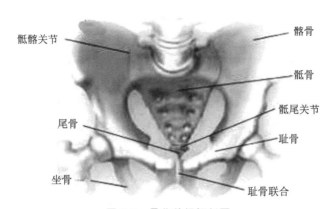

图 2.7 骨盆前视解剖图

（2）髋关节

髋关节是人体下肢最上端的关节，其不但具有很大的内在稳定因素，而且具有较强的运动能力，以适应直立行走和种类繁多的体育活动。髋关节的运动包括屈、伸、外展、内收、回旋、环转等。

髋关节运动涉及的肌群包括屈肌群、伸肌群、外展肌群、内收肌群、旋内肌群和旋外肌群。

（3）膝关节

膝关节是人体内最大的、结构最复杂的关节。其位于全身最大的两个骨杠杆——股骨和胫骨之间。膝关节在人们正常生活——站立和行走中经常受到不同方向力的作用。运动员因经常跳跃、奔跑，以及经常变换体位以完成特定的动作，膝关节受到的力更大且更复杂，这是造成关节损伤的外在因素之一。就膝关节本身的结构来看，其缺乏髋关节与踝关节所固有的内在稳定性，而需要肌肉、韧带等结构给予加固，这是导致膝关节损伤的内在原因。

膝关节的特殊结构包括半月板、膝交叉韧带、髌骨和滑膜皱襞。

膝关节运动涉及的肌群包括伸肌群、屈肌群、旋内肌群和旋外肌群。

（4）小腿骨的连接

小腿的胫骨和腓骨上端构成微动的胫腓关节，骨体间以骨膜连接，下端为韧带联合。根据胫腓骨的结构特点，可把它们视为一个环节。

（5）足关节与脚

脚是人体承受体重与行走的器官，其结构具备"刚"与"柔"两种不同的力学性能，以适应地面的柔软、平坦、光滑、坚硬、坎坷和黏滞性。举重运动员举起100kg以上的杠铃时，需要足部26块骨形成一个统一的固定单位，使其成为一个刚体。而登山运动员在爬山和攀岩时，要求脚部各个关节彼此协调配合，使其成为灵活、柔韧、弯曲的装置。

足关节由踝关节和距跗关节组成。这两组关节都可独立运动。足关节运动涉及的肌群包括背屈肌群、距屈肌群、内翻肌群、外翻肌群。足肌可分为足背肌和足底肌，它们一方面有利于维持足弓，另一方面为人体行走时提供推动力。

4. 走步时下肢的形态与结构特点有哪些？

身体各部位在运动过程中所取的姿势是由其形态和结构决定的，对走姿影响最大的是下肢的形态结构。

走步时，下肢以脚掌着地、缓冲、支撑体重和后摆。一般脚大者走步较稳定，脚小者走步的稳定性较差。脚的形态结构呈弓形，有的人脚弓较高，有的人脚弓较低甚至呈扁平足。脚部运动是以踝关节为轴转动，踝关节是连接胫骨下端和距骨的关节，胫骨下关节面、内踝关节面和外踝关节面形成一个叉状的关节窝，距骨上端的关节头嵌入其中。该关节只有一个额状轴（横轴），足部围绕额状轴可以做屈伸动作，如脚跟着地动作是绕轴做屈曲动作，蹬地动作是绕轴做伸展动作。同时，踝关节也能做较小幅度的外展、内收和绕环动作，如走步时表现为外八字脚和内八字脚。此外，会有个别的外踝突出者和内踝突出者。外踝突出者步行时压力点偏向外侧，内踝突出者则相反。

膝关节是由股骨下端、胫骨上端和髌骨构成的关节，具有一个额状轴。小腿能够绕轴做屈伸动作，如蹬地是绕轴做伸展动作，腿部向前摆动和脚着地缓冲时是绕轴做屈曲动作。在屈膝站立时，膝关节可以做内旋和外旋动作。

髋关节是由股骨上端的股骨头和髋臼构成的关节。该关节有 3 个轴：额状轴、矢状轴和垂直轴，所以被称为多轴关节。大腿在髋关节处绕额状轴做屈、伸动作，绕矢状轴能做外展、内收动作，绕垂直轴能做内旋、外旋动作。走步时的蹬地动作，是腿部绕额状轴做伸展动作；腿部向前摆动至脚跟着地，是腿部绕额状轴做屈曲动作。走步时大腿只绕额状轴运动，走出的是两条直行步。在走步时，脚内收或外展，是由大腿在迈出时内旋或外旋造成的，大腿内旋和外旋的程度直接影响脚的内收和外展的程度。

下肢依附的骨盆的形态和结构与走姿有一定的关系。骨盆较宽者，迈出的步较大，步向比较宽。而骨盆较宽、臀部较大的人，走步时摆动较明显，走姿会缺乏美感。

大腿和小腿由膝关节连接。人在自然站立时，从正面观察可以分辨出直行腿、"X 型腿""O 型腿"；从侧面观察可以分辨出直行腿、凹膝腿、屈膝腿等类型。

直行腿：两腿直立平行，包括直行分离腿和直行并拢腿。

"X 型腿"：即膝外翻，是指两膝相接触，双脚外展，脚踵相距 2cm 以上，腿形呈剪刀状。

"O 型腿"：即膝内翻，是指两脚并拢时双膝相距 2~6cm。

不对称腿：一条腿直，另一条腿弯曲。

凹膝腿：站立时双膝后凹。

屈膝腿：站立时双膝前屈。

腿型不同，走姿自然不同。直行腿走路时，脚掌水平着地，重力均匀作用于两腿，走姿平稳；"X 型腿"走路时，小腿外展，脚内侧先着地，重力偏向脚内侧，走姿左右摆动；"O 型腿"走路时小腿内收，脚外侧先着地，重力偏向脚外侧，走姿左右晃动；凹膝腿走路时，脚踵先着地，重力偏向脚踵，这种走姿容易使上体前屈；屈膝腿走路时，脚掌先着地，重力偏向脚掌，这种走姿容易形成蹲姿走。

人体步行时的步长是一个变量，它随步速、步频、步态和身长而变化。走步的速度增加取决于步长或步频的增加。有研究表明，一步的时间为 0.7 秒（85.7 步/分）时步长最大，如果有意缩短一步的时间，则步长减小。在一步的时间为 0.6 秒（100 步/分）时速度最快。步长和身高、下肢的长短有关，还与摆臂带动躯干与骨盆的相向扭转角度有关。例如，身材高大的人一步迈出 75cm，而身材矮小的人迈出同样的距离就必须加大摆臂，加大躯干与骨盆的相向扭转角度，才能达到相应的步长。

5. 行走时使用到的下肢肌肉有哪些？

①站姿状态下，腿部离地时，腓肠肌和大腿肌肉收缩，在大腿负重解除的瞬间膝盖弯曲，脚向前迈是在胫前肌的作用下完成的。

②从前面看，随着关节的屈曲加大，股直肌等开始起作用。如果步幅加大，需要股四头肌收缩。

③脚掌着地的同时，臀大肌收缩。

④脚离地的瞬间，腘肌、趾长伸肌等肌肉均呈最大收缩力。

⑤股直肌等在行走动作中起关键作用，主要决定步幅的大小；脚做落地、蹬地动作时，起作用的肌肉主要是臀大肌、腓肠肌等。

6. 步行时的三大重要关节是什么？

步行时的三大重要关节是连接腰部与大腿的髋关节，连接大腿与小腿的膝关节，以及连接小腿和足部的踝关节。这些关节具有连接骨与骨的作用。三大关节各自的活动方向和范围都不同。髋关节是能够多方位弯曲或旋转的多轴关节，而膝关节和踝关节只是单方向运转的单轴关节。

弯曲关节能够分散外界施加的力，保护身体免于较大的冲击。进行有氧步行等运动时，需要避免扭伤和外伤等，因此必须要了解关节活动的方向和范围。

7. 步行运动对保持人体腿部健康的意义有多大？

人在一个很熟悉的地方自然行走时，无须严格地主动控制，此时的步行近乎"自动"。这是人体肌肉与神经系统在运动时的一种特有的"最优运行"模式，即"在单位的运动时间内，既要达到最佳的运动效果，又要让肌肉、神经参与得最少"。我们发现，通常"走"都是在"最优运行"模式下完成的。也就是说，在这样的"走"的过程中肌肉参与量和神经系统的参与量都是最小的。因此，就健身而言，其对人体的综合影响是最小的，而这与我们进行走步健身的初衷相反。行走运动对一个人的腿部影响有多大，可通过对人体生理解剖结构加以分析来判断。

人体 50% 的肌肉集中于腿部。双腿的肌肉含量、骨骼重量、血管神经分布量几乎占据人体的一半。每一次的腿部运动，肌肉、骨骼、神经参与量均最大，因而其健身效率也最高。"健步走"就是要主动地"追求"更多的肌肉、神经等参与进来运动，使得身体获得"丰富"的刺激，从而提高多层面的锻炼效果。

人体 50% 的血液集中于腿部。除卧姿外，人体血液总量的一半都集中于下肢。从人体的血液循环特点来看，静脉血的回心过程是依靠肌肉收缩完成的，腿部每一次运动，都会有节奏地将血挤送给心脏。当一位心脏病患者的心率达到 100 次/分以上时，他（她）会感到非常难受，严重时甚至会发生晕厥，甚者心脏因缺血而停跳。但当我们在运动时，100 次/分的心率是运动强度最低时的心率，心脏绝对不会出现不适现象。这是因为在运动时，肌肉的收缩除了完成动作，还能够增加回心血量，从而保障运动时心脏在高节奏的跳动时不会出现问题。

人体 50% 的经络集中于腿部。中医认为，气从脚底生。人体共有 12 条经络，其中肝、胆、脾、胃、肾、膀胱经从腿部经过。因此，积极地进行腿部运动，保持腿部强劲，具有疏通穴道、按摩经络的作用，对人体健康具有重要的意义。

众所周知，目前腿部关节病变在中老年人群中发生率很高，这与"走"路的总量减少有关。

①导致老年人腿部疾患增加。许多老年人出于各种原因，腿部活动越来

越少，导致腿力下降得非常快，同时部分老年人存在不敢轻易活动的心理，结果是越不动越不敢动，越不敢动越不动，从而形成恶性循环，导致许多老年人行动能力低下，肌肉质量下降，造成如肌肉萎缩、肌腱韧带弹性下降、关节僵硬等现象发生，特别是膝髋关节部骨质疏松、骨骼变形引起骨边缘骨折造成游离骨产生等。

②关节内组织松弛。由于双腿运动过少，关节腔内组织缺少应力刺激，导致关节内软组织松弛。中老年人易发生膝关节松弛，往往因一些小动作造成膝髋部软组织受损，这也是老年人好发膝髋关节疼痛的原因。

③膝髋关节产生"组织代谢障碍"。不运动会导致肌力下降，关节部肌肉体积缩小，软组织变形，关节腔灵活性下降，从而引起关节代谢水平下降。严格地讲，许多关节病变与关节"组织代谢障碍"有关。提高关节肌力是提高关节代谢水平的关键。

④肌肉总量变少会导致人体激素水平下降。青壮年男性和女性的肌力水平与雄性激素和雌性激素分泌水平呈正比。缺乏运动的中年人的激素分泌量呈下降趋势，表现为整体肌力消退加快，导致激素分泌量下降进一步加快，加速人体器官的退化，其中关节受到的冲击最大。

⑤会使老年人的抵御能力下降。我们都知道，老年人最常受到的一种伤害是"骨折"，尤其是老年性髋关节骨折。究其原因，是"骨力"不够，所谓的"骨力"是指骨骼抗压、抗折、抗扭、抗弯的能力，而"骨力"主要来源于正常和超常的肌肉运动。肌肉的负荷能力越大，骨力提高得越快。

上述五个问题的解决方法非常简单，就是无论如何我们都要保持"行走"的量。

8. 两足行走，是不是真正复杂的功能动作？

人类的骨骼构造最初并不是两足直立行走的结构。我们的祖先是从四足行走逐渐进化发展到直立，并进一步形成现在直立行走的状态。由四足行走时所谓的俯行脊椎骨演化而来的人类脊柱，能够支撑和传导上身的重量；骨盆是全身活动的中轴枢纽，有助于下半身灵活运动。

人类的足底面积狭小，大约只有10cm宽，25cm长，仅靠这样狭小的面积来支撑全身的重量是十分不稳定的。因此，相对于重力作用来支撑身体重量的肌肉相当发达，这就是所谓的抗重力肌或拮抗肌。

位于骨盆上部的背部骨结构一直向上延伸，包括3~5kg重的脊柱，脊柱上方是颅骨，所以要在站立时保持平衡是相当困难的。

要使这种极不稳定的人体结构平稳安全地行进，最关键的问题是使身体保持平衡。大脑通过视觉、听觉、半规管等搜集的各种身体平衡的感觉信息，经过神经传递到末梢神经，再传递到发挥作用的肌肉等，通过这些良好的信息传递和控制系统的作用，达到身体平衡的状态。随着从中枢神经接连不断地传来步幅、节奏等指令信息，双足在无意识中向前迈步。

随着年龄增加，人体平衡感觉及肌肉力量逐渐衰弱，容易出现步态不稳的情况。但是，如果经过全面的、有意识的肌肉运动感觉训练，神经功能就会得到改善，减弱的肌肉力量也会通过运动得到加强，有助于平衡能力尽快恢复。绝不能以年龄大或患病为借口而不进行锻炼。

9. 行走时，身体重心处于什么位置？

在介绍正确的行走方式时，经常会提到"重心"这个术语，如重心一步一步向前移动时，人体才能向前行进。然而，人们有时怎么也不能理解重心的所在。

我们可以尝试一下，开始前进迈出第一步时，把重心移到迈出的一侧腿上。感觉到重心的位置了吗？重心是在脚底的前部，还是在脚底的后部，抑或在膝部？还是这些部位都不是重心所在的位置呢？

重心所在的理想位置是从足底正上方至大腿根的垂直连接线上。

10. 行走时，挺胸走是不良姿势吗？

通常人们以为胸脯挺得高就是姿势优美。实际上，正确的行走姿势是，骨盆既不能前倾，也不能后仰，要保持平稳牢固。只有骨盆和腰部位置正确并保持稳定时，胸部挺起的姿势才是正确的。如果肌力较弱，骨盆和腰部不能保持稳定，此时挺胸会出现腰背前拱的现象，从而加重腰部的负担。有的人长期受到腰痛的困扰，或许就是由于姿势不正确造成的。这类人需要有意识地控制自己不要挺胸，保持前后平衡、自然放松地行走就可以了。

11. 有意识地把肩胛骨内缘作为手臂的起点才能走得更好吗？

行走时要有摆臂动作，从什么部位开始算作手臂呢？有些人认为肩部是手臂的起点。从人体结构的角度来看，认为肩关节以下为手臂，而做摆臂动作时，要有意识地将肩胛骨内侧作为手臂的起点，即胸部的正中间。

尝试一下这样摆臂时会有什么感觉？背部贴墙站立，两手向前平举，与肩高度相当，然后想象右手前方 5cm 处有一根木棒，试着用手去抓木棒，感觉如何？是否有手臂伸长的感觉？这时虽然背部仍靠在墙上，但肩胛骨已经离开墙面，这就是手臂加长法。从肩胛骨内侧开始摆动手臂，是使手臂增长的有效方法。

12. 胸廓和骨盆是如何连接的？

我们假设在前胸两侧正下方肋骨下缘各有一凹穴，在这两个凹穴正下方骨盆处也各有一个凹穴，上下凹穴都是中空的。在凹穴之间斜向对应用橡皮筋连接起来，这个橡皮筋就是肌肉。取站立姿势时，可以试着将重心放在脚跟上，并且保持身体不要后仰，这时腹肌会变得紧张起来。可以想象为上下连接的橡皮筋在收缩拉紧，以保持上身不向后仰倒下。相反，如果腹部不用力，小腹肌肉就会松弛向前挺。

因此，肌肉对于支撑身体是十分重要的。要想保持好正确的站立姿势，就要有意识地使腹肌有轻微的收缩感。

在向前迈腿行进时，也要有意识地运用好肌肉。肌肉的有力收缩可以使肋骨与骨盆牢固地连接在一起，同时在迈腿时会很自然地意识到剑突下就是腿的起始处。

开始练习的时候不习惯，会感觉有些困难，但关键是体会并掌握动作要领，在迈腿前意识到有橡皮筋牵拉的感觉。

13. 走直线时，不仅双足沿直线运动，骨盆也在沿垂直轴运动吗？

经常有人说"走路时要走成一条直线"，如果行走方式不正确，要想努力走成一条直线，就会出现扭腰、膝部向内翻转、脚尖呈"内八字"的现象。

所谓"走直线"就是要求骨盆转动，而不是扭动腰部。如果不强求走成一条直线，走路时大腿内侧和内踝朝前方，虽然能够很自然地走成直线，但是会形成撇腿走路的姿势，出现"外八字"的情况。

14. 为什么说正确的行走姿势的关键是骨盆的转动？

模特在 T 型台上行走需要表现得姿态优雅。竞走运动员正确的行走方式则是要按照十分之一秒一步的速度前进。

模特的行走方式是优美的代表，竞走运动员的行走方式是速度的代表。我们似乎可以从这两种出于不同目的而表现得完全不同的行走方式中得到启发，即学习模特为了使步态优美而运用身体的方式，学习竞走运动员为了快速前进而使身体发挥最佳效率的方式。

虽然两者的目的不同，但仍然有相通的地方，那就是都有骨盆转动的现象。模特看上去修长的双腿正是利用了骨盆转动的结果。正确地运用骨盆运动，是我们掌握正确的行走方式的关键。

骨盆究竟是如何转动的？骨盆由髋骨、骶骨、尾骨通过韧带连接组合而成，上部与躯干骨相连，下部与股骨相连，可以实现多种复杂的功能活动。

您知道当臀部两侧上下活动时骨盆也会上下运动吗？您知道当两腿向前迈进的时候骨盆也同时前后运动吗？

当人在行走时，从头顶俯视可以看到骨盆在做螺旋状的左右环绕运动。有时尽管行走姿势看上去很漂亮，但是如果骨盆横向螺旋运动幅度过大，就会出现"摇摆式"行走；如果骨盆没有做螺旋运动的话，就会出现"趋行式"行走。

这些现象与使骨盆和周围骨结构相连接的肌肉力量减弱有很大关系，需要我们进行增强骨盆周围肌肉力量的锻炼，以及骨盆正确运动方式的训练。

15. 臀部是身体的什么部位？与行走有何关系？

您认为臀部是身体的什么部位？这么简单的问题，不是在明知故问吧？"既不是后背，也不是腿，臀部不就是屁股吗？"人们通常都会做出这样的回答。

然而，再仔细想一下，行走时不正是使臀部与腿结合在一起，才能够更好地行走吗？

在向前迈步时，臀部也会运动，将剑突以下当作腿，这时臀部不就成为腿的一部分了吗？

向前迈步时，将臀部和腿部视为一体同时运动，会有上身向后仰的感觉。上身向后仰时小腹就会收紧，骨盆也就会回复到原位。这时一定要有意识地使骨盆与肋骨连成一体。当向前伸腿出脚时，要让大腿前侧从大腿根部直到脚趾有踩压地面的感觉。

掌握这种方法就会使腿变长，骨盆得到良好的活动，腰身变得苗条，臀部收紧。这种优雅的步态使得臀部肌肉得到了调整。

16. 为什么说脚的构造像拱形的弹簧？

（1）跟骨是圆形的

人类进化以后，是唯一能靠双脚站立行走的哺乳动物。因此，人类的脚所具有的特征与靠四只脚行走的其他动物有很大的不同。

人类脚部的首要特征就是足跟发达。走路时脚朝前方踏出，足跟着地。着地瞬间受到自身体重、地面的冲击力、着地的姿势所产生的力等，为了承受这些力，跟骨呈圆形。如果跟骨有棱有角，骨与地面都比较坚硬，会因撞击而受损；走得太快时，足跟容易发生骨折。而当跟骨呈圆形时，可以从任何方向着地。此外，足跟周围的脂肪较厚，具有缓和冲击的作用。

（2）缓和冲击的脚心

第二特征是人类具有脚心。脚心是由在其内侧较多的骨和关节形成的拱形结构。拱形结构的骨就好像弹簧一样，能够缓和脚掌着地时来自地面的冲击，也能起到对抗来自地面的力的作用。不是说每一个足关节都具有重要的作用，而是由足部整体起到弹簧的作用，才能够顺利步行，否则来自地面的冲击可能会造成足关节损伤。

此外，步行时脚跟先着地，体重由小趾侧、脚心的外侧向脚趾跟部的关节处移动，此时，脚趾的扩张度具有重要的作用。小趾向外侧扩张，能够抑制脚部纵横摇晃，从而减少关节的负担。

17. 每个人的脚型都一样吗？

每个人的脚型都有所不同，所以只靠足长和足围是无法选择适合的鞋子的。即使足围相同，但是观察不同人足围的切面，会发现有的接近椭圆形，有的接近圆形，并不是完全一样的。切面越接近圆形则脚背越高。要想知道自己足围的切面，要先测量足幅，计算出扁平率。

此外，要了解自己的脚背是否太高，方法就是测量足高，测量脚心拱形的高度。而想要了解脚跟的大小，则要测量脚跟的宽度。

要选择合脚的鞋子，必须要测量各种相关数据。由于自己很难正确地测定，可以到专门定制鞋子的鞋店中，请专业的人员为你测定。

如果不是特意订购鞋子，恐怕无法选到能完全满足你所有测定数值的鞋子。如果你知道了具体数值，就能够很方便地购买到适合自己的鞋子了。

一些市售的鞋子可以调整鞋带的松紧，从而弥补脚型不同的缺点。如果脚背太高，可以选择绑鞋带型的鞋子；而脚背太低，可以选择无鞋带的鞋子。要根据自己的脚型特征来选择鞋子。

18. 脚心与脚的四大功能的关系是什么？

脚具有以下四个非常重要的任务。第一是站立，双脚用于支撑全身的重量。第二是走路，避免冲击直接加诸身体，具有像弹簧一般的作用。第三是缓和地面及来自自身体重的冲击。第四是在走路时，适应地面凹凸不平的特征。

这四大作用全都与脚心有密切的关系。从脚跟着地开始，到用脚尖蹬地的一连串走路的动作，脚心的作用是减少脚的疲劳，同时有助于脚的强度、稳定性、弹性等。

19. 为什么说脚部对人体健康至关重要？

（1）步行不足对身体不好

由于现代社会交通便利，人们步行的距离越来越短。一旦步行不足，身体各器官的功能均会有所减退。以心脏为例，动脉把血液运送至身体各处，静脉则把血液送回心脏。静脉内有静脉瓣，用于防止血液逆流，其功能与肌肉的强度有密切的关系。步行不足会导致全身肌肉减弱，静脉瓣无法很好地关闭，血液无法良好地送回心脏，从而引起循环障碍。心脏输送的血液减少，代谢功能减退，血管会变得脆弱。

此外，呼吸器官得不到锻炼，肺功能也会降低；胸肌、背肌、腹肌孱弱，会导致姿势不良。

（2）支撑运动的两大类肌肉

肌肉运动由相性肌和紧张肌两大肌肉掌管。相性肌会因走、跑、跳而变粗、变强，其接受来自大脑的指令而活动。

紧张肌则是在无意识中进行反射动作时所使用的肌肉。如果不进行站立、步行等日常基本动作，紧张肌就会衰退。这是因为这些肌肉不接受来自脑的刺激而活动。如果不运动，则会因无法接受刺激而不断地退化。

反之，锻炼紧张肌也可以从外部给予脑刺激，即越使用紧张肌，越能发挥大脑功能。

以日常生活而言，工作或构思的时候，如果因为疲倦而头脑一片空白时，站起来或走一走，大脑因为紧张而受到刺激，就会活化，使得头脑清晰，容易浮现出好的构想。

（3）老化从脚开始

身体分为上半身与下半身。对比年轻人和老年人的肌肉强度，如果20~25岁的年轻人的肌肉力为100，那么到了60岁时能够保持何种程度的力量呢？据调查，上半身的肌力，如握力、背肌力、臂力，到了60岁时能够保持在20岁时的70%，而下半身的肌力，如脚力，只能够保持在20岁时的40%而已。

换言之，身体各部分功能中最早衰退的是脚。防止脚的老化，就能够防止全身的老化。但是现在交通发达，走路的机会非常少，脚力就会衰退得快一些。

附着于下半身的肌肉大多是紧张肌，紧张肌不使用便会衰退，所以养成有氧步行运动的习惯非常重要。持续给予脑部刺激也能预防老年痴呆。

（4）脚是人的"第二个心脏"

最近，临床上在治疗疾病时不只是依赖药物，也将步行等运动疗法纳入治疗方案之中。能够走路并逐渐延长步行的距离，对患者而言是一大喜事。

脚部与身体各系统功能关系密切，有"第二心脏"之称。也有人说"两只脚是两位医生"。为了维持健康，要保持脚部最佳状态。

第三章
CHAPTER 03

行走运动和阳光、空气、水一样是 生命和健康的源泉

1. 为什么说坚持走步锻炼能使人受益无穷？

走步健身不仅能够强身健体，而且能防病治病。过去人们总认为，动脉硬化是不可逆转的。而近期的医学研究证明，只要坚持步行一年以上，对改善动脉硬化就有明显的效果。

人上了年纪后，逐渐头发变白、耳聋眼花、满脸皱纹、思维迟钝。科学告诉我们，这都是血管逐渐老化、供血不足所致。人体的五脏六腑、大脑四肢无不需要充足的血液，如果动脉血管发生了粥样硬化、管腔变窄、血流不畅，必然无法满足各组织器官的需求，从而影响人体的新陈代谢，导致人体加速走向衰老。

据调查，在脑力劳动者中，动脉硬化的发生率为 14.5%，而在从事体力劳动的人群中发生率仅为 1.3%。某军医大学对经常参加锻炼的 50~60 岁中老年人展开调查，发现经常锻炼可将血管退化推迟 10~15 年。因此，如果人们坚持走步锻炼，做到持之以恒，就能促进血液、改善脂类代谢，使血液内高密度脂蛋白浓度增加，降低血清胆固醇与低密度脂蛋白的含量，起到改善代谢系统、呼吸系统、循环系统的作用，使身心保持健康良好的状态。

怎样步行最好呢？健康专家告诉人们要掌握三个字：三、五、七。"三"是指最好一次步行 3km，坚持 30 分钟以上。"五"是指一周最少运动 5 次。"七"是指适量运动，过量运动是有害的。怎样才是适量呢？简单来说，就是保持运动时的心率加上你的年龄等于 170 次/分。例如，50 岁的人运动时的心跳应保持在 120 次/分，这样的运动可达到优良代谢。身体素质好，可以适当多一些；身体素质差，可以适当少一些；步行运动应量力而行。

走步锻炼属于低能量消耗的有氧运动，长期坚持才会获得良好的效果。

一位走步健身者曾说："我走步走'掉'了腰肌劳损。年轻时顽皮好动，一不小心伤了腰。当时没在意，后来病情进一步加重，一年四季时常发作。发病时腰椎部位酸痛难忍，站也不是，坐也不是，真是苦不堪言。实在无法忍受时，只能用热毛巾紧紧地捂着腰椎。

为了解除病痛、消除病根，我四处求医，也曾到过几家医院的骨伤科问诊。推拿、针灸、打针、理疗，试了一个遍，但收效不大。后来遇到位老中医，他告诉我治疗腰肌劳损的最好办法是倒走，并且要长期坚持。于是我怀着对消除痛苦的渴望，开始了倒走锻炼。每天清晨天蒙蒙亮，家人还在酣睡时，我便走向运动场一个人慢慢地倒走。刚开始很不习惯，总害怕被障碍物绊倒，常常提心吊胆地往后看。几圈下来慢慢适应了，步伐也逐渐加大。每次都走到一个小时以上身上微微出汗为止。无论刮风下雨、严寒酷暑我都坚持锻炼。几个月的艰辛倒走锻炼，彻底治好了我的腰肌劳损，10多年来再也没有复发过。倒走使我走'掉'了腰肌劳损，给我带来了健康和幸福。"

有位老先生今年96岁，生活很俭朴，从未服用过营养品或者保健食品。他最大的爱好就是走步，一年四季天天走，每天两个小时，坚持了几十年，到现在仍然身体非常好。长期坚持走步锻炼定会受益无穷，是任何营养品、保健品所无法替代的。

日本曾有报道称，一名青年女性因车祸致伤，成为"植物人"，8年后死亡，解剖其大脑时发现，她的大脑重量比正常人轻300g，专家指出："这是由于8年来她的双脚从未给予大脑刺激造成的。"

另一份报道称，同一个单位的两个人先后患上脑血栓，造成半身不遂。医生告诉他们在恢复期，要多活动手脚，多练习走步。一位患者开始在家人的搀扶下练习走步，走不多远，已经是满头大汗。后来，经过锻炼能扶着拐杖缓慢地行走。几年后便恢复得与正常人相差不多，生活完全能够自理。而另一个人，一走步就嫌累，不是坐着就是躺着，很少运动。脑血栓患者最忌讳的就是不运动，几年后，他依然卧病在床，日常生活需要家人的照顾。

美国的健身专家库帕博士，进行了大量的运动医学研究后指出，若长期坚持步行运动，人体各组织器官功能能提高20%～35%，能延缓人体的衰退，消除疾病，起到强身健身、防病治病的功能。

曾有一例患者在12岁时便患上过敏性支气管哮喘，此后病情逐渐加重，被病魔折磨了30余年。除了炎热的夏季，几乎每天晚上他都要依赖缓解疼痛的药物才能入睡，麻黄碱、氨茶碱、复方氨茶碱、肾上腺素等，为了治病无所不用。肾上腺素气雾剂更是随身携带，走到哪用到哪，成了"救命药"。每到秋风乍起，就眼泪鼻涕一起来，即使上二楼也会气喘吁吁。

1994年，他开始爬楼梯锻炼，从二三楼到五六楼，越爬越高。一年下来，病情大为改善，闯过秋季的发病关之后，爬楼梯更成为他每天必不可少的运动项目。

如今，纠缠了他30多年的哮喘病已离他而去。至今，他没有再用过一次药，睡眠质量良好，身体状况也非常好，可见爬楼梯不仅治病，而且强身健体。

美国和日本的一些公司会发给职工计步器，以鼓励职工多行走、多锻炼，每个月达到一定步数后能拿到一笔奖金。越来越多的人认识到，步行运动是一种能随时随地进行的最佳健身方法，只要掌握科学的步行方法，坚持长期的步行锻炼，会使人受益无穷。

2. 步行锻炼健身七大益处是什么？

①步行是唯一能终身坚持的锻炼方式。

②步行是增强心脏功能的有效手段之一。步行时由于下肢大肌肉群的收缩，大步疾走可使心率加快，每搏输出量增加，血流加速，以适应运动的需要，这对心脏是一种很好的锻炼。如果心率能达到每分钟110次，保持10分钟以上，有助于增强心肌与血管的韧性与强度，从而减少心肌梗死与心力衰竭的发生。

步行可在一定程度上改善冠状动脉的血液循环。有试验证实，利用心电图对两组中年人进行检查和观察，一组坐汽车上班，另一组步行上班（20分钟以上），结果发现步行组的"缺血性异常"的发生率比坐车组少1/3。

③步行减肥效果好。长时间的大步疾走可增加能量的消耗，促进体内多余脂肪的利用。那些因多食少动而肥胖的中年人，如果能坚持每天锻炼，通过运动多消耗1255.65kJ热量，并适当控制饮食，就可避免发胖。这一运动量相当于步行4~5km，或慢跑20~30分钟，或骑自行车45分钟。

据报道，在美国加州一群膳食减肥失败的受试者，在专家指导下，继续保持日常饮食习惯，但是要求一年里每天至少要步行30分钟。一年下来，所有参与这项研究的人的体重都有所减轻，平均每人体重减轻约10kg。步行减肥的好处在于，所减去的体重是脂肪而不是肌肉，这与节食减肥导致肌肉丧失的情形截然不同。

④步行锻炼有助于促进糖类代谢正常化。饭前饭后散步是防治糖尿病的有效措施。研究证实，中老年人以每小时 3km 的速度散步 1.5~2 小时，代谢率可提高 48%，糖的代谢也随之改善。糖尿病患者经 1 天的徒步旅行后，血糖可降低 60mg/dL（18mmol/L=mg/dL）。

⑤步行是一种需要承受体重的锻炼，有助于延缓和防止骨质疏松症。又因为运动能延缓退行性关节的变化，因此步行能预防或消除风湿性关节炎的某些症状。

⑥轻快的步行可以缓和神经肌肉的紧张。散步是一种积极性休息的良好方式。美国著名的心脏病学家怀特指出，"轻快的步行（至有疲劳感），如同其他形式的运动一样，是治疗情绪紧张的理想的镇静剂。每天至少步行 1 小时可作为保持心脏健康的一种手段。"

⑦"散步出智慧"，这句格言是人们从实际生活中概括出来的经验。对于整天在室内伏案工作的脑力劳动者来说，散步可使处于紧张的大脑皮层细胞得到放松，就像打开阻碍着想象力发散的闸门，各种创造性思维一泄而出，极其活跃。德国诗人歌德曾说："我最宝贵的思维及其最好的表述方式，都是在散步时出现的。"

3. 步行运动有助于预防哪些疾病？

远离乳腺癌：一周健步走 7 小时以上，可降低 20% 的乳腺癌发生率。

预防心脏病：一周健步走 3 小时以上，可降低 35%~40% 的心脏病的患病风险。

远离老年痴呆：一边健步走一边配合呼吸，可以获得全身血液活络与脑循环顺畅的双重效果，脑血管强韧，自然能够预防健忘与老年痴呆。

降低血压：从散步开始，逐渐过渡到较快速度走，每次持续 30 分钟以上的步行可以降低血压上升的概率。

预防动脉硬化：持续 20 分钟以上的健步走，有助于分解燃烧人体内的中性脂肪，增加 HDL 含量。

预防糖尿病：一天健步走 1 小时，对 2 型糖尿病有 50% 的预防效果。

避免脂肪肝：经常走路的人血液循环较好，血液可以聚集在肝脏的众多微血管末端，有助于改善肝脏的代谢功能。

预防骨质疏松症：除了多摄取含钙食物外，向每天一万步的目标迈进的健步走是一项理想的预防骨质疏松症的运动方法。

改善腰、肩、头部疼痛：最有效的治疗方式就是健步走，因为健步走时必须要抬头挺胸，双臂大幅摆动，大跨步前进，会自然拉直背肌与肩胛肌。

消除压力、帮助睡眠、缓解忧郁：多使用双脚，能改善体内自主神经的操控状态，使得交感神经和副交感神经的切换更灵活，有助于消除压力、增进自信、保持乐观，更容易入眠。

在交通不发达的年代，每人每天可走上3万步，"健步如飞"是健康的象征，可是当今能做到的人少之又少。简单方便的健步走，其实是亘古弥新的养生运动。规律且持续的健步走，就好像存入生命银行的"健康生活储蓄金"，你付出时间，生命银行给予你更长的寿命作为利息。

4. 行走会给人带来哪些健康？

（1）行走阻止衰退

每个人都不能忽视人体的"衰退"现象，人体出现衰退后将会出现以下问题：

面部出现皱纹，表明全身皮肤水分减少、细胞萎缩；听力下降、嗅觉减退，这是身体功能下降的先兆；在咳嗽、打喷嚏、大笑时有失尿感，说明肌肉控制能力下降；身高下降，与骨关节病理性改变有关；体重减轻，与细胞总量减少、器官萎缩、骨质疏松有关；脂肪堆积、身材走样，说明脂肪代谢功能减退；发质变干、发量减少，与内分泌的调节能力下降有关；腿部老化明显，与肌力减弱、关节不适有关；心功能下降、血管硬化、肺弹性减弱等，与运动能力减退有关；记忆减退，甚至发生老年痴呆，说明神经系统老化严重。

其实，人体的许多疾病与系统功能衰退密切相关，因此患病时不但需要求医问药，更要了解如何阻止衰退，"步行"就是阻止衰退的最佳手段。

运动会对人体产生刺激，人体会做出相应的反应。如果运动刺激程度适当，人体做出的反应属于良性反应。"阻止衰退"正是建立在这一概念之上。

（2）行走帮助我们建立良性体力支出平衡

从"体力"支出特点来看，过去的"走"与现在的"走"是一样的。那么，为什么一种"累"是辛苦，而另一种"累"却是健康？过去我们的体力支出不仅来自"走"，还来自很多方面，如工作中的体力支出、生活中的体力支出等。而现在我们的行走量在大幅下降的同时，工作中、生活中的体力支出也少得"可怜"。

因此，我们可以认为，行走能够帮助我们建立良性的体力支出平衡。

（3）行走帮助我们调整心态

当人们承受着极大的压力时，通常会以吸氧的方式来缓解紧张的状态。但乌克兰科学家认为，此时人也许更应该"缺氧"。科学地进行缺氧训练可激发骨髓造血功能，使血液中的红细胞、血红蛋白含量升高，增强人体氧气输送系统功能，从而改善人的呼吸、心血管和中枢神经系统的工作状态，使人有能力沉着镇定地面对挑战。采取走步锻炼的方式健身，可使人体内产生一种称为"内啡呔"的物质，它会使人产生愉悦感和满足感，可起到"良性宣泄"的作用。

（4）行走帮助我们实现低成本健康

相关统计显示，仅20世纪90年代初到20世纪90年代末，不到10年的时间里，我国年人均卫生总费用就由65.69元上升到302.60元，其上升速度已经超过国民经济和居民收入的增长。而其中慢性非传染性疾病医疗费用的增长，直接拉动了我国医疗费用的迅速攀升。

从以上数据可以看出，我国社会虽说在飞快地进步，但健康问题也日益凸显，几乎涉及所有人。我们每一个人的身体都在围绕着"健康"问题发问：是吃药、打针，还是锻炼？是依靠医院，还是依靠自己？投资健康，如何投？这些问题怎样解决？

过去，人们身体不舒服时最先想到的是去医院看医生，谁也没有想过分析一下自己的"体质"到底衰退了多少？大部分人甚至认为，"人到中年，身体不好、有病是应该的"。很多人提出，通过锻炼来增强自身体质的道理谁都知道，但如何调动起自己的运动神经，实实在在是一个问题！

从"体质"着手是解决中老年人健康问题的一把"新钥匙"。开展走步运动，参与范围广泛，技术难度低，场地要求不高，组织、管理难度小，费用有限，特别是可与"慢性疾病"控制有机地结合起来。从上述特点来看，可以说走步运动的优势是任何一种运动项目所不能比拟的。

5. 步行锻炼的优势有哪些？

步行作为一种有氧健身的方式，其独特的优点是其他运动项目不可替代的，其优势主要体现在以下几个方面。

（1）步行锻炼有很大时空自由度

步行不太容易受到环境的影响，无论是阴天还是晴天，无论是在平地还是在山区，只要长期坚持，都可以将步行进行到底。

（2）步行锻炼适合各个年龄段

打球、登山、攀岩等运动需要消耗大量的体力，并要求掌握一定的常识和技巧，一般适合中青年人。而步行动作和缓，不需要耗费过多体力，而且非常安全，因此同样适合儿童和老年人。

（3）步行锻炼能很好地加强心脏功能

步行时，心脏加速跳动，血流也会随之加快。如果心率提高并保持一定时间，可显著增加心肌和血管的韧性和强度，从而使心脏功能显著加强，有效防止心肌梗死、心血管疾病等多种心脏疾病。

（4）步行锻炼能促进新陈代谢

坚持每天散步 2 小时左右，每小时保持 3km 的速度，可使代谢率提高50%左右，有助于改善糖分的代谢。

（5）步行锻炼可以防治多种疾病

步行锻炼能使退行性关节得到强有力的锻炼，从而有效地防治骨质疏松症及多种关节疾病。此外，长期坚持步行可以放松神经、肌肉。散步其实是一种非常科学的休息方式，科学家建议，为了确保情绪放松，每天至少应该进行 1 个小时的步行锻炼。

（6）步行锻炼可以达到减肥功效

采取步行减肥，并不需要节食，即可达到良好的效果。这是因为长时间步行可以大量消耗人体内的热能，同时降低人的食欲，在这样的双重促进下，有助于减掉体内多余脂肪。研究发现，每天步行 4km，可额外消耗 300kcal 的热能，长期坚持能避免肥胖。

（7）步行锻炼还可以放松大脑

有专家指出，有氧步行锻炼是治疗情绪紧张的理想的镇静剂。长期坚持步行锻炼，有利于整天进行脑力劳动的人放松处于异常紧张状态的大脑皮层，在散步的时候，人们会获得大量灵感，激发出各种具有神奇色彩的创造性思维。

6. 行走究竟能改变什么？

行走究竟能改变什么呢？首先，经常走步锻炼的人会逐渐意识到自己的眼睛比参加运动前更有神，表情也变得明朗许多；其次，走起路来变得很轻快，爬楼梯的时候，呼吸也会很平衡；最后，睡懒觉的习惯没有了，每天都精力旺盛。

重要的是，在不知不觉中体能增强了，对一些现代常见病有了一定的抵抗力，从而减少患病的概率。

7. 小时候就开始步行，会有益于一生的健康吗？

（1）儿童也会运动不足吗

儿童容易摔倒、骨折，当这些孩子长大后，跑、跳、投等基本运动能力也可能低下，这是因为孩子们运动玩耍的时间普遍减少。对于孩子来说，每天的玩耍是自然的运动，有助于其身体保持平衡，获得健康和营养，以及疲倦后充足的休息。运动对于儿童成长是不可缺少的。

小时候如果运动不足，长大后也难以养成运动的习惯，就可能会出现肥胖、高血压、心脏病等成人病。

（2）进行与成长相适应的运动

儿童进行与年龄和成长相适应的运动是很重要的。如果运动方法错误，很可能阻碍成长，导致疾病和损伤。如果孩提时代由于运动造成了痛苦，将会在精神上对成年后产生不良的影响。儿童处于不断成长中，其骨骼和关节都很脆弱，因此如果受到伤害，必须进行正确的处理。

幼儿时期是形成正确的步行姿势、获得平衡感的时期，活动身体能促进神经系统功能的发达，因此在幼儿时期应该充分地玩耍。10岁时，可以开始学习跑、跳、投、游泳等基本动作。并且如果在这个时期没有掌握正确的姿势，今后将难以纠正，所以儿童时代是孩子运动的重要时期。

在身体长高的青春期，呼吸、循环系统都很发达。全身运动能增强体质、锻炼心脏功能和肺功能。慢跑6km是一项很好的运动。

当身高发育完成，骨骼的生长基本完成的时候，就可以开始进行一些真正的肌肉基础训练和强化训练等。

（3）在玩耍中愉快地进行运动

虽然运动对儿童的身体大有好处，但如果进行一些过于强调胜败的体育活动，对于骨骼、关节正在发育成长的孩子来说反而不好。不达目的誓不罢休，以至于过度训练而使身心俱疲，这样的孩子正逐渐增多。在努力运动的同时应注意避免造成伤痛，在活动身体的同时，应进行一些愉快的肌肉放松活动，这样能促进身体的成长，是将来走向健康的基础。切忌因为一时的胜败而进行过度的运动。

（4）培养孩子养成步行运动的习惯

孩子在游玩中的步行量，相当于成人的 2~3 倍，而且孩子们更喜欢奔跑。家长应该避免孩子过分依赖交通工具，多进行步行运动，鼓励孩子从小就经常到户外去步行，养成运动的习惯将会使其受益终身。

8. 行走锻炼能使"亚健康人"成为健康人吗？

所谓"亚健康人"，是指虽然未患病，但对自己的健康无信心，体力似乎只能勉强生活的衰弱人群。据报道，日本儿童中目前"肥胖儿"居多，体力、耐力显著下降。日本成年人中患肥胖症、高血压、隐性糖尿病和贫血等慢性病的所谓"亚健康人"，竟多达两千万。

科学研究表明，采用适度的强度、时间和心率超过 130 次的走跑运动，可使"亚健康人"成为健康人。过去认为只要活动身体就好，而现在体育科学的发展已经改变了这种看法。现在的要求相当明确：某种体育锻炼进行到何种程度会引起身体发生何种变化？依靠营养品和药品来消极地保持健康是不可取的。实践证明，要想有效增进健康，身体运动是必不可少的，且这种运动必须具备能增强全身耐力所必需的运动强度。虽然不同年龄段的要求稍有差异，但一般要求进行使心率超过 130~150 次/分的体育锻炼。如果只是漫不经心地进行运动，却想健康起来，基本是达不到目的的。

长期以来，人们认为，胆固醇是引起动脉硬化等疾病的重要原因。其实，这种认识是不全面的。因为胆固醇属于类脂质，是人体生理必需的重要化合物之一，并不是所有胆固醇都会沉积在血管中。血液中的胆固醇，主要以两种形式存在，分别为"低密度脂蛋白"和"高密度脂蛋白"。前一种成分较多时，可促使动脉硬化；而后一种成分较多时，不仅能够在雌性激素的构成、神经髓鞘的构成、防止红细胞过早破裂、加强血管强度等方面起到积极作用，而且具有预防动脉硬化的作用。

最近，美国加州的一项研究报告显示，依据 1837 名女性在运动后高密度脂蛋白的增加，以及高血压、脉搏改善的数据，每周跑 64km 以上，可以使女性的健康得到稳定的改善。这种研究推崇的跑步距离，大大超出了人们习以为常的运动量。运动者可能会提出疑问：运动效果一定好吗？研究人员称，这项研究正是专门针对美国疾病控制与预防中心推荐的每周 16~22km 的"最适"运动量而开展的。研究者按照运动女性每周跑步的距离，把她们分成 0~5km、16~31km、32~47km、48~63km 及 64km 以上五组。观察结果显示，受试者的高密度脂蛋白水平从运动量最少组的 62mg/100mL 稳定地随着运动量的增加而上升到运动量最大组的 71mg/100mL，收缩压从平均 115mmHg 降到 112mmHg，脉搏从 68 次/分降到 60 次/分，体质指数从 22 降到 20。值得一提的是，高密度脂蛋白是一种能够避免低密度脂蛋白沉积而侵蚀血管壁，防止动脉硬化，对脑血管有保护作用的"好"胆固醇。较大运动量的锻炼已被证实能提高人体高密度脂蛋白水平，给降低心脑血管疾病发生率和延年益寿带来了希望。

这项研究至少向运动者提出两点启示：其一，健身走跑运动量稍大些为宜，人们不能从随意的、不拘形式的、不限定时间的"随意"运动中，得到更多的好处，因为健康并不那么容易获得；其二，要是因某种原因无力或无暇从事稍大的运动量，较小的运动量也能增加"好"胆固醇（即不影响健康的胆固醇）、降低血压、减缓心率，只是人体受益不同而已。

"亚健康人"只要根据自己的年龄、性别、身体状况，科学合理地制订出自己的走跑健身计划，循序渐进，持之以恒地锻炼下去就一定会恢复健康。

9. 你知道行走运动健脑的道理吗？

运动可使身体强健，这个道理已广为人知，但运动健脑的道理却不太为世人所知。

只占体重 2% 的脑，约消耗掉人体 20% 的能量。几乎等于 1 天消耗掉 500~800kcal 的热量（相当于两碗米饭或三个馒头所产生的热量）。

长时间使用笔记本电脑，电脑会耗电生热。同样，人脑因为活动量大，也需要很多能量。脑的高度信息处理工作，是完成人体日常生活、劳动、学习及一切活动的基础。

脑的信息处理工作，由神经元（即神经细胞）负责。神经元之间以"树突"和"轴突"相互连接构成网络，利用生物电信号与神经递质交换信息。

脑中除神经元外，还有多种"神经胶质细胞"。神经元所需各种营养，依靠神经胶质细胞供给。还有一部分神经胶质可清除脑代谢异物并"拉住"神经元的轴突，组成"绝缘皮膜"，以提高各种信号的传递速度。

科学家告诉我们，宇宙是由"无"中诞生的，已有140亿年的历史。非常巧合的是，人类的大脑也同样拥有140亿个神经元。

过去，科学家们认为，"神经元不会细胞分裂，因此在人的一生中脑神经元只会逐渐减少"。为此，人们保护大脑的方法是"防止用脑过度"，因为"人类每天平均死亡（损失）10万个左右的神经元"。

上述不科学（错误）的认识极大地限制了人类正确认识脑的功能，更阻碍了人类对脑功能的开发，使记忆、创新等重要改造世界的能力受到巨大影响。

后来，研究人员推翻了上述人类对脑的"常识性认识"。科学家发现，脑神经元中承担记忆重要任务的海马体出现新生现象。神经元本身虽然不会发生细胞分裂，但是"神经干细胞可以分化出新神经元"。

科学家还注意到，适量体育运动可促进神经干细胞分化出更多新神经元；新神经元可提高15%的脑记忆功能；尽管新神经元在脑中担负的任务仍处于不断研究和发现中，但运动促进新神经元出现是科学家的共识。这一新发现为"运动健脑"提供了可靠的基础。

10. 为什么行走能使人的思维更加敏捷？

走跑不仅能给人们带来健康的身体，还能给人带来聪明的头脑。美国斯坦福大学的特曼教授在追踪观察美国数十名爱好跑步的青年学生时，发现他们的身体不仅比一般青年强壮，而且思维能力也比一般青年敏捷，显得聪明伶俐。

美国生理学家通过幼鼠实验证明，走跑运动能有效地增加幼鼠大脑的重量和皮质的厚度，使其活动性增强，机能提高。人也是这样，走跑能增加人类大脑皮质的沟回，使其表面积增大。脑活动的基本过程是兴奋和抑制交替。人在走跑时，管理迈步的脑细胞经常处于迅速兴奋和抑制的交替、转换过程中，经过千百次这样的锻炼，它的调节功能、反应速度、灵活性和准确性便得到提高。据测验，运动员长跑前的反应时间是0.09秒，长跑后的反应时间是 0.08 秒，这说明长跑能够使脑细胞的反应速度增快。美国加利福尼亚大学教授琴森指出，测定一个人的脑细胞反应速度，就可以看出他的智力高低。长跑能使脑细胞的反应速度增快，当然智力也就提高了。

此外，大脑对身体运动的支配是交叉进行的。大脑左半球支配右侧身体的活动，右半球支配左侧身体的活动。普通人的右手右脚活动多，大脑的左半球更发达。左半球是管理计算、学习和语言的，左半球发达了，人就显得聪明。走跑时两腿交替进行，能促进神经细胞通过神经反射，加强大脑左半球的活动，使大脑左半球逐渐发达，计算力和理解力提高，人也就变得更加聪明了。

脑细胞分工比较复杂，负责学习的细胞只负责学习，负责行走奔跑的细胞只负责行走奔跑。走跑时，负责学习的细胞开始休息，它们休息一段时间后能够更好地进行工作，所以走跑后头脑异常清醒，记忆力增强，工作或学习的效率提高。

尽管青年人通过走跑锻炼可以健脑益智的理论得到了证实，但迄今为止最有力的证据却来自老年人，许多针对老年人的研究显示，走跑可延缓大脑衰老和退化，加强大脑的功能。74 岁的沃伦·尤特说道："晨跑后，我玩纵横填字游戏更拿手了。"无论年龄和性别，只要你坚持走跑锻炼，身体会更强健，思维会更敏捷。

11. 你知道缺少运动会使人记忆力减退吗？

急着去上班，随手带上门而钥匙却忘在房间；去邮局给朋友寄刊物，却忘记带地址和邮编；去火车站送亲友，急着帮助找铺位和放行李，下车时却带走了车票；手里拿着汽车钥匙，却在背包中翻找等，可能在日常生活中上述类似的事件我们经常遇到。

科学家指出，从 28 岁开始，人类的记忆测试的得分会直线下降；到了 55 岁，我们将人的姓名同容貌相联系，或者记忆新的电话号码的能力，已经在不知不觉中丧失了 20%。所以，人到中年，几乎每个人都会因忘事而犯过几次反常的小差错。

近年来，脑记忆功能及特点研究成果表明，我们人类储存和获取信息的能力，并不像神经病学专家曾经认为的那样，"像沙漏里的沙子一样逐渐减少。"新研究成果表明，如果在正确方式刺激下，几乎任何年龄的大脑都能生成新细胞，并不断产生储存新信息的特殊途径。

当前，我们大脑记忆力减退的原因虽不尽相同，但仪器检测结果却完全一致。诸如焦虑、失眠、忧郁、烦躁，甚至心脏病、高血压、糖尿病、花粉过敏症等，都能诱发记忆力减退，这种减退幅度因人而异，差异也较大。

心态平和、起居有规律、按时参加体育锻炼、工作量适度等，是正常人的日常表现，而对于学习与记忆的基本生物要素，实际在上述正常人体内很少会随时间而发生改变。

这是因为即使年龄增长，脑细胞损失得也很少，从人体结构来分析，所有组织都原封未动，甚至60岁以后也如此。那么，为什么人年纪大了，记忆力会自然减退呢？

原来，脑细胞未减少，脑结构无变化，减弱的是脑细胞传递和接收信息的速度和能力。经常参加运动的中年人精力旺盛、动作敏捷；每天都按时锻炼的老年人满面红光、双目炯炯有神、声音洪亮、步伐矫健。体育运动使人的头脑中产生适量的多巴胺等化学物质，这正是保持脑细胞正常传递功能不可缺少的"神经递质"。

缺少运动或运动过度，都会使记忆功能减退，其中的原因如下。

①自由基损伤。自由基是指原子的外层电子轨道含有未配对电子的基因。在细胞内，线粒体、内质网、细胞核、质膜和胞质中都可以产生自由基。自由基化学性质活泼，可以与人体内糖类、蛋白质、核酸、脂类发生反应，造成细胞功能下降甚至结构破坏。

近年来，科学研究发现，许多遗传性疾病、代谢性疾病、冠心病、肾脏病、肿瘤、肝损伤和再生、药理、毒理及人体衰老等，都被证实与自由基损伤有关。

人体长时间缺少运动或突然参加过量运动，都会使自由基在体内堆积。自由基有时由正常人体功能产生，它是一种可能损伤细胞和细胞中脱氧核糖核酸（DNA）的不稳定分子。大脑细胞尤其易受自由基破坏，长时间运动导致脑缺氧，经常不运动或突然过量运动产生的自由基更易损伤脑细胞。

系统地从事运动锻炼，运动前认真做好准备活动，运动后注意放松肌肉和积极恢复，都可避免自由基在体内堆积，避免脑细胞受到损伤。如果必须参加运动会接力赛或篮球、足球赛，进行10天以上的系统锻炼为宜。匆忙上阵赛跑或打球，运动后一定要进行充分的放松活动，如慢跑、甩臂、按摩、洗热水澡、蒸汽浴等。运动后适量饮水，也有利于消除自由基，维生素E、维生素C，以及中药人参、黄芪等也有助于清除自由基。

②化学传递物质减少。长期处于亚健康状态或工作劳累后得不到及时调整，特别是人到中年以后，大脑中会缺少一种名为乙酰胆碱的化学物质，导致脑的信息传递功能出现障碍。这种化学物质在正常情况下，特别是营养均衡、氧代谢水平高的情况下，一般不会出现缺乏。最新科研成果显示，长期疲劳、精神压抑、失眠、缺少运动等，会使脑内分泌的传递物质量下降，严重时可引起阿尔茨海默病，目前，临床上已研制出防止传递物质减少的药物。科学家仍然建议，生活有规律，适当运动为宜。

③细胞膜组织变化。脑细胞膜含有大量脂肪类物质，这种物质对于脑细胞功能至关重要，一般会随年龄的增长而减少，但减肥不当或运动过量等，也会导致脑细胞膜组织因缺少必要的脂肪类物质（磷脂酰丝氨酸等）而出现记忆力减退现象。因此，一般情况下应避免减肥。

④血液流动变缓。人上了年纪后，大脑供血不如年轻时，导致大脑缺氧、脑代谢产物不能及时排出，记忆力锐减。特别是心血管疾病患者，可能发生血液流动变缓，进而出现氧债现象。血液正常流动对神经系统功能非常重要，这也是体育锻炼能增强智力和改善脑功能减退的重要原因。

近年来，中老年人体质和体力均有所下降，经常通过给予营养补剂的方式改变记忆力减退现象。科学家告诫人们，目前尚缺乏关于营养补剂安全性的证据，医学界对类似产品增强记忆力的作用，普遍持怀疑态度。

美国医学健康专家辛德梅教授认为，营养补剂的副作用"最好的情况是浪费钱，最糟的情况是伤害自己"。

法国运动健康专家奴宾森教授认为，最好的脑养护方法是"适度运动、均衡膳食、充足睡眠"。

12. 行走运动对消除紧张情绪、缓解压力有奇效吗？

在当今这个"知识经济""信息化"的时代，不同层次、不同年龄、不同性别的人都面临着巨大的压力，人们时刻处于紧张的状态，以适应自己所面临的学习、生活、工作、疾病压力。正处在生长发育阶段的青少年儿童，却要背着沉甸甸的书包每天上课 6 小时（做家庭作业的时间除外）和上课外班，面临着沉重的学习压力。我国的高中生面临着应考制度，只有尽力迈过人生第一道门坎儿，才能为父母争口气，对老师有个交代，因此他们每天要花上十几个小时埋头苦读，以迎接高考的到来。有人统计，中国的高中生是世界上学习时间最长的学生。十年寒窗考上了大学，考上了研究生，却又面临着企业招聘这道门坎儿，为了更高的年薪而把脑袋拼命装满。博士生的论文要求"高、新、尖"，在就读期间还必须在国外杂志上发表文章，方可毕业。中年人为了上养活老人，下养活孩子，正在努力拼命地工作以换取薪金，为了不落伍、不下岗，休息日、节假日还要参加在岗培训。忙碌、辛苦了大半辈子，如今儿孙满堂，老年人却患上了高血压、心脏病……这一切都给不同年龄、不同性别、不同阶层人士造成了紧张和精神压力，只有靠运动来消除，而行走对消除紧张和缓解压力有着神奇功效。

纽约精神病学专家克劳德·米勒建议，每当出现紧张的心理状态时，不妨快速步行15分钟，能够让焦虑化为乌有。如果晚上失眠，可以在睡前两小时到室外快速步行15分钟，其作用绝不亚于安眠药。

当人在出现激动、焦虑或恐惧等激烈情绪变化时，心率通常反应性加快，这与肾上腺素分泌过多，进入血液有关。肾上腺素能够刺激心脏更快、更有力地跳动，使人体处于一种应激状态。过去，这种信号可能是一种危险信号，使人感到危险迫在眉睫，使人变得更加机敏，从而免遭灭顶之灾。遗憾的是，在当今这个人们埋首于办公桌前工作的时代里，肾上腺素足以使健康状况较差的人的心脏达到一种超负荷状态，有时甚至会对生命造成威胁。

有研究表明，健康人在紧张时的心率比不健康的人要低得多，这是神经调节的作用，走跑健身运动是控制紧张的一种有效手段。

行走健身锻炼有助于减缓工作或日常生活中出现的紧张，而缺乏锻炼的人会在紧张状态下受到损害。有趣的是，行走运动的时间亦可对紧张的控制产生影响。如果在繁忙工作了一天后的晚饭前进行锻炼，走步运动有助于消除紧张感，可使你在轻松且精力充沛的状态下工作至深夜。假如你正在努力减肥，在这个时间段行走还有减少食欲的作用。

行走时能促进人体新陈代谢，有助于消除体内积蓄的肾上腺素，因为这种物质会使人保持紧张状态。当体内肾上腺素增高至极限时，人体内的化学物质便失去平衡，除非彻底改善这种状态，否则会有损健康。此外，行走健身运动还有助于清除代谢废物，使身体恢复松弛，达到平衡状态。

13. 行走运动为什么能缓解人的精神压力？

几乎每个人都会有来自家庭、社会、学校和工作等方面不同程度的精神压力，如果处理得当，不会影响正常的生活、工作和学习。但是如果精神压力长期不能得到排解的话，就会对健康造成极大的危害，并很有可能患上抑郁症，甚至使人产生轻生的念头。一种良好的精神压力解脱法可以帮助人们从精神压力当中解脱出来。走步锻炼已经得到广泛认可——不仅作为一种体育锻炼的方法，而且作为一种有效的摆脱精神压力的方法。经常参加行走锻炼，可以调节中枢神经的紧张感，还可以促使大脑吸收更多的氧气。通过锻炼，可以消除因为精神压力而产生的头痛、背痛、失眠等症状。

14. 为什么行走会给人带来活力？

从另一个角度来看，现代社会是一个能力社会，它是把每一个人能力集结在一起的社会。即使迈入老龄化社会，最被看重的仍是知识和技术方面的能力。

除此以外，人还具有其他重要的能力，其中之一就是体力。

实际上，体力是人所具有的最基本的能力。没有健康的身体，没有体力，一切都将落空。

当然，我们每个人都必然要经历从生到死的过程。当你活着的时候，最大的愿望是什么？那就是幸福地生活。而目前的问题是，什么是幸福的生活？

这一问题的答案千差万别，因人而异，既要符合大部分人的观点，又不太令人费解是不大可能的。在这种认识的基础上还应明确以下几点。

即幸福的载体是人体，人的身体里蕴藏着能力。这里所说的能力是指人的思维活动能力及受其支配的行动能力。如何理解外界事物，采取什么样的行动，这些是由人的能力决定的。

充分发挥人的能力会得到令人震惊的结果，如金钱、名誉、权力等。现实中，很多人认为有了这些就有了幸福。金钱、名誉、地位……也许是幸福的必要条件，但绝不是幸福的充分条件。

即使具备了一定的知识和技术，金钱等也带来了很实在的幸福感，如果作为载体的身体不健康，还谈得上幸福吗？

以身体活动为乐趣，可以使你从浓厚的偏重知识和技术的氛围中解放出来。寓乐于身体活动，对于保持生理和心理平衡有重要意义。而且，身体活动带来的欢乐是其他活动不能取代的。

说起身体活动，首先想到的是运动。的确，运动能够使我们不由自主地从心底感到愉悦。

行走实质上是一种运动。运动的原始含义是寓乐于身体活动。"体育"通过身体活动进行教育，使身体活动发展为一门教育学科。作为一项运动，走的内涵是寓走于乐，除此之外，它还有深一层意义，即对身心健康都有好处。

实际走走看，就会清楚行走能带来什么样的快乐。行走对身体和思想情绪都有很大影响，行走能使人的身心感到充实。

15. 行走运动的医疗康复作用是什么？

18 世纪法国著名医生蒂索曾说："运动就其作用来说，几乎可以代替任何药物治疗；但是世界上的一切药物，并不能代替运动的作用。"据研究，行走不仅可以防治高血压、冠心病、糖尿病、癌症、肥胖等，还可防治神经衰弱、精神忧郁症、习惯性便秘等多种疾病。

①步行可以有效缓解精神压力。有专家建议，一旦出现紧张的情况，可以进行 15 分钟的步行锻炼以缓解压力。经过一天的繁忙之后，步行可消除紧张感，使你保持良好的身体和精神状态。步行还可以调节食欲，对减肥者和瘦弱者都有作用。步行锻炼可降低肾上腺素分泌水平，并且促进人体新陈代谢。步行锻炼还可以改善睡眠质量，如果睡前在户外步行 10 分钟左右，能缩短入睡的时间，使睡眠变得深沉。

②步行可以防治抑郁症。社会高速发展，物质高度丰富，会给人们带来精神上的空虚和紧张，造成抑郁症。抑郁症的表现主要是缺乏自信和自尊、情绪低落、焦虑等。抑郁症可引发身体虚弱、脾气暴躁、食欲下降等问题，严重时不能完成正常的工作和学习。研究证实，坚持步行锻炼可以防治抑郁症。在步行时，大脑会分泌一种生化物质——内啡肽，内啡肽能够振奋人的情绪和精神，使人保持轻松愉快的良好心理和生理状态，抑郁症也就不治而愈了。

③步行能够防治癌症。随着研究的不断深入，越来越多的事实表明，坚持适当的有氧运动有利于防治癌症。实验表明，适当的步行锻炼可以改善免疫细胞的结构，增强受体的活性。受体是细胞膜上的一种特殊物质，它能"毫不留情"地杀死病菌和癌细胞，是人体的"忠诚卫士"。同时，因为步行运动能刺激大脑皮质，产生反馈，调节内分泌，所以这种运动能有效抑制生殖系统癌症和乳腺癌。

④步行可以医治高脂血症。有数据表明，高脂血症患者如果能够坚持一年的有氧运动，血清三酰甘油浓度和胆固醇含量会大幅下降，同时血液中红细胞计数增高，使得心肌的正常工作能力提高，有效降低了高脂血症的发病率。究其原因，适度的步行锻炼可促进心脏的新陈代谢，增强动脉血管壁弹

性，防止动脉硬化。此外，有氧运动有助于生成高密度脂蛋白，这种蛋白质可去除沉积在动脉血管壁上的血脂，减少血管壁硬化的可能性。

⑤步行能治疗冠心病。很多调查显示，近年来我国冠心病的发病率呈上升趋势，脑力工作者为主要发病群体，特别是 40 岁以上的中年人。坚持步行可以控制冠心病的恶化，使其良性发展。原因是这种运动能够促使冠状动脉侧支循环建立并改善其供血，血脂浓度随之降低，从而有效改善心肌缺氧的状况，有利于心脏功能的恢复，有效治疗冠心病。

⑥步行能减缓骨质疏松和老化的进程。骨质疏松症是一种比较常见的老年性疾病。长期坚持有氧步行锻炼可以延缓骨质疏松和老化，主要是因为步行时负荷体重，有利于提高骨密度，从而保证骨骼的健康。

16. 行走运动的功效是什么？

行走可以逐渐增强免疫力，是抵抗感染和疾病的最好武器；可以减轻治疗带来的痛苦和不良后果；可以减肥并保持体型；可以降低患心脏病和脑卒中的风险；通过提高人体利用胰岛素的能力，使人们远离糖尿病的困扰；可以减轻因患关节炎而带来的痛苦，避免关节僵硬；可以保持骨骼强健，预防骨质疏松症；对女性而言，行走可以减轻经期和更年期的各种不适；可以提高睡眠质量；可以增强力量、柔韧性和耐力；可以增强心理调节作用；可以减轻怒气，减缓压力和忧虑。

17. 行走能预防疾病吗？

据美国外科医师协会 1996 年的研究结果显示，有规律的行走运动可以降低 50% 的肠癌发病率。此外，哈佛大学最近的研究结果也表明，每周以每小时 5~6km 的速度走 7 小时，可以显著降低乳腺癌的患病率。

美国的内科医生迈克·罗尔森博士认为，每天至少行走 30 分钟，坚持 5 个月就会有明显的健身效果。做到这一点，不仅能健身，还能预防心肌梗死、脑卒中等。

总的来说，行走的时间长要比行走的强度大效果更好，因此有时间的人应该逐渐增加行走的时间。当然，要注意运动量应控制在自己的心脏能够承受的范围内。

18. 行走可以预防和改善哪些疾病？

行走可以预防动脉硬化，其作用主要通过燃烧体内脂肪，促进血液循环体现出来。行走在各类有氧运动中是最被医生们推崇的，不仅对关节没有负担，而且可以有效燃烧脂肪。

爱尔兰的凡·马伦先生（46 岁）曾因不良饮食习惯和运动不足接受过心脏手术。在手术后，他接受了医生的劝告，每天坚持用 40min 行走 6～7km，最终不仅体重减轻 22kg，心脏功能也大大好转，每天只需要服用一粒阿司匹林就足够了。

《时代周刊》专门介绍过预防疾病的健康秘诀——行走运动。在文中，专家向人们推荐的最佳运动正是行走。哈佛大学医学院乔恩·梅森博士指出，"有规律的行走无异于魔法师"。他告诫人们，每天坚持 30 分钟的行走可以降低 30%～40% 的慢性疾病的患病率。

行走可以预防和改善多种疾病，《时代周刊》的有关介绍如下。

（1）心脏病

有活力的行走有利于心脏的健康。行走可以锻炼心肌，降低血压、胆固醇含量，以及血液黏稠度，使心肌梗死的发病率降低 50%。

（2）脑卒中

以前，人们对于行走与卒中的关系不甚了解。只是有报道称，活动多的人患脑卒中的可能性较小。大部分研究者认为行走和脑卒中没什么关系，而哈佛大学的公共保健系在研究后发现，每周行走 20 小时以上的人发生脑卒中的概率下降 40%。

（3）肥胖

随着年龄的增长，单靠限制饮食来控制体重变得非常困难。但只要每天高高兴兴地步行 30 分钟以上，不仅可以消耗几百卡的热量，还可以促进新陈代谢，对控制体重很有好处。

行走对于消耗体内脂肪非常有效。但需要注意的是，每天至少要走 30 分钟以上才能看到效果。体内脂肪不是运动开始就燃烧的，而是在活动开始 20 分钟左右才开始消耗的。剧烈运动在脂肪尚未开始燃烧时就已经让人累得不得不停止运动了，因此对于消耗脂肪反而没太大作用。

（4）糖尿病

据 2002 年发表的两组研究结果显示，每天 30 分钟的行走可以预防糖尿病。尤其对于因肥胖和内分泌异常而导致糖尿病的人群更加有效。研究结果还显示，行走的效果比药物治疗好得多。

（5）骨质疏松症

行走对骨密度增加也有好处。进行运动锻炼并适量补钙的 20～30 岁女性，到 70 岁时患骨质疏松症的概率可降低 30%。

（6）关节炎

行走可以强化膝关节周围的肌肉，对于治疗关节炎可起到一定作用。

（7）忧郁症

人们可能都知道快走可以转换心情，那么行走是否会对忧郁症有一定疗效呢？答案是肯定的。与抗忧郁剂相比，虽然短期效果要差一些，但只要坚持行走 10 个月左右，其效果会显著超过抗忧郁剂。

（8）癌症

从已发表的研究结果看，行走对癌症的预防和治疗是有益的。

19. 为什么说行走是强心的有效手段？

众所周知，心脏是人体的要害。人体的一切活动都有赖于心脏，一旦心脏发生病变，生命就会受到威胁。因此，心脏功能的强弱关系到每个人的健康与寿命，而走跑则是强心的有效手段。

经常进行走跑锻炼，对改善心血管系统的功能有着良好的作用。血液循环身体一周，一般人需 21 秒，经常运动的人只需 10～15 秒，剧烈运动时只需 6～8 秒。平静时一般人每分钟的心率为 70～80 次，稍有训练的人为 50～60 次。剧烈运动时，一般人的心率最多达 150 次/分，这时便感到难以适应了；锻炼有素者则可增至 200 次/分左右。这是他们心脏功能强的标志。优秀的长跑运动员的心率安静时可减少到 36～40 次/分。

走跑为什么能增强心脏功能呢？众所周知，心血管系统在人体内担负着运输的重任，即把氧气和养料运送到各组织，再把各组织的代谢产物（二氧化碳和废物）运送到排泄器官。为了适应这一刻不停的繁忙运输工作，心脏必须竭尽全力。经常参加行走或跑步运动能使心脏的功能得到锻炼，不断增强。

心脏的活动与运动（或工作）强度有关，运动强度越大，心脏的活动越强。以一个有两年长跑经验的高中生为例：安静时每分钟心率为54次，心排血量为4563mL，而3000m跑抵达终点时，每分钟的心率为140次，心排血量为18 900mL。由此可以看出，安静与运动时心血管系统活动的差异相当大。这是由于运动时肌肉对热能的需要量远远超过安静状态，而大量氧气和养料的获得，必须依靠心脏加强活动才能实现。经过长期锻炼，心肌收缩蛋白和肌红蛋白的含量增加，心肌中的毛细血管大量新生，心肌变得粗壮有力，因而心脏的体积和重量都有所增加。医学上称这种情况为运动性心肌肥大，也称为"运动员心脏"。

19~20岁经常运动和不经常运动的人，心脏重量和纵横径是不同的。经常运动的人心脏重量约为0.5kg，横径13.5cm，纵径15.3cm；不经常运动的人心脏重量约为0.3kg，横径12.2cm，纵径14.46cm。随着心脏运动性增大，心容量也有所加大，一般人的心容量为765~785mL，而经常运动的人可达1015~1027mL。由于心肌纤维粗壮，心肌收缩力加强，每搏输出量可由锻炼前的50~70mL提高到100mL左右。每搏输出量的增多，不仅使心搏频率减少，而且大幅减轻了心脏的负荷，使心脏得以充分休息。行走锻炼会使人体获得一颗强有力的心脏。

20. 行走为什么能控制血压和防治动脉硬化？

根据世界卫生组织（WHO）的标准，人的血压应该是正常收缩压（高压）小于或等于140mmHg，舒张压（低压）小于或等于90mmHg。当收缩压（高压）大于或等于160mmHg，舒张压（低压）大于或等于95mmHg时，就称为高血压。

高血压与遗传、精神压力、盐分的过量摄取及过度疲劳等因素固然有直接关系，但根本原因是血管内的脂肪堆积，血液流通受阻，在血管内产生了多余的压力。如果一个人患上了高血压，就应该戒烟、酒及咖啡等刺激性食物。香烟含有的尼古丁会使血管收缩，引起血压升高，使心脏的负担增加。

谈到血压，很自然地便会联想到动脉硬化。简单地讲，动脉硬化就是血管内侧脂肪堆积，引起血管弹性降低，收缩压和舒张压的差值变小。随着人们生活水平的提高，可供选择的食物范围不断增大。人类摄取动物性脂肪，诸如鸡肉、猪肉、牛肉及鸭肉等肉类食品的机会增加，加之多吃零食、少运动的习惯，就会很容易造成血管内脂肪堆积。我国家庭轿车日益普及，而且乘坐公共汽车也十分方便，这些条件促使步行的机会大大减少，人通过运动消耗身体内能量的机会也随之减少。结果就会造成人体使用的能量远远低于摄取的能量，多余的脂肪会很容易在血管壁上堆积，血管硬度增加，容易造成动脉硬化。

防治动脉硬化的有效方法是有氧运动，通过运动促进脂肪代谢，减少血管硬化，清除血管内的脂肪。在行走的过程中，由于体温增加，血管增粗，血流自然就会畅通。

21. 行走为什么能防治脑卒中？

脑卒中是一种急性脑血管疾病，一般分为缺血性和出血性两种，俗称"脑中风"。据资料显示，我国每年脑中风发病人数多达 150 万，是严重威胁老年人健康与长寿的疾病。"中风"一词出自我国医学两千年前的经典著作《黄帝内经》，但它不同于《伤寒论》中的"中风"。《伤寒论》中的"中风"是风寒之意，比如感冒、伤风等。由于中风病情变化极快，古人以风相比有告诫后人注意"中风病如疾风般迅速发病"之意，故名"中风"。现代人们延续使用中风，为了区别于《伤寒论》中的"中风"，也常称为"脑中风"。

脑中风是一种较为严重的脑血管系统疾病，一旦发病，致残率和死亡率均较高。动脉粥样硬化是发生脑中风的病理基础，高血压病、糖尿病、高脂血症及有脑中风家族史者，都与脑中风的发病有着密切的关系。

高血压病患者，往往存在动脉粥样硬化，脑部的血管有许多小的动脉瘤，当血压骤然升高时，小动脉瘤破裂出血，形成出血性脑中风，也常称脑出血。

当脑动脉有血栓形成，加之血压突然升高时，则会发生脑梗死，称为缺血性脑中风。世界卫生组织专家提醒："高血压病人如果不能有效地控制血压，可能随时发生脑卒中。"

将血压维持在一个正常的水平，患者需要长时间用药。世界卫生组织专家指出："轻度高血压患者，适应性地参加体育锻炼去控制血压，效果可能更为理想，还可避免药物的诸多不良反应。"

糖尿病、高脂血症等都可能促进动脉粥样硬化，直接或间接导致脑中风。情绪紧张、激动、劳累、暴饮暴食、便秘、严重失眠或嗜睡等，也都可能成为诱发脑中风的因素。

脑中风与季节、气候等也有一定关系。在气温急剧下降、气压变动较大时脑中风发病率增高。因此，糖尿病、高脂血症、高血压病患者，在天气和气候变化时，要更好地安排生活，参加体育锻炼也要小心谨慎，特别注意运动量和运动环境。有运动习惯的人，在天气突变时，应调整和控制运动量，运动后及时更换衣服，避免感冒。

适宜的体育锻炼、心情愉快、情绪平稳、有规律的生活和适当的睡眠，都是预防脑中风发生的有效措施。特别是要养成体育锻炼的良好习惯，还要注意科学地选择体育锻炼项目。应以青少年时代有基础和兴趣的运动项目为首选条件，注意运动环境中空气质量和人员密度。有氧运动应以行走、慢跑、自行车、交谊舞等为宜，控制运动量适中有利于防止脑中风的发生。应经常请医生监测身体状况，聘请有经验的体育指导者调整运动处方内容。

虽然脑中风是一种较严重的脑血管疾病，一旦发病致残率、致亡率都较高，但脑中风发病前多少都有些先兆症状。随着医学的发展，引发脑中风的许多危险因素也已查明，所以预防和预测脑中风发生的可能性越来越大。

对于那些有脑中风家族史、肥胖、高血压病、高脂血症、糖尿病、冠心病及有嗜好烟酒、劳逸不当、长期劳累、精神忧郁、遭受突发事件打击等情况的人，尤其是当高血压病情不稳定时，发生脑中风的可能性较大。

有效预防脑中风则应系统地参加体育锻炼，养成终身运动的良好习惯，不断提高身体素质，增强抗感染和防病能力。要准确预测脑中风发病的时间，可使用脑微波监测仪，进行24小时间隔观察，将连续观察到的数据用微机进行分析，其准确率可达90%以上。

预测脑中风，还可凭借医生丰富的临床经验，但这存在一定的误判。因为发生脑中风的可能性并非是"准确现实性"，而更可能是"因素性向现实性地飞跃"，其间还有许多客观和主观条件，比如高血压不稳定时期，糖尿病治疗不合理，严重不良生活习惯，或遭受强烈的精神刺激等。由于每个人的身体承受力差别很大，仅凭医生经验判断发生脑中风可能性的准确度误差也会较大。

随着电子计算机技术的发展，根据血液流变学中若干变量关系，比如血液黏稠度、血沉、血细胞比容等数据变化，结合个人存在引发脑中风的危险因素，如年龄、体重、家族史、血压、血生化数据等，可预防脑中风的发生。将信息输入计算机，通过比较计算机中已设定的各种导致脑中风发病的危险因素的概率，最后综合判定发生脑中风的危险度，如轻度、中度、重度、加重度等。上述方法，临床称为"脑中风预报"。

脑中风的人有头痛症状，但头痛是由多种复杂疾病引起的，正确认识头痛，防止不必要恐慌，以免增加老年人心理负担。

一般的用脑不适或普通疾病也可能引起头痛，失眠、发热、视力变化等均可出现头痛。人们常说的头痛，通常是大脑外层的脑膜由于受到某种刺激，或大脑以下的头部神经受到影响而出现的。有些头痛确实与脑部疾病有着密切联系，应该引起高度重视。

有些人习惯将暂时性脑缺血发作称为小中风。暂时性脑缺血发作的患者，初期似脑中风，但症状轻微，即使出现偏瘫、失语、偏盲、视力障碍等，也仅持续几分钟或几小时，一般多在 24 小时内完全恢复。对于这种暂时性脑缺血的小中风，应该引起足够的重视。

小中风发生后，虽然在 24 小时内得以恢复，但发生过小中风患者的脑组织也均有微小陈旧梗死病灶。这种病灶表明脑组织经多次短暂缺血、缺氧，而有微小缺血性坏死现象。随着这些微小的梗死病灶逐渐增多，患者可能会出现血管性痴呆。

小中风患者中，约有 35% 的人在 2~6 年可能发生脑梗死。换句话说，"小中风演变成脑中风的可能性极大"。

发生过小中风的患者，千万不可掉以轻心。在医生和体育指导者的帮助下，适度从事有氧运动，改善椎基底动脉供血状况，是避免暂时性脑缺血的最有效措施。经过较系统锻炼后，逐渐加大有氧运动量，进而改善颈动脉系统的供血功能，则可大大降低脑中风的发病率。

22. 行走为什么对糖尿病有辅助治疗和预防作用？

糖尿病是由于人体内的胰岛素分泌减少，摄取的碳水化合物转化成糖分在血液中大量残存引起高血糖。患糖尿病后，一般不会马上危及生命。但是如果患者不注意控制自身的血糖，就会造成诸如心脏病、眼疾、足部坏死等并发症，给患者带来极大的痛苦。糖尿病虽然可以用药物来控制，但更重要的是采用运动疗法。糖尿病的产生与遗传有关，但是其主要原因还是过量摄取食物和运动不足。

正常人空腹血糖水平为 3.9~6.4mmol/L。人在进食后，碳水化合物融入血液中，就会引起血糖升高，但一般最高也不会超过 10 mmol/L。一部分血糖用于支持大脑和肌肉的活动，剩余的部分以血中脂肪的形式在体内储藏起来。

步行锻炼会首先消耗身体内的糖分，减少血中的糖分，使身体保持良好的血脂代谢，从而大幅降低糖尿病的发生率。通过体育锻炼，人体的胰岛素分泌会增加，血糖值也会相应下降。同时，如果辅以适当的肌肉锻炼，可更有效地促使胰岛素分泌，对糖尿病的治疗有极大的促进作用。

23. 步行能防止脚的退化吗？

走、跑、跳、掷等基本动作都离不开足弓，足弓是从刚出生的婴儿到幼儿时期逐渐形成的。

足弓能支撑起全身的重量，可以减少运动对大脑的震荡，因而足弓又称作"天然减震器"。

脚趾起着支撑身体的作用，对于拐弯时达到平衡具有重要意义，这些作用在幼儿时期就逐渐得以形成。

但是，由于过早穿鞋，裸足步行减少，近年来，扁平足和脚趾向内侧弯曲的现象越来越多。

由于扁平足的足弓较小，缺乏弹跳力，所以双脚站立和行走时往往容易疲劳，会感到疼痛及小腿酸胀。严重时，膝关节和腰部也会有不适感。这对扁平足者来说是一件非常痛苦的事。

治疗扁平足和脚趾的异常，首先应穿合脚的鞋，正确地行走。另外，应增加裸足步行的机会。

裸足步行能直接接受土、草的刺激，促进大脑活动，刺激足底的神经反射区，有利于全身的血液循环，对于脚弓的形成也有作用。

近年来，采取"裸足教育"措施的幼儿园和学校逐渐增多。幼儿及成人都想增加裸足步行的机会。

应脱下袜子在家中赤脚走动，或者到附近公园的草坪上赤脚走动，这样一定会收获意想不到的新鲜体验。

24. 行走为什么能强健腿部和腰部？

坚持行走锻炼的人，腿部和腰部会逐渐变得结实有力。这是因为在步行的过程中，大腿和腰部承受着大于体重的重量。这样反复运动，不仅对大腿，而且对背部、腰部、腹部的肌肉都有强化作用。不参加走步锻炼的人，站立二三十分钟就会疲劳，但是经常参加走步锻炼的人，无论是持久站立，还是上楼梯都不会感到疲劳。

25. 行走为什么会使人拥有健美的体魄？

健美的体魄是每个人特别是中青年人所向往的。何为健美，从人体学看，健美往往与适中的身材、匀称的体型、发达的肌肉、端正的五官、美好的肤色有关。真正的女性美，应该是结实、精干、肌肉强健，富有区别于男子的线条美。目前，许多运动医学专家一致认为，长期科学地坚持健身走、跑，可以减少体内多余脂肪，使身材变得匀称、健美。

库珀博士研究表明，坚持走跑锻炼是减肥的良方。健身走跑时，体内游离脂肪酸会作为能源而消耗，因而减少了体内脂肪的贮存。对运动员的调查结果证实，长跑运动员体内脂肪相对体重的百分比在各种项目的运动员中是最低的。美国专家认为，女性最烦恼的过大过粗的臀部和大腿，可因坚持走跑锻炼而改善。因此，走跑健身是众多运动项目中使人身材变得健美、收效最显著的项目之一。

走跑时下肢负荷较大，使下肢的机械压力增强及血液循环得以改善，有利于下肢骨的增长。处在生长阶段的青少年，经常从事健身走跑，有助于身高的增长。另外，在走跑时，心肺活动加强，血液循环加快，这就使得全身各部位骨骼肌肉的血液供应都得到改善，有助于全身各部位匀称发展。

一些青年朋友尤其是女青年，担心走跑会使小腿变粗，这种担心是多余的。只要留心观察一下长跑运动员，就会发现他们的肌肉线条较细长，而不是短粗。国外学者曾对一些奥运会优秀运动员体型进行测量，发现长跑与马拉松运动员大都属于身体细长、肌肉不粗、脂肪较少的身体类型，这在总体上比别的项目运动员更为普遍和突出。由于健身走时肌肉负荷并不太大，这只会使肌肉蛋白质比例增加，肌肉变得结实，体型更健美，而不会使肌肉体积过分增粗。

健身者要想使自己的体型健美，除了行走、跑步外，还要进行一些对上肢锻炼效果更明显的运动，如单双杠、俯卧撑、哑铃、举重、拉力器等练习。这样可使身体发展更为全面，体型更为匀称。因此，行走不仅是增强心肺功能的益友，也是减肥去脂，使体态苗条、体型健美的良方。

26. 行走为什么能减肥和控制体重？

肥胖症困扰着许多人。尽管肥胖与遗传、种族、年龄等因素有关，但是引起肥胖的主要原因还是运动不足和营养过剩。现在有许多杂志和电视节目在传授减肥的方法，除了一些减肥的药物外，便是各种减肥器材。这些电视节目的焦点都集中于如果用了某某仪器，保证就会减肥。但大家留意一下便不难发现，所有的广告和电视节目的共同点是要求持续地使用这些仪器。为什么会强调持续使用呢？其原因很简单：控制体重。换句话说，就是要控制脂肪在体内堆积。减肥并不是一两天就能见效的，必须要持之以恒才能达到效果。也就是说，通过走步锻炼，如果每次运动所消耗的能量大于所摄取的能量，是完全可以控制体重的。

27. 为什么说从消耗脂肪这一点出发，减肥塑身最好的方法就是行走？

韩国的大学生赵洲玄是一位坚持行走运动而成功减肥的代表人物。他通过 6 个月时间的行走运动减掉了 80kg，成为韩国行走减肥运动热潮的发起者。

在行走运动前，他的身高 1.78m，体重 158kg，属于严重肥胖者。他的体重给他的生活带来了诸多不便。而且肥胖使他陷入高血压、脂肪肝、关节炎等各种并发症的痛苦中。

因为腰围超过 50 英寸（1.27m，约 4 尺），高中时代的他都无法自己系鞋带。为此，他试过各种减肥方法，可是因为过于肥胖，连跑步都很困难，所以他一直试图用节食的方法减肥，但各种努力均告失败。后来他选择了对身体负担较小的行走运动并坚持了 6 个月，成功减掉了 80kg。现在他身高 1.82m，体重 78kg，已经回到正常身体状态了。

赵洲玄成功减肥，使人们对行走运动的看法产生了巨大的变化。此前，一提到减肥，人们的脑海里浮现出来的往往是药物治疗、节食、吸脂手术等方式，可是，从这个减肥成功的案例中，人们开始把行走运动作为一个有效的减肥方法。与其他方法相比，行走运动费用低廉，副作用小，因此，备受人们的关注。

行走作为一项运动，丝毫不逊色于其他项目。它不仅能帮助人们减肥，还可以有效预防、治疗许多疾病。当然，也不是说剧烈运动就有害健康。但是如果不是竞技选手，而是普通人，简便易行、危险系数小的行走运动可能更为合适。

与跑步相比，行走对腿和腰的负担要小得多。因为行走不会对膝关节造成冲击，所以不会出现跑步中经常出现的各种腿脚损伤的情况。

美国运动医学会前会长马伊格尔·布鲁克博士关于行走的实验结果表明，只要坚持每周 4 次、每次 40 分钟的专门行走锻炼，其效果就和每周 3 次、每次 30 分钟的跑步相同。从这一点看，行走运动不会引起伤痛，强度低，热量消耗多，这些优点使得它更适合中老年人。

在进一步的比较试验中，人们发现，与 10 分钟跑步相比，行走 30 分钟的运动效果更为突出。特别是在脂肪消耗量方面，跑步为 3.9g，而行走可达到 9.8g。所以，行走对于那些饱受节食减肥煎熬的人来说真是一项再合适不过的运动了。

著名的摔跤选手朴光德为减轻体重，每天练习跑步、举重，但收效甚微。可是他参加行走运动仅 3 周，就成功减掉 2.8kg 体重。不仅如此，体内脂肪减掉 2kg，而且血脂含量也趋于健康标准范围。这有力地说明了跑步与行走的差别。

跑步中最先消耗的是碳水化合物这一最容易分解的能源，而脂肪转化较为困难。也就是说，因为碳水化合物的消耗，人体感到很疲乏，但脂肪却只被消耗了很少的一部分。

与之相比，行走运动开始 15~30 分钟也主要消耗的是碳水化合物。可是，此后随着运动时间的持续，在碳水化合物消耗率逐渐下降的同时，脂肪消耗率迅速上升。也就是说，当行走和跑步消耗的热量相同的情况下，行走可以消耗大量的体内脂肪，而跑步消耗的脂肪很少。

肥胖的人为了减肥去跑步的话，因为只会消耗碳水化合物而很难达到目的。从消耗脂肪这一点出发，最好的方法就是行走。这也是专家推荐的。

28. 为什么说走路可以使人消除疲劳？

消除疲劳最有效的方法是什么呢？好好地睡一觉，终日待在家中，什么也不做吗？不，答案是要活动。为了使疲惫的肌肉复原，最有效的方法是使用不疲劳的肌肉。

如果有假期和家人一起外出，在游玩中进行消除疲劳的走路，一边享受森林浴，一边步行。假期外出不要独自开车，可以搭巴士或火车。提早数站下车，然后一起走到目的地。平常没有机会聊天的家人可以趁此机会多聊聊天，也是很好的有氧步行锻炼。

目的地最好是选择森林公园或其他绿意盎然的地方。有氧步行的目的是吸收大量的氧气，因此在空气新鲜的森林中走路最为理想。上坡时缩小步伐慢慢地走，下坡时则快速地走。在人迹罕见的森林深处，也许可以看到一些罕见的鸟。为了看清鸟，或许会弯腰，或是蹑手蹑脚地走路。这些动作可以刺激平常不使用的肌肉，一定要多尝试，从而更加深刻地感受大自然的美。

29. 行走为什么能使人消除困倦？

当人在困倦的时候，往往会情不自禁地打哈欠。其实从神经学的角度来讲，打哈欠是刺激大脑苏醒的信号。这个信号来自肌肉的收缩和舒张。因此，打哈欠与肌肉和大脑有着密切的关系。打哈欠是脸部的小肌肉群短时间收缩造成的。如果大肌肉群收缩和舒张的话，就会对大脑产生"觉醒"刺激。当你因为长时间地坐在电脑前、长时间地看书学习而产生困倦的时候，就应该站起来走一走，这样会对大脑产生很好的刺激，是一种解除困倦的有效方法。

30. 行走为什么能避免近视和解除眼睛疲劳？

近视眼除了先天遗传因素外，大部分还是后天所致，其原因就是眼睛过度疲劳，没有得到很好的休息。尤其在当今社会，计算机的普及、中小学功课繁重等都在使人们过度使用眼睛。如果长时间坐在计算机前，会感到眼睛疲劳，这时如果能到户外走上几十分钟，不仅能使大脑得到休息，而且眼睛也会得到休息。如果能在绿地上走一走，眼睛看着绿色，能使眼睛得到休息，就会大大降低近视概率。

31. 行走为什么能增强呼吸系统的机能？

经常参加行走锻炼的人的心脏不易产生疲劳，身体反而会更有效地摄取氧气。这是因为经常参加行走锻炼的人的有氧代谢能力（最大吸氧量）要比同年龄的不参加行走锻炼的人高 20%~40%。例如，25 岁男性的平均最大吸氧量为 45mL/kg。如果不参加运动，每年就会大约降低 1% 的最大吸氧量。这样到了 35 岁就会减少 10% 的最大吸氧量。

呼吸系统的机能一旦增强，就会有很强的能力抵御呼吸道疾病，诸如感冒及肺炎等疾病的侵袭。2003 年，"非典"在中国肆虐，激发了全民健身和增加抵抗力的体育锻炼的主动意识。"非典"不仅侵害肺部，而且会引起其他器官的病变。其他器官病变就是因为功能下降。因此，在平时多参加走步锻炼，不仅可以增强呼吸系统的功能，而且可以预防其他的疾病。

32. 行走为什么能预防骨质疏松症？

骨质疏松症随着年龄的增长，呈增加的趋势。主要表现在骨结构变得稀疏、骨的重量减轻、骨的脆性加强，很容易发生骨折。尤其女性在绝经以后，受荷尔蒙的影响，更容易患上骨质疏松症。骨质疏松症的发病因素中，诸如年龄、遗传、种族等因素是无法控制的，但是有些因素是可以控制的。走步锻炼便是一个有效控制骨质疏松症的方法。很多人可能已经知道骨质疏松症要增加骨密度，首先就要补钙，但是，仅补充钙是不够的。人体单纯补钙，不和太阳光紫外线接触，不进行体育锻炼的话，身体内的钙是很难转化成骨质的。因此，应该坚持进行户外运动，积极地促使身体和大自然接触，增强肌肉的收缩与舒张，促使摄取的钙质在体内迅速有效地转化成骨质。

33. 行走为什么能有效缓解更年期综合征？

女性在45~50岁时月经会逐渐停止，内分泌腺功能低下，自主神经功能发生障碍，就会引起更年期综合征。虽然更年期症状有很大的个人差异，但是主要表现为心跳加快、头痛、高血压、精神不安等。

由于走步锻炼对大脑有刺激作用，并且会促使荷尔蒙产生，所以如果在月经停止以前进行行走步锻炼，就可以有效地缓解更年期综合征。此外，走步作为一种休闲活动，不仅可调整荷尔蒙分泌，而且可缓解人们平时工作和生活上的压力，使女性保持一个良好的精神面貌。

34. 行走为什么能提高免疫力，延缓衰老？

延年益寿是人类长久以来的愿望，人们普遍向往健康长寿，青春常驻。千百年来，人们一直在坚持不懈地苦苦探索着健康长寿的奥秘，因为人们清楚地认识到长寿是有益于人类的。人们有充沛的精力和更长的工作时间，把丰富的知识经验、技术技能贡献给国家、奉献给社会，这将是极其可贵的。但是，正当一些精英才子和有识之士能更多地为社会作贡献时，人却衰老了。因此，衰老问题是一个影响人类社会进步的严峻社会现实。

当然，生、老、病、死作为自然规律，谁也无法抗拒。为了缓解衰老问题，专家们对于衰老发生的机制曾经提出许多假说，但迄今为止种种学说没有一个能独立、圆满地阐明衰老发生的根本原因。近年来，一个引人注目的领域"衰老与免疫"正在出现。在研究过程中人们发现，除了经典的免疫防御作用外，机体免疫系统还具有监视和杀伤体内出现的癌变细胞及清除体内衰老死亡细胞的功能，即所谓免疫监视和免疫自稳作用。因此，"衰老与免疫"是近年来非常活跃的领域。已有的研究结果表明，衰老是因为免疫力降低，胸腺是人的"寿命之钟"。研究人员发现，把只有3~4个月龄的小鼠胸腺切除，小鼠马上就会变得老态龙钟，寿命从原来的3年缩短到6个月。由此可见，胸腺与寿命的长短是密切相关的。

胸腺是具有免疫功能的组织之一，被认为是中枢免疫器官，它是被称作免疫活性细胞之一的T细胞的培训站，血液中淋巴细胞经过胸腺的训练，就可以成为抗癌的勇士和杀菌的先锋，并且被授予T细胞的称号。这种T细胞越多，免疫功能就越好，人就不易生病和衰老。因此，胸腺的变化引起T细胞的变化。随着年龄的增长，动物和人的T细胞功能往往下降，数量也会减少。那么T细胞的减少最终对衰老构成什么影响呢？T细胞的减少，尤其值得注意的是T细胞家族之一的抑制性T细胞，它能抑制分泌抗体的B细胞，它的减少可能促使B细胞摆脱T细胞的控制，肆无忌惮地分泌出大量自身抗体，造成自身免疫性疾病。临床上常可见到一些上了年纪的人易患诸如系统性红斑狼疮、慢性类风湿性关节炎及多发性动脉炎等自身免疫病，多半是出于这种原因。

体内免疫细胞大家族中的其他一些细胞的变动，也可使机体失去平衡，比如有一类专门杀伤癌细胞的NK细胞，在机体衰老时也往往出现功能下降和数量的改变。60岁以上的老人发生肿瘤的机会显著增多，往往就是因为NK细胞变化造成的。近年来，研究人员还发现免疫细胞具有感觉功能，能感知机体感觉系统所无法感知的诸如病原体的侵入和肿瘤的发生等一些危及生命的有害刺激，衰老时免疫细胞的减少势必影响机体对这些有害刺激的感知，从而加速衰老的发生和发展。因此，有些学者提出了免疫衰老假说，即免疫功能的逐渐下降，比如胸腺的萎缩、T细胞和NK细胞的损耗，促进了正常机体老化。

经研究观察证实，运动能够推迟机体免疫系统的衰老，并且在一定程度上能逆转免疫系统的机能衰退。有人曾做过实验，一组年龄为65~75岁的老年人以50%最大摄氧量的运动强度（大约运动时最高心率为130次/分）持续跑步45分钟，即可明显提高外周血中T细胞、NK细胞及由B细胞分泌产生的抗体水平，并持续到运动后6小时左右。如果能长期坚持这种强度的运动锻炼，6周左右安静状态下外周血NK细胞和T细胞分别较锻炼前增加33%和

57%。锻炼持续到 15 周左右，血清抗体水平也发生了改变，可较锻炼前提高约 20%。在动物身上也有过类似的发现，让大鼠从 18 月龄开始进行运动训练：一组是让动物做每日 1 次的温和的低强度跑台训练；另一组是做每日 2 次的大强度疲劳性训练，经过为期 3 个月的训练后，前者 T 细胞、NK 细胞、血清抗体水平及 NK 细胞的功能与同龄对照组相比均有明显改善，免疫器官重量——胸腺指数和脾脏指数也较对照组大鼠高。然而，后者的各种免疫指标不但未见改善反而出现相反的变化。仔细分析刚才介绍的两个实验，我们可以得出，适量强度与时间，并能持之以恒的走步或跑步锻炼，可以改善机体免疫系统功能，推迟免疫器官的老化，而过大强度运动量的跑步会抑制免疫系统的机能。因此，在走跑健身时，要达到延缓衰老、延长寿命的目的，就要把握适宜的运动强度和时间，把行走看作一种娱乐活动，而不能把它当作一种负担。唯有如此，才有可能对人的健康和长寿产生潜在效果。相信随着全民健身计划在我国广泛推行，不久的将来会出现"人生五十始，七十正当年"一派民族健康新景象。

35. 行走为什么能预防老年痴呆症？

老年痴呆症是老年人的常见病和多发病，主要是因为脑细胞减少和脑组织萎缩。老年痴呆症是一种慢性、全面性精神功能紊乱疾病，以缓慢出现智能减退为主，并包括记忆、思维、理解等能力减退。通过走步锻炼，合理地应用股四头肌，对大脑进行刺激，加速血液流动，不断地向大脑供应氧气和营养素，延缓脑组织的萎缩，就会有效地防治老年痴呆症。

36. 行走为什么能预防结肠癌？

经美国和欧洲科学家的大量研究表明，行走锻炼可以有效地降低结肠癌的发生率。其根据在于走跑锻炼能促进肠胃活动，会大大降低致癌物质在肠中的停留时间，减少致癌物质对肠道的危害。结肠癌的发生还与不经常运动和高能量摄取有直接的关系。因此，经常走跑锻炼，可以使身体得到运动，从而消耗身体的能量。这些因素都可以降低结肠癌发生的概率。

37. 行走为什么对吸烟有抑制作用？

吸烟对人体的危害是众所周知的。戒烟的方法有很多，比如吃戒烟糖、喝戒烟茶等，但是有很多人并不知晓走步锻炼对吸烟有很强的抑制作用。走步锻炼不仅是一种很好的健身方式，而且是一种很好的休闲方式。走步爱好者一般都有个良好的生活方式，早睡早起，对饮食也会提高要求。当人们有了一个健康、愉快的休闲活动方式后，就会很自然地把酗酒、通宵打麻将、抽烟等不利于健康的业余活动忘掉。

从另一个角度来看，吸烟起着缓解精神压力和疲劳的作用。在生活中，吸烟者常常会在饭后、工作之余或疲劳的时候，抽支烟放松一下。大多数疲劳是跟大脑疲劳有直接关系的。其实如果不抽烟，在疲劳的时候，到户外散步几十分钟，同样会有效地减轻或消除精神上的疲劳，从而有益健康，久而久之，就会把烟完全戒掉。

38. 为什么说适当变化行走姿势既可治病又可健身？

很多中老年朋友很喜欢散步，把走路当作最主要的锻炼方式。研究表明，走路确实具有提高机体代谢率、缓解神经紧张、防治神经官能症、消除抑郁情绪等作用。而如果能适当变化走路姿势，则既可治病又可健身，更能起到意想不到的效果。

（1）扭着走治便秘

这是一种在行走、慢跑、爬楼的过程中，加大腰部和胯部运动幅度的锻炼方法，让身体在行走中有节奏地扭动起来，就像模特儿走"猫步"。腰部的扭转，相当于"按摩"心、肝、胃、肠等内脏器官，可加强内脏特别是肠胃蠕动，促进营养吸收和废物排出，可有效地预防很多疾病，还能促进排便、防止便秘，对于减少直肠癌的发生也会起到一定作用。

（2）高抬腿走治疝气

走路时，放慢脚步，尽量将腿抬高。为保持平衡，手臂也相应抬高。抬腿的时候要相应收腹，抬腿的高度应使大腿与腹部夹角尽可能接近90°。左右腿交换慢走，每次20步，每天2次。高抬腿走能增加腿部肌肉群，以及腰、腹部肌肉的运动，特别是能加强腹斜肌的强度和弹性，坚持锻炼有助于防止大腹便便，保持健康的状态，同时对防治疝气有一定的作用。

（3）弹力走治脚垫

脚尖着地，脚跟触地立即抬起，换另一只脚尖走，脚后跟点地而不全力着地。脚底肌肉不仅起到支撑脚弓的作用，脚部的血管也必须依靠脚底健康的肌肉来保持良好的状态。如果长时间缺乏脚部锻炼，容易使脚底的肌肉退化，长出脚垫。弹力走时脚部用力，会使肌肉保持活力。长时间弹力走，不仅可以减轻脚垫，而且可以降低脚踝骨折的概率。

（4）爬着走防治下肢静脉曲张

爬行运动有利于下肢血液返回心脏，可有效防治下肢静脉曲张、腰肌劳损和脊椎病，还能增强腹肌和骨盆肌肉的力量。爬行锻炼时要选择较平的地方，地面应清洁无异物。爬行要循序渐进，由短到长，由慢到快。饭前饭后不宜爬行，患有严重心脑血管病、高血压者不要爬行。

（5）高举手走治颈椎病

走路时，两手侧平举到表针中的 10 点 10 分位置上。高举手走路可以锻炼颈部的肌肉，缓解颈椎疼痛，每天应坚持 3~5 分钟。

（6）倒走治腰疼

倒走时全身放松，身体直立，膝盖不要弯曲，步子均匀而缓慢，双手握拳，轻松地向前后摆动，挺胸并有规律地呼吸。每天坚持 200~400 步。倒走是一种逆受损机制，可刺激不常活动的肌肉，促进血液循环，对防治脑萎缩及腰腿疼都有疗效。

第四章

利用行走进行科学减肥

1. 步行运动为什么有利于减肥？

美国的运动生理学家鲍尔勒研究小组在比较了跑步、骑自行车、行走和什么都不做4种情况后指出，在减少体内脂肪方面，行走是最有效的。实验中，4种情况均为每周3天，每天1次30分钟，这样坚持20周，科学家们发现，行走可以减轻体重1.5%，减少体内脂肪13.4%；跑步也可以减轻体重1.5%，但体内脂肪只减少6.0%。

体内脂肪是由许多脂肪细胞构成的。脂肪细胞数增多或变大，脂肪随之增加，这种状态就是肥胖。因此，对于减肥而言，减少体内脂肪是最关键的。

为了达到减肥的效果，应多使用红肌。人的肌肉可分为红肌和白肌。其中，红肌的运动可以带动更多脂肪燃烧。红肌在缓慢的运动中，特别是有氧运动中才被使用，在100m跑这样需要瞬间爆发力的运动中是用不到的。另外，在使用红肌的有氧运动中最具代表性的就是行走。也就是说，分解脂肪最有效的运动是使用红肌的行走。

行走运动不仅可以燃烧脂肪，还可以锻炼肌肉。最重要的是，一旦减肥成功，通过有规律地行走锻炼，可防止反弹。

当脂肪堆积于内脏周边时，不同于皮下的脂肪，无论怎么节食减肥都很难见效。这种情况下使用红肌的行走是最好的办法了。行走是在保证正常饮食的同时进行减肥的，所以既能锻炼肌肉，又可以最大限度地避免一般减肥所带来的副作用。

2. 怎样利用步行运动科学减肥？

运动时，体内的热量源会燃烧，制造出热量而使身体活动，称为代谢。

热量源有两种，一种是糖类，另一种是脂肪。

现在，我们以单位时间来探讨这两种热量源的效率。首先是糖类燃烧时，一次会产生较高的热量，但是量并不是非常多。脂肪一次不会产生较高的热量，但是量会比较多。换言之，利用瞬间运动能力进行的短距离跑或跳高等所用的热量是糖类，但是像步行或马拉松等，脂肪是热量源。

燃烧脂肪当作热量来使用时，需要许多氧。像步行等较弱的运动，在刚运动后，糖类会当作热量源被消耗掉。为了使脂肪燃烧，至少要持续运动10分钟以上。

此外，运动应慢慢地开始。如果一开始就拼命地往前跑，只有糖类会大量燃烧掉，脂肪并不容易燃烧，身体反而会疲累。当身体的糖类减少时，会觉得肚子饿，这也是吃得很多的原因，无法达到减肥效果。

有氧步行是一边把氧吸入体内，一边进行有氧运动，所以能够把大量的氧摄取到体内。

慢慢地花较长时间持续运动时，身体内的脂肪就会燃烧，所以走得越多越好。能够消耗多余的脂肪，减少皮下脂肪或附着于内脏的脂肪，就能够消除肥胖了。

利用健康步行的方式快步走，会达到何种瘦身效果呢？

以体重50kg、20岁女性为对象进行实验，调查用不同的速度走路时，1分钟所消耗的热量，每分钟约前进50m的"散步"，消耗热量为10.8焦耳。速度达到70m的"普通步"，则是11.1焦耳。达到90m的"快步"会消耗掉15.9焦耳的热量，依步行速度的不同，消耗掉的热量会产生很大的差异。

持续步行30分钟所消耗掉的热量约为586.0焦耳，此数值和每分钟以120m跑20分钟的慢跑大致相同。不过与慢跑相比，不必担心损伤膝、腰。走步是容易进行的健康步行法，是能够达到瘦身效果的有氧运动。

人和动物即使什么也不做，也需要最低限度的热量，称为基础代谢热量。胖人的基础代谢量非常少，甚至不到4186焦耳。换言之，摄取相同的饮食时，瘦人当成基础代谢消耗掉的热量会成为肥胖者的脂肪而贮存起来。

步行具有增加基础代谢量的效果。持续步行使血液循环顺畅，血液送达身体各个部位，所有的细胞都会消耗热量，因此能增加基础代谢量。

实验证明，只要持续步行，即使不做激烈运动，不限制饮食，也能自然消耗1255.7焦耳的热量。

步行时，运动中的体温还会升高至38℃以上，起到降低体内脂肪合成酵素的作用，创造一个不容易形成脂肪的体质。

3. 选择什么样的步行速度减肥塑身效果好？

几年前，长距离慢速走步作为一项减肥运动风靡一时。它为什么能够流行起来呢？因为一些研究表明并建议，以舒缓的速度走路能使身体燃烧更多的脂肪。对于那些十分关注体重的人来说，步行减肥的精髓就是"减慢速度"，走得快意味着将会消耗更多的碳水化合物而不是脂肪。

首先，这个忠告似乎违背了逻辑。毕竟，大多数人都坚信运动强度越大，消耗的卡路里就越多，从而能燃烧更多的脂肪。然而，这个全新的健康理念则意味着我们再也不用为了减肥而运动得汗流浃背，轻松缓慢走路将彻底解决这些问题。

事实上，只要你在运动中消耗的卡路里多于你从食物中摄取的，通过长期的运动，你必将减掉多余的脂肪和体重。所以，运动速度的快慢并不是问题的关键，无论你以何种速度运动，你都会消耗一定量的卡路里。

（1）有的时候，速度越快越好

当然不是每个人都必须以相同的速度运动。你可能知道这样的人，他们减肥的速度就像鸭子把水从羽毛上抖落一样快，他们多年来从不锻炼，但是，一旦开始运动，多余的脂肪就会迅速减掉。另一些人（可能你也是其中之一）已经严谨地进行了多年的锻炼。虽然他们身材略显苗条，但是体重却依然如故。很显然，如果这些人想减肥，他们就需要尝试一些截然不同的方法，但这并不意味着让他们降低速度。

那么，至少有一项研究似乎能够挑战长距离慢步走理论。西弗吉尼亚大学的研究员们在摩根市征召了两组志愿者，一组以高强度锻炼，另一组以平缓的速率锻炼。两组运动时间相同，并且均没有任何饮食方面的约束。

通过这项为期11周的研究，高强度锻炼的志愿者们减掉了多余的脂肪，并提高了心血管功能，而以平缓速率锻炼的志愿者们却毫无收获。有趣的是，前者表示他们开始自动地减少了饱和脂肪的摄入，而相应地增加了碳水化合物的摄入。显然，他们的身体很自然地提高了对高效能量的需求。

这些是不是就意味着如果想减肥，就应该以高强度，即达到你最快心率的80%~90%锻炼呢？"这种高强度的锻炼确实有一些优点"，此项研究的组织者兰德尔·比恩指出，"但是，它从某种意义上说也是毫无优点可言，比如你不喜欢快步走，这样做将影响你的锻炼。除此之外，对于那些患有心脏病、糖尿病或者哮喘的人来说，高强度的运动并不是安全之举。"

另一个值得注意的是，这项研究持续了 11 周，在这个相对较短的时间内，只通过锻炼就减少了体重。因此，在长期的实践中，两组志愿者不用改变饮食习惯，就能达到减肥的效果。

（2）关于缓慢走路的说明

在长期的运动中，虽然快步走和长距离慢步走在消耗卡路里和燃烧脂肪方面有同样的效果，但是长距离慢步走还具备其他一些优点。例如，也许你会觉得大汗淋漓、心跳加剧的运动应该留给专业运动员，或者可能你的身体条件不适合快速走路锻炼，或者你是那种宁愿缓步走 5 英里（约为 8km）也不愿快步环绕街区 1 周的人。

所有这些都是选择长距离慢步走的极为合理的理由。你要记住的是，减慢速度、延长距离，这样你就可以燃烧与快步走相同的卡路里。这非常有意义，不是吗？

这些年来，提倡长距离慢走路的健康专家罗伯·斯维特高曾经撰写了多本关于走路运动的专著。他还为一些学校制订走路锻炼的课程表。这些能帮助老师们实施教学计划，以鼓励学生们积极地了解他们身体构造，并通过走路探索这个世界。

斯维特高之所以成为一位走路健康专家，完全是因为他的走路经历。事实上，他曾经 7 次徒步走遍美国，每次远足历时一整年。在这一年中，他的足迹遍布了美国 50 个州，行程路线长达 11 208 英里（约为 18 037km）。

凭借将近 20 年的走路经验，斯维特高认为，舒缓的步伐对于任何年龄段的人都是最好的选择。"我坚信人体是一部适合以每小时 3.5 英里（约为 5.6km）的速度走路的机器，"他说，"对大多数人来说，即使从每小时 4 英里（约为 6.4km）减到 3.5 英里（约为 5.6km）也是有好处的。我曾以这两种速度环绕美国，比较发现，慢速走路带来的疲惫感要少得多。就我个人来说，我更喜欢毫无痛苦的慢速走路。"

斯维特高认为走路运动目的是保持身体的健康，所以应该尽可能地享受这种生活。你不需要费很大力气就能取得同样喜人的成绩。"在成千上万的参加我的健身讲座的人当中，那些被希望和苦痛缠绕的人们几乎总是迫使他们自己不断加快步伐，"他说，"不要误解我的意思，我自己也时常做一些比较剧烈的运动。但是在这些运动中，如拄着手杖攀爬陡峭的山坡，或者穿上雪鞋攀登邻近的雪山。"

那么以减肥为目的的走路又如何呢？斯维特高仍然认为距离比速度更重要。依照他的观点，你走的距离越长，消耗的卡路里就越多。"如果你把每英里的速度从 17 分钟缩减到 15 分钟，你每英里将多消耗 9% 卡路里。这就是我让人们以他们最适宜的速度走路，而不用担心自己是否走得足够快的原因。"

最后，选择快速走路还是长距离慢速走路取决于你的身体状况和个人喜好，做你认为适合的运动就可以了。如果你的目的是减肥，就要知道无须快走，慢速、稳定地走路，效果同样显著。

4. 为什么说想减肥就要多走路呢？

英国研究运动的人士指出，就散步减肥而言，每天做一次长距离步行给你带来的好处将远远超过每隔几小时逛一次商场。坎特伯雷大学体育学院体育与运动科学系的史蒂夫·伯德及其同事通过让 56 位电视迷参加为期 18 周的日常步行锻炼后得到了这个结论。他们发现，距离较长的步行使血液脂肪的成分发生最有益于健康的变化，但任何距离的步行都可以促进心脏健康。

伯德说："步行能使人的心脏年轻 10 年。"他把这些不常参加锻炼的人分成 3 组："长距离步行者"每天步行 20~40 分钟；"中距离步行者"每天步行两次，共 10~15 分钟；"短距离步行者"每天步行 3 次，共 5~10 分钟。对照组与平时一样待在家里。伯德分别在实验开始时和 18 周后对每个小组的健康状况进行检查。他发现，根据血液中测定的脂肪变化情况，"长距离步行者"的身体最为健康。

5. 科学行走健身能否降低内脏脂肪？

最近一些研究表明，产生皮下脂肪和内脏脂肪的遗传基因是不同的，并发现脂肪细胞具有多种分泌功能，目前还在进一步对脂肪的遗传基因进行分析研究。

美国耶鲁大学开展了步行对降低内脏脂肪有效性的观察研究，通过对 173 名绝经后女性的研究分析证明步行对降低内脏脂肪是有效的。这些研究表明，内脏脂肪与动脉硬化的产生有着密切的关系，通过运动可以较容易达到减少内脏脂肪的目的。

现在一般使用的体脂肪测量计很难准确测定内脏脂肪含量，医学上正在逐渐采用腹部 CT 断层扫描技术进行内脏脂肪的测量。

6. 步行锻炼减肥时，要注意哪些问题？

步行锻炼能够减肥，原因很简单，主要是步行锻炼能消耗大量的体内热能，而热能是导致增肥的主要因素。适当进行有氧步行锻炼，可使能量消耗比正常提高 10 倍左右。在运动之后，人体会继续保持高代谢率，同时食欲也会有所下降。这样，在消耗热能和降低食欲的双重因素作用下，减肥势必会获得成效。

步行减肥时，要注意运动强度和运动时间这两个问题。

（1）要注意保持一定的运动强度

有数据表明，一天坚持中速步行半个小时，可以多消耗 300kcal 左右的热能，这样推算，一年即可减掉脂肪 15kg。长时间有规律地进行有氧步行锻炼还可以促进人体新陈代谢，改善心血管状况。步行时间的长短直接影响减肥的最终效果。步行 1h 和步行 0.5h 比较，坚持 1h 的人，减肥更有效果。当然，这种强度应该适可而止，不合理地增加步行锻炼强度，反而会对健康造成损害。运动强度应与自己的身体状况相适应。

（2）要合理掌握步行减肥的时间

调查研究表明，在晚餐前进行有氧步行锻炼，减肥效果最好。这主要是因为运动在一定程度上会导致食欲下降，步行 1h 之后，人的食欲势必降低，这样晚餐摄入较少的食物，也就不容易长胖。此外，晚间的新陈代谢最弱，坚持在晚餐前步行锻炼，会加强机体的新陈代谢水平，同时消耗更多的热能，脂肪也就不容易产生了。

由此看来，有氧步行锻炼既能大量消耗能量，又能降低食欲，兼具了运动减肥和节食减肥双重功效，不失为一种经济实惠的减肥方法。

7. 减肥等于健身吗？

有很多人，尤其是女性认为减肥就是健身，其实这是对减肥和健身的误解。

健身的主要目的是增强体质，提高机体免疫力。而只有在科学锻炼和指导的前提下，减肥才可称为健身。但如果是强制或没有科学道理的减肥，那就背离了健身的目的。真正属于健身的减脂并不一定在于减轻体重，而是通过有氧锻炼除掉多余的皮下脂肪，调节肌肉密度，增加肌肤弹性，使身体匀称美观，然后自然过渡到塑形这一步，调节身体各部分的围度，使躯体更具美感。

8. 步行锻炼能使"弥勒佛腰"变瘦吗？

大腹便便、一脸灿烂的弥勒佛大家都不陌生。看到他的大肚子，会使人联想到富有、快乐。更是有很多人认为肚子太小，显得没有油水。事实上，正常人肚子越大，造成的健康危害也越大。如果你的 BMI 值和腰围都超过了正常范围，就应该考虑参加走步锻炼了，通过走步锻炼能减轻患病率。

9. 在办公室练习满脚走和利用上下班甩手大步走能达到塑身减肥目的吗？

（1）在办公室练习满脚走

练习走路不是用两腿的力量，而是先把重心放在小腿，再练习"满脚"走和沿着直线走，走路才会沉稳而不轻浮。

所谓"满脚"并不是脚尖着地，而是整个脚掌落地，以脚尖前伸出发，加上用小腹的力量，让腿部出力减弱，用力在小腹，自然会挺胸，整个人会变得轻盈。这是在办公室，你每天可以采用的方法。

（2）利用上下班甩手大步走

上下班也是塑身减肥的大好时机，每天有两趟上下班的时间，不拿来塑身太浪费。别在乎有没有人看，这并不重要。

希望大家都要学的走路方式是"甩手大步走"，好处在于可以瘦腰、瘦背、瘦臀，让手臂没有赘肉，这也是最好的全身运动。首先是收腹、抬头、挺胸、缩臀，步履尽量跨大，手要大幅甩动，做最大的运动，像阅步的女兵走路那样，只是腿不必踢正步。散步也可利用此方法，如果甩手不挺胸，则像面条，软绵绵的，甩手又挺胸自然会神气。

10. 走步锻炼已有一年多了，为什么体重还是降不下来呢？

这个问题普遍存在于走步爱好者当中，主要有两个原因影响着体重的变化。

（1）忽略了持续锻炼的要点

持续锻炼并不是指经常或每天参加体育锻炼，而是指每次运动的时候，在没有停顿和间歇的情况下，持续运动。人只有持续运动 20 分钟以上，人体内脂肪才开始工作，才会"燃烧"。有很多走步爱好者每次持续锻炼 15 分钟左右，或是走走停停，这样起不到脂肪燃烧的作用，所以很有可能造成体重无法减轻。打篮球也是这样，有很多人经常打篮球，而且每次都是大汗淋漓，但体重就是不减轻。就是因为打篮球有很多乐趣，但总是打打停停，没有使身体处于持续运动的状态，所以也就起不到减肥的作用。

（2）体内脂肪的变化

有很多走步爱好者说自己每周 3 次参加训练，每次持续运动时间也在 25 分钟以上，但是自己的体重还是没有减轻。这是为什么呢? 人体是由脂肪部分和非脂肪部分组成。走步锻炼可以使体内脂肪量减少，非脂肪部分增加，这也是一个体重没有变化的原因。

第五章

CHAPTER 05

行走的技术动作要领

1. 为什么掌握正确的行走技术动作是很重要的？

你是否有意识地仔细观察过自己的行走动作？请回忆一下，走路时是否有甩臂动作，步幅是否够大，腰背是否挺拔，这都是基本的动作要求。另外，迈步时盆骨是否转动？腹部肌肉是否有紧张收腹动作？甩臂肩胛骨是否一起活动？是否注意身体的重心在哪里？迈步踢腿时动作是否充分到位？

要想将使自己的行走技术动作运用自如，就要每天努力体验和感觉自己的每一个动作，边走动边体会，争取达到像运动员、舞蹈演员训练时那样的水平。

尽管这样，也不一定能很好地、全面地掌握动作要领，重要的是培养有意识地感觉体会自己的动作特征。因此，要把这些作为基础，正确掌握动作要领。

2. 行走的动作周期与动作结构有何特点？

行走是一个周期动作，由 1 个复步组成，1 个复步由 2 个单步组成，每一次双脚支撑形成 1 个单步而没有腾空。

复步的动作，以右腿支撑、左腿起步为例进行说明。第 1 步：右腿支撑，左腿前摆，右脚离地前左脚着地，形成双脚支撑。第 2 步：左腿支撑，右腿前摆，左脚离地前右脚着地，再次形成双脚支撑。

就一条腿而言，原来的摆动腿转为支撑腿在身体前方着地为前支撑，当身体重心垂线移至支撑腿时为垂直支撑，当身体重心垂线移过支撑腿时为后支撑。支撑腿转为摆动腿向前摆动时，其脚摆至支撑脚时为后摆，摆过支撑脚时为前摆。由此可见，一个复步的支撑腿分为 2 个阶段：前支撑阶段和后支撑阶段。一个复步的摆动腿也分为 2 个阶段：后摆阶段和前摆阶段，其中以垂直支撑瞬间为界。

走步时，身体重心不仅上下起伏，而且左右摆动，幅度一般是 1~3cm。每个人走步的姿势虽有差别，但走步的动作结构是基本一致的。走步的动作结构分为：支撑体重、前移上体、蹬地、维持平衡、上举身体和向前摆腿等阶段。

3. 从走路的动作和机能来分析行走过程是由哪 6 项功能构成的？

第一，支撑全身的重量。如果脚不能支撑体重，就无法做出走路的动作。

第二，保持上身平稳。前脚的脚跟着地，整个脚板踩在地面，到伸直的前脚脚踝弯曲为止，起到牢牢支撑体重的功能，能够使腰及以上的部分稳定。如果无法发挥这种功能，则上身会朝前后左右摇晃。整个身体的摇晃，形成不良的走路姿势。

第三，踏地。后脚的脚跟离地，用脚尖踩地的力量到达最大限度之前的动作，后脚的脚尖越用力踩地面，则脚往前踏出的力量也越强，步幅越大。

第四，维持平衡。到后脚的脚尖离地之前，要保持平衡。在这段时间如果不能保持身体的平衡，就无法好好地走路。

第五，脚的上抬。后脚的脚尖离开地面，成为前脚，朝向前方移动，踏出期间的功能，称为脚的上抬。这时膝深弯曲，同时原本一直置于后脚的体重会移至相反脚。

第六，脚的踏出，直到往前移动的脚伸直为止。这时，成为前脚而移动的足膝会完全伸直。脚跟会到达地面，再次回到第一功能。

这 6 项功能并非个别的动作，只有顺畅协调的动作，才能形成正确的走路姿势。

4. 行走的动作要领是什么？

（1）手臂的摆动方式

手臂好像两个钟摆平行摆荡，轻快地从肩膀开始摆动。这时要注意肩膀不要过度用力。手臂的摆动好像拳头快要碰到下巴，要朝向身体内侧摆动。

（2）步幅

与平常走路相比，行走锻炼要大跨步地前进，拉大步幅的秘诀在于脚踝。脚向前伸出时，好像用脚踝在踢球。脚踝后仰，比平常宽 1 个足幅，膝伸直着地。

（3）速度

走路的速度应比平常快一些。1 分钟前进 90m 为大致的目标。两根电线杆之间的距离为 30m，因此以 1 分钟通过 3 根电线杆为步行的目标。

有氧步行最重要的是以不可停止的步态来走路。刚开始走路时最初的 5 分钟，要以比较缓慢的速度前进，慢慢地提升速度。开始走了 10 分钟后，再以目标的速度行走。

（4）呼吸法

用口与鼻呼吸，大力吐气。吐气较大时，自然吸气也较大，就能够把许多氧吸入体内。四步进行一次呼吸或五步进行一次呼吸，就能取得最有效的呼吸节奏。但应注意不要太拘泥于节奏，重要的是要保持适合自己的节奏。

5. 行走的正确姿势是什么？

每个人都会走步，但仔细观察人们走步的姿势大不一样。T 型台上的模特步虽然在生活中很少见，但其中有些动作要领还是能够借用的。正确的走步姿势是头部不要动，眼睛平视，下颚内收，肩膀不要左右摇晃，挺直腰背。慢走时，手肘轻轻弯曲，手臂自然摆动。快走时，手臂弯曲近90°，双手轻握拳，肩部放松，前后摆动。

前脚后跟落地时，相对地面成40°角。后脚抬起的高度为 15~30cm。步幅是身高的1/2。脚向后蹬时，膝盖伸直，脚的蹬力会增强。只要保持正确的步行姿势，走起来就觉得轻松有力。

走路锻炼一方面是健身，另一方面是通过走步来改正不正确的步行姿势。比如走路时挺腹、驼背、低头、歪脖、摆臂不均衡等，使人感觉不协调、不大方、不洒脱。

通过长期的走步锻炼、养成良好的走步习惯，上体应自然端正、昂首挺胸，双臂摆动均衡，两腿协调有力，配合有节奏的呼吸，走起步来就会显得轻松自然、落落大方，体现出健美的身材和良好的气质。

6. 行走时人的步法可分为哪几种类型？

由于人的腿形不同，步行的步法也不同。步法可以用步长、步宽和步角来进行分类。

（1）按步长分类

正常走步的步长为 80~90cm，中步约为 70cm，短步为 60cm 以下。

（2）按步宽分类

步宽可分为分离步、并跟步、搭跟步、直线步及交错步。

①分离步是指左右脚跟内沿之间有一定距离（约 15cm）的步法（图 5.1）。

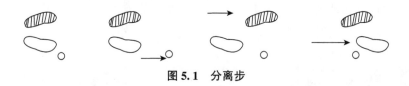

图 5.1　分离步

②并跟步是指左右脚内沿踩在一条直线上，如左右脚跟内沿踩在一条直线上的步法（图 5.2）。

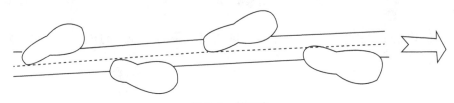

图 5.2　并跟步

③搭跟步是指左右脚跟内沿重叠在一条直线上的步法（图 5.3）。

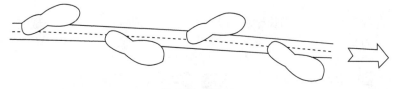

图 5.3　搭跟步

④直线步是指左右脚跟中心踩在一条直线上，或左右脚掌中心踩在一条直线上的步法（图 5.4）。

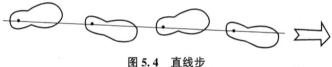

图 5.4　直线步

⑤交错步是指左右脚跟或左右脚掌中心点向对侧交叉的步法（图 5.5）。

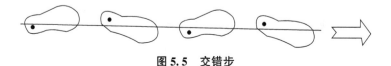

图 5.5　交错步

（3）按步角分类

步角可分为外展步、内收步、直行步、非对称步。

①外展步是指左右脚长轴各自与前进直线呈向外开放的角度，即"外八字"的步法（图 5.6）。

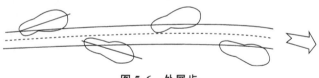

图 5.6　外展步

②内收步是指左右脚长轴各自与前进直线呈向后开放的角度，即"内八字"的步法（图 5.7）。

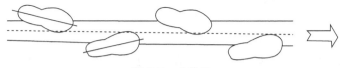

图 5.7　内收步

③直行步是指左右脚长轴各自与前进直线相重叠的步法，一般有 5° 以内的偏角，均属直行步（图 5.8）。

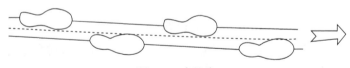

图 5.8　直行步

④非对称步的步行是一脚外展，一脚内收，双脚步法不对称（图 5.9）。

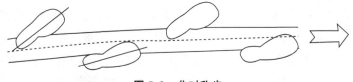

图 5.9 非对称步

7. 为什么说行走的正确走姿应该是双脚走直行步？

在走步锻炼中形成正确的走姿，可以有效地增强体质和健美体形，因此学会正确的直体行走的步法是很重要的，特别是对处于身体生长发育旺盛时期的青少年，意义更大。如果经常驼背走步，脊柱的胸后凸就会加大；经常腆腹走步，脊柱的腰前凸就会增大；经常弯向一侧走步，脊柱就会发生侧屈。长此以往，由于脊柱受压不均，就会导致骨质增生和长骨刺。一旦骨刺压迫神经，就会引起腰酸腿痛。另外，如果走步的身体姿势不正确，也会影响心脏的正常发育和机能。因此，人人都应该学会正确的走步姿势，在走步中体现出自己身体健美的风采，表现出良好的科学文化素养。

正确的走姿应该是双脚走直行步，一脚后蹬时膝关节伸直，另一脚前摆时膝关节弯曲，在全脚掌着地的瞬间再伸直。上体自然正直，挺胸抬头，两眼平视。摆臂协同下肢动作，一臂由后外方向向前内方向摆动，另一臂由前内方向向后外方向摆动。前摆时屈肘，后摆时伸肘。双脚蹬地用力均匀，双腿蹬摆协调有力。双臂协同双腿摆动用力均衡，摆幅一致。整个身体的重心上下起伏不大（约 3cm），左右摆动甚微。配合有节奏的呼吸，走起步来显得轻松协调、潇洒大方。

8. 行走时手臂摆动与腰的扭转有什么关系？

大跨步快步走，重点是要尽量摆动手臂。大力摆动手臂，就能够大力扭转腰。

走路的速度可以分为慢慢放松体内力量的自然步、以自然的速度行走的普通步和快步急走的快步这 3 个阶段。其中以自然步和普通步走路时，腰无法朝前后扭转。但是急急忙忙走路的人通常腰会自然扭转。看电视上的竞走选手不都是大力扭腰走路吗？竞走选手就是希望以快步走的方式提高速度。

在有氧步行中，巧妙地使用腰的扭转力来走路，也是顺畅步行的重点。腰的扭转越大，则踏出地面（踢）力会越强，能延长着地的时间。当然，步幅就会变大，由于地面踢的角度变浅，身体会更朝前倾，加快走路的速度。

手臂的摆动能够支撑腰的扭转。根据我们的实验发现，与手臂自然摆动走路相比，下意识用力摆动手臂走路，后者的步幅会宽 3.5cm，即用力摆动手臂、扭肩，就能自然扭转腰部。腰部扭转之后，就能够增大步幅。用力摆动手臂，有助于调整走路时腰的平衡并改正不良的姿势。

通常单脚往前伸出时，相同的力量会往后拉。这时如果不用力摆动踏出脚对侧的手臂，则会因向后的力量而失去平衡。反之，迈开大步往前走时，如果用力摆动手臂，就能够保持整体的平衡，也能够提升速度。

摆动手臂是步行的技术重点之一。

9. 行走时如何调节呼吸节奏？

走步健身效果与走步中的呼吸具有密切关系，只有掌握与运用正确的呼吸方法，才能达到良好的走步健身效果。在健身走步时，可采取两种呼吸方法来控制呼吸节奏。

（1）胸式呼吸法

在吸气时，胸部也随之挺起；呼气时，胸部也随之下落。其步骤如下：先将空气徐徐吸入肺部，使胸部尽量向上挺起，使空气进入肺中下部，同时由于横膈膜向下运动，使腹壁向侧、向前扩张。

呼气的步骤与之相反，先将横膈膜往上提起，这时腹壁内缩，再使胸腔内缩，把肺部所藏的空气排出。在呼气时不要把背部拱起来，一直保持挺胸的姿势。

进行胸式呼吸法时应注意：呼吸时不宜过慢，不能限定每分钟呼吸多少次，最好是遵循自然的次数来呼吸。不要故意使横膈膜保持在静止状态，或者当肺部充满空气时，故意把横膈膜往上提。在吸气时，要避免吸气过度（深度吸气），只要保持自己肺部的容量来吸气即可。

（2）腹式呼吸法

只用肺上部来呼吸，即吸气时腹部隆起，横膈膜向下移动，让空气输送到全肺，使肺部可以吸入更多的空气。

采用"腹式呼吸法"能使整个肺都参加工作，而从呼吸中得到最大的健身效果。这是因为除了能把更多的空气吸入肺部外，呼吸时腹部的一起一落可帮助腹腔内各器官蠕动，从而促进消化的进行，同时还能减少腹部脂肪的堆积。

在走步时无论采用哪种呼吸法，都要在走步过程中有意识地进行或调节，这样才能把握呼吸的节奏，控制呼吸的深度，使呼吸节奏成为走步健身的必要条件。此外，冬季进行步行时，更应掌握好正确的呼吸方法。由于天气寒冷，一出门就有意识地用鼻子呼吸，开始步行时，速度应慢一些，以免引起胸闷和呼吸急促，待鼻腔吸入气流加大后，再逐渐加快速度，呼气也用鼻腔为好。一般说来，步法均匀时呼气时间比吸气时间长 2~3 倍。可以 2 步一吸，4~6 步一呼。

10. 正确的行走为什么会有节奏感？

走的韵律或节奏也很重要。走得正确，自然会产生愉悦的韵律。

一般人理想的步伐是每分钟走 120 步，直腰、挺胸走时，步幅是身高减去 100。这样走几乎与奥林匹克运动会入场式一样了。

每次行走都可以携带个随身听，放一些节奏感强的音乐，一边用耳机听音乐，一边走。采用这种方法，就形成了走路的韵律。

这种感受，只有亲自实践才会明白。节奏感对人的心情或身体都有作用。它鼓舞人奋发向上，引导人进入更高的精神境界。

11. 滑雪式行走动作要领是什么？

①双肩自然放松。
②撑杆要尽量贴近身体。
③撑杆不要握得太紧。
④左臂向前时，右脚向前迈。
⑤撑杆方向要以对角线的方向指向后。撑杆不能在身体前。
⑥要用力将撑杆向后撑。
⑦行走时脚跟先着地，全脚掌再依顺序着地，最后脚尖蹬地踢出。
⑧双臂要自然放松。

12. 如何掌握正确的行走技术？

首先从了解行走习惯和行走特征开始。我们试着自我观察体会一下，如要保护膝部应怎样做？如何进行自我意识控制才能达到目的呢？如果没有掌握有意识控制的习惯，就会失去对肌肉关节的紧张和松弛的感知。

例如，如果膝部疼痛，为了自我保护，行走时就会出现一些奇怪的动作，这时就需要在纠正行走动作的同时给予适当的治疗。又如，有的女性为了看上去有翘臀的感觉，特意穿着很高的高跟鞋，腰部向前挺着走路，为了不让腰向前挺，就要选择调整臀部形态的运动进行锻炼，这才是最佳的改善方法。

进行正确的行走方式锻炼时，首先要纠正站立姿势，然后要在实际行走时，一边纠正原有的习惯，一边做一些辅助运动和动作来调整关节和肌肉的紧张度和松弛度。

（1）站立姿势的身体调整

身体调整就是身体各部位骨骼结构的正确位置调整。如果不进行这样的调整，身体就会出现僵硬、疼痛、歪斜、肌力下降等现象，给身体带来各种各样的有害影响。也有许多人看似重心很稳定，而内脏、骨骼却在承受着巨大的负担，如果不进行有意识地调整就不会得到改善。

驼背是不良习惯造成的错误姿势，为了使身体重心稳定并保护内脏骨骼，就会出现身体歪歪斜斜、肌肉收缩紧张不一致的情况，这又会进一步加重错误姿势，形成恶性循环。保持不良姿势时间越长，所造成的歪斜情况就越严重，关节肌肉越僵硬紧张，就越难以纠正恢复。

为了正确地调整骨骼的排列结构，首先最重要的就是掌握如何正确地发挥肌肉的作用。这里需要注意几个关键部位的位置，包括下颌及耳的位置、肩的位置、骨盆的位置、膝的位置，以及重心在足底的位置。其中最重要的是行走时骨盆的位置。因为骨盆是躯干的平台，如果骨盆位置不正确，那么支撑在其上的肩胛骨、头颅等为了保持自身的平衡，就会很自然地出现不正确的位置，进而形成歪斜的体态。

（2）实际练习

①伸展拉伸准备活动。谈到柔韧性的问题时，经常会有人说："我的柔韧性差，这个我做不好，不想做"，尤其男性更是如此。他们还会说："我的身体比周围人的都硬，不能做出教练做的那些动作，感到不好意思。"

对此不要过分介意，因为肌肉和关节的柔韧性个体差异很大，随着年龄的增长，肌肉和关节也会逐渐僵硬，没有必要去和柔韧性好的人相比较。不要气馁，依然要坚持锻炼。

柔韧性有伸展收缩的意思，也就是使肌肉充分地伸展收缩。无论是比别人柔软还是僵硬，都没有关系，重要的是把那些导致身体越来越僵硬的相应部位的肌肉伸展开就可以了。

要有意识地去感觉肌肉拉伸是否充分到位。以下动作对于拉伸肌肉、改善柔韧性没有丝毫意义：双手触碰到脚，上体前倾摆动，一触一松，双膝屈曲，忍痛憋气，虽然手能触碰到脚，但这种方法只会进一步加重肌肉的紧张。

肌肉伸缩具有促进血液循环流畅，温润肌肉的效果。如果在步行开始前和步行锻炼时，都能认真地一丝不苟地进行锻炼，就可以预防腿脚抽筋，也不容易出现扭挫伤，预防腰腿痛。此外，步行过程可以增加热量消耗，提高运动效果，可以说是一举多得。步行锻炼结束后，不要马上停下来，应做一些放松调理肌肉的活动，避免疲劳感持久蓄积。

为了使行走方式更加正确，对于平时不经常用到的已出现衰老肌肉，要有意识地给予关注，做一些专门练习。在进行关节和肌肉柔韧性及灵活性锻炼时，注意不要过度，以肌肉、关节能达到的程度进行活动就可以了。

②肌肉力量练习。体内深部肌肉起着连接骨骼的作用，能够保持身体的形体结构，我们把这些肌肉称为深层肌。与此相对应的是能产生较大力量的浅层肌肉，我们把这些肌肉称为表浅肌。我们经常听到有人说："身上一点肉都没有，一点劲也没有。"那么假如真的是一点肌肉也没有的话，不要说站立了，即使翻身、活动关节也是不可能实现的。日常生活中一时一刻也不能缺少肌肉的作用。

大多数女性都讨厌身上长肉，不喜欢增加肌肉的锻炼，要想让女性像男性一样进行表浅肌塑性锻炼是件不容易的事。一些轻量的舒缓的肌肉锻炼并不会使肌肉粗壮强大。同时要进行强化深层肌的锻炼，以实现支撑身体、保持体形的功能。

行走动作是由深层肌和表浅肌共同完成的，并共同实现维持姿势、重心前移等功能。任何部位的肌肉有明显减弱的情况，都可以从特殊的行走方式上分析判断出来。

例如，有很多腹肌薄弱的人走路时就会挺肚拱腰，如果长时间持续走路就会出现腰痛，这就是腹肌薄弱的特殊表现。有的人腓肠肌肌力弱，不能做向前踢腿的动作，这些人的特征是行走速度慢，脚底拖沓蹭地。有些老年人容易跌倒是由于肌力下降、肌肉薄弱的原因。为开展步行锻炼而进行的肌肉力量练习方法，可以通过轻重量连续多次的（20 次以上）重复动作来实现，根据自己的体重选择适当负荷重量进行练习。

另外，在进行肌肉力量锻炼时，各部位的肌肉锻炼要分组交替进行，做好热身准备活动，以预防肌肉酸痛、僵硬疲劳等。

一周可以进行多少次肌肉锻炼呢？

肌肉的肌纤维修复增粗过程是在锻炼结束后几小时的时间内完成的，所以隔一天进行锻炼就可以了。根据以往的经验，一周锻炼一次可以维持肌力，锻炼两次以上就可以增强肌力。如果日常生活中肌肉活动较少，负荷活动较轻的话，即使每天坚持锻炼也没关系。

③趣味矫正练习。以下是一些为了矫正行走方式，增强肌肉关节强度和柔韧性的简单的锻炼方法，可以反复进行练习。在进行室外步行锻炼活动之前，要做好准备活动，才能够轻松愉快地正确地进行步行锻炼。

例如，有的人髋关节较僵硬，就要先在室内活动旋转髋关节，进行几次"蹑手蹑脚高抬腿式"的锻炼后，再到室外进行正式的步行锻炼。这样就可以松解髋关节，增强髋关节的柔韧性，加强周围肌肉的力量，加大步幅，逐渐形成正确的行走方式。其中有的动作显得怪模怪样，可以在家里或公园里别人看不到的地方进行锻炼，这也可以说是一种"秘密训练"了。

④有意识地体会和控制动作练习。运动员和舞蹈演员等在进行比赛和表演时，都是凭借掌握体内敏锐的感觉来控制身体各部位的使用和动作的运用。优秀选手甚至可以实现对细小肌肉的精细动作的控制和调节。这是因为他们为了进一步提高水平，每时每刻都有意识地关注身体的每一个动作细节，经过锻炼而培养出的结果，与此同时他们也就拥有了漂亮的身材。

虽然我们也在进行纠正站立姿势和行走方式的锻炼，可有谁在有意识地感觉和控制动作呢？如为了减少腹部脂肪，腹部平坦，就要通过有氧运动来燃烧能量、消耗腹部脂肪，并进行腹肌运动锻炼收缩腹部，这样才能达到目的。假如每天总是反复不断地进行上半身的仰卧起坐练习，不会取得满意的效果。

在做仰卧起坐时，关键是腹部要紧绷收缩。所以无论在什么时候使用腹肌时，即使是在日常生活中，最重要的是有意识地收缩绷紧腹肌。

在进行改善行走方式锻炼时，要尽可能长时间地有意识地注意关键点和关键部位。例如，走路时内八字易摔跤的人，就要实际体会一下迈步出腿时，要有用脚向前踢足球的感觉，在行走时即使忘记了动作要领也没关系，可以从路旁橱窗中观察自己的身影，就会注意到自己的姿势，从而更加努力地纠正动作，这样反复多次练习后动作就会完全随意自如，储存在大脑里了。通过日常生活中不断有意识地训练，就会逐渐掌握各种动作的技术要求了。

13. 走步和跑步的差异在什么地方？

（1）行走

①行走时双脚中始终有一脚着地。

②行走时受到的冲击力相当于体重的 1.2~1.5 倍。

③行走时鞋的重量保持在体重的 1% 为宜。

④行走时速度在 8km/h 效果最为理想。

⑤行走时整个脚掌均匀受力。

（2）跑步

①跑步时双脚有腾空动作。

②跑步时受到的冲击力为体重的 3~5 倍。

③跑步时鞋的重量在 300~500g 为宜。

④跑步时速度至少要在 8km/h 以上才有一定效果。

14. 走和跑在运动机制和运动量上有什么不同？

即使谈及"走"，它的机制也很复杂。与走最接近的是跑，两者之间也有显著的不同。

在走与跑中，脚的状态不同。从一只脚的脚跟着地，结束身体重心移动，脚尖离开地面，到下一次同一只脚的脚跟着地定义为一个"走的周期"。一个周期由两步组成。

换句话说，从一只脚的脚跟着地点到另一只脚的脚跟着地称为"一步"。一步间的距离称为"步幅"。

在走的一个周期中，双脚有两次同时着地。双脚同时着地时，总有一只脚处在与地面接触、移动身体重心的状态。与此相反，在跑的过程中，双脚有同时悬空的时候，在瞬间完成移动身体重心。

走和跑的不同点不仅表现在运动机制上，也体现在其他方面，如运动量及对身体的作用等方面。

根据日本学者阿久津邦男调查的结果，35 岁以下的男子最大步幅是 75.2cm，35～40 岁为 71.5cm，40～50 岁为 68.9cm，50～60 岁为 64.3cm，几乎比 30 岁左右的人少了 10cm。一般来讲，女性步幅比同年龄男子少 10～15cm。

关于走一步所用的时间也有相关调查结果，10 岁儿童约用 0.5s，60 岁左右的成年人用 0.55s，稍长一点。

从步幅和走一步所用时间上，就可以想象得出，年轻人走起路来可谓大步流星、飒爽英姿。

15. 如何确认自己走步姿势正确与否？

确认自己的走步姿势有几种方法。除了随时随地看一看自己腿部的姿势以外，还可以请人看一看自己的走步姿势，给自己提出意见。但是这两种方法都不能很好地观察自己的走步的动作正确与否。现在有很多人家中拥有了小型摄像机，可以请朋友在自己走路的时候，从侧面拍摄自己的动作。利用录像来检查行走的动作，早已经被广泛地应用于运动生物力学领域。不同的是，体育科研人员运用的摄像机要高级一些，而且不是一台，是用两台，甚至三台，然后用计算机从二维和三维空间的角度来分析动作。对于步行爱好者来讲，倒是没有必要动用这么复杂的方法分析动作。只要能用简单的摄像机把自己的动作拍摄下来就可以了。通过反复地观看录像，就可以对照书本上所阐述的要点，找到自己走步动作的缺陷。错误的动作是多年积累而产生的，不可能在短时间内完全改正。但是只要能够一点一点地改正，循序渐进，就会有可喜的进步。

16. 行走如何与竞技性的行走（竞走）相结合来进行锻炼？

在经过 6 个月的走步练习后，如果基本掌握了行走技术，身体素质也得以提高并建立起自信，即可与竞走结合起来。

在快速走的基础上，掌握正确的姿势也很重要。姿势正确，速度会自然地提高，不过起初不要急于把参加比赛的选手作为目标。

①首先要把基本姿势深深地灌输到头脑里，形成一种概念，为此我们列

举一些步行的要点：展胸；下颌回收，背伸直；肩部放松；两臂前后呈 90°，交换摆动，手腕在接近髋关节的地方通过；摆臂时，用肘来瓜分空气；手腕放松，腋下收紧；拳头轻握，用摆臂的回摆力拉长步幅；从前脚脚跟过渡到全脚时，后脚全脚蹬地，前脚尖离地；脚后跟着地、移动重心，在通过身体中心线的垂直面时，膝关节要伸直；脚尖不要偏向中心线的内侧或外侧，保持直线，控制膝关节向前迈步。

②容易犯的错误包括以下几个方面。

在疲劳的时候下颌容易向前探出，腰部会下落，缺乏腹部的力量会导致上身前倾，加重内脏负担。

臂过于弯曲会使摆臂加快，以至于无法与腿配合而变形，也会造成脚腾空而犯规。

如果单腿承受体重的重量过大的话会造成上身倾斜，肩部下落，腰左右摆动，臀部也随之摆动，无法产生前进的力量。

初学者在行走的前提下，有意识地注意行走的姿势是非常重要的。保持好的姿势走长距离路程也不会有较大的疲劳感。

17. 为什么说正确的走姿很美呢？

正确的走姿是很美的。正确意味着有道理、讲效率。而美体现在形式和功能上，尤其体现在生活态度上。

正确的走法是上身要伸直，身体的任何部位都不要过于用力，心情舒畅地以轻松的步伐、飒爽英姿地走。

说起来容易，做起来难。下面将正确走法归纳为五个要点。重要的是五个方面的动作要协调成一个动作。五个动作间关系密切，它们作为一个整体，形成"走"这个动作。

在"走"这个动作中，最基本的是腰部动作，腰部要伸展。腰部如果弯曲，就不能恰当地支撑体重，上身也不能直立。因此，正确行走的要点是腰要伸展，其他五个要点是由此派生出来的。

（1）把上身伸展开

走要讲究姿势，首先是上身要笔直。其次是下颌前伸、抬高头，两肩向后舒展。这样，脊柱伸直，轻微呼吸时，腹部稍有起伏。

用这种姿势走，你会觉得是用胸走、用腰走。因为走的时候，胸与腰稍向前突出。这种姿势与单纯的直立姿势有所不同，它要求上身稍向前倾，走起来挺拔有力。

这样走，不但美观，还有一定道理。

首先，下颌突出，抬高头，精力充沛。这时就像头顶有根绳吊着上身一样。这样专心致志，将思想集中在一点上，精力自然充沛。

其次，两肩向后拉，肺部可以吸入更多的空气。由此点出发，可以看出走是一项可持续时间长的运动，这么说毫不夸张。由于两肩向后拉，两手才可大幅度摆动。需要指出，即使说两肩向后拉，也不要有意用力向后，而是自然向后。

脊柱伸直后，就可调整全身的姿势，并使身体维持平衡。无论用多大力气走，都要采用这种姿势。

轻微呼吸时，腹部略有起伏，这说明腹部处于轻度紧张状态，这样可以减轻腹腔内脏器对腰的负担。

最后一点，在行走时胸部和腰部感到重心稍微前倾。这样有利于迈大步，而且腿部有从后方反弹回来的感觉。这种姿势易于坚持，也显得美观。

（2）伸直膝盖

膝盖伸直不要打弯。伸直膝盖，不是说使膝盖变得僵硬、不灵活，而是使伸直的膝盖在不受力的情况下行走。

只有膝关节伸直了，步伐才会变大。大步走必须伸直膝盖。至于步幅到底多大，应以感到舒适为宜。

伸直膝盖有个窍门。伸直膝盖走时，上身稍向前倾。后腿蹬直，这样前腿膝盖自然伸直，步子也迈得大。此外，前脚向前迈出时，同一侧腰也向前运动，腰与腿要有效配合。走的时候大腿带动小腿，膝盖伸直，步幅也就大了。

膝盖伸展开，上身自然保持端正，速度也就加快了。这就是伸直膝盖的理由。如果走的时候膝盖是弯曲的，只有一部分腿部肌肉起作用，这样容易疲劳，腿脚很快会没力气。

（3）脚跟先着地，再将身体重心移到脚尖

前脚着地时，脚跟先着地，身体重心落在脚跟上。然后，身体重心由脚跟经脚掌向脚尖方向移动，最后到达脚尖（图5.10）。

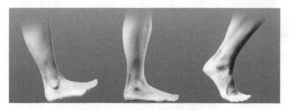

图 5.10 脚掌着地顺序图

实际上，有的人走路时，身体重心是由脚跟马上移到脚尖。也有人用脚尖着地，属于芭蕾舞等特殊情况。

关于身体重心从脚跟到脚尖的移动有几点值得注意。首先，脚跟着地，不等于脚跟承受全部体重，也不意味着脚跟使劲儿踏地，用力踏地会使振动传至头部。

练习时，不抬胯，后腿膝关节弯曲，然后向前自然摆出，这样只有前脚脚跟落地。抬高大腿的"高抬腿"走，消耗的能量太多，不属于现在提倡的自然走法。

需要强调的是，脚跟不承受全部体重，身体重心移动流畅地在整个脚掌进行。前脚跟着地瞬间，后脚尖同时蹬出。身体重心移动是顺理成章的事。因此，支撑体重的点不是脚跟，而是后脚大拇指根附近区域。

（4）脚向正前方迈

上身伸展，膝盖伸直，走起来脚自然向前迈。在这个过程中，关键是后腿要伸直。腿伸直，膝盖伸直，前脚自然向正前方迈出，脚的内侧足迹形成一条直线。一般人们总觉得脚尖有点向外撇。有时为追求速度，脚尖向外撇也是有必要的。有的人散步也脚尖外撇，俗称"八字脚"，这样走比较稳定。

前脚向正前方踏出的动作和后脚重心转移是有一定关系的。当脚跟着地，身体重心在整个脚掌上移动，由脚跟移向脚尖，后脚以第一、第二和第三脚趾为中心踢出，形成前脚向正前方踏出的动作。

脚掌的其余部分发挥弹力的作用，使步行圆滑、流畅。步子迈大了，你就能掌握昂首挺胸、有韵律走的要领了。

顺便说一下"螃蟹步"的走法。这是指脚尖向外撇，脚跟外侧着地，大蹬趾内侧踢地。此外，其特征是弯腰、屈膝、驼背，并且脚不是向正前方迈的。

（5）摆动手臂

摆动手臂对行走也很重要。时常会看到一些人，走路时两手插在衣袋里。

这种走法不对，行走时两肩收拢，走起来松松垮垮。

手臂摆动的好坏，还要看手与脚的动作是否同步。因为在走这个动作中，手与脚，或者说手臂与腿有密切关系。手臂与腿的动作也是相互关联的，右脚向前迈出，左手向前摆。其中，特别是当膝盖伸直、脚向正前方迈出时，与脚的动作相对应，手臂自然摆出。

摆动手臂也有经验之谈。如果摆得比肩还宽，膝盖易弯曲。

因此，手臂的摆动应比肩稍窄。换句话说，摆动时，大拇指似触非触衣服为佳，而且不要有意手臂用力。在不受力的状态下，手臂摆动时，肘部分自然弯折与伸直。

最近美国流行一种训练方式，称为"运动式走"。这股风也传到了亚洲。其特点是手臂要摆到90°，臀部也要左右摆动，精神要饱满。笔者倒认为自然摆动更好些。美国的"运动式走"可能适宜训练，但人为因素较多。姑且不论它在平地上的利弊，起码这种走法不是随处可行的。因而，还是把手臂自然地甩起来吧。

以上把正确走的动作分解成五个方面，并逐一加以说明。关键在于把五个动作集中统一成一个走的动作。按此说明去走，就会走得正确，走得美观。

第六章
CHAPTER 06

对行走中错误走态的矫正练习

1. 行走时人的走态大体存在哪些问题？

首先是身体左右摇晃问题。走时，身体总会有点摇晃，但不应过大。过大是身体重心向前脚过分转移的缘故。前进时，身体左右动作太大，走得不会很快。

其次是身体上下起伏。走时，身体上下运动要有个限度。身体一上一下地过度起伏，不但走不快，而且走的样子也不美观。

最后是步幅太小。这是因为后腿蹬地时，蹬力太小。前腿膝盖还没来得及伸直，脚就着地了。小步幅地走，膝部受力大，易疲劳。

实际上，每个人到底走得怎样，自己是很难知道的，还是旁观者清。因此，提倡互相纠正。

如果存在上述问题，走起来既不美观又无效率可言，而且对身体健康及大脑功能等方面的好处就要大打折扣，有时不但无益，反而有害。

总之，说到走，头等重要的是提高效率，增加走带来的好处。为此，弄清正确走法是很有意义的。

2. 什么原因导致内八字步？如何矫正？

足尖向内即内八字步。

（1）导致内八字步的原因

"O"型腿的人髋关节有问题，膝关节向两侧分开。由于大腿内侧肌肉薄弱无力，下肢由外向内旋转，行走时弓腰，导致足尖向内。如果任其发展，就会造成膝关节变形，引起关节疼痛。因此，一定要在年轻时就尽力矫正不良姿势，努力增强肌力。

尽管现在还未发展到"O"型腿的程度，如果不经常锻炼大腿内收肌的话，就很容易形成内八字的行走方式。

（2）检查和纠正站立姿势

检查一下自然站立时两膝之间是否有空隙？首先足尖稍稍分开，双膝弯曲，再尽量用力向中间靠近，提肛收臀，大腿向内侧并拢，同时伸直膝关节。您是否感到很费力、很难受？试着反复做几次，两腿间空隙就会变小。一定要努力坚持，每次可反复进行数次。

在进行姿势纠正之前，先进行骨盆、髋关节柔韧性练习，可提高姿势纠正的锻炼效果。

（3）纠正方法练习

①养成平时锻炼的习惯，进行髋关节柔韧性、骨盆姿势纠正练习。

②加强骨盆功能锻炼。

③矫正练习：转动髋关节，足尖内外旋转。

（4）趣味步法矫正练习

①蹑手蹑脚高抬腿式：膝关节放松，大步迈腿，增强髋关节活动能力，加强腿部肌肉力量。

②大步跨越式：促进髋关节柔韧性，增强肌力。

③踢球式：行走练习时使大腿内侧朝前。

④横向交叉步式：通过大腿内侧肌肉运动增强肌力。

（5）有意识的行走控制练习

脚尖向外时感到膝关节有些别扭疼痛。向前迈步时要有意识地向外旋转腿和髋关节。向前迈腿时，假想自己脚前好像有一足球，做动作时有意识地用内踝向前踢球。

3. 什么原因导致"X"型腿？如何矫正？

足尖向外，膝关节向内。

（1）导致"X"型腿的原因

自幼就有双膝向内弯曲跪坐习惯的女性，以及习惯于这种坐姿的人有可能存在髋关节和骨盆倾斜的情况。膝关节长期处于内向弯曲半蹲半立的姿势，就会增加内侧肌肉的负荷，容易导致膝关节疼痛变形。

（2）检查和纠正站立姿势

站立时首先要提肛收臀，脚尖轻轻分开，使大腿内侧稍向后转，收紧大腿。然后弯曲双膝，使膝关节与脚尖保持在同一方向。再伸直膝关节，同时向内收腿。臀部不要后翘，要用力提肛收臀。

（3）矫正方法练习

①为了正确运用髋关节和骨盆做出动作，需要伸展活动僵硬的肌肉，使相应的肌肉力量得到增强。

②加强骨盆功能锻炼。

③矫正练习：转动髋关节，足尖内外旋转。

（4）趣味步法矫正练习

大步跨越式：不要让双膝向中间靠拢，有意识地从大腿处就将两腿分开。

（5）有意识的行走控制练习

向前迈腿时要注意膝关节的方向。向前直线行走时，注意从大腿根部就使腿转向前方，足尖和膝关节的方向要保持一致。用髋关节控制调整脚尖的方向，不要随着膝关节改变方向。

4. 什么原因导致罗圈腿？如何矫正？

足尖和膝盖都朝向外侧，如螃蟹腿。

（1）导致罗圈腿的原因

由于骨盆前面向两侧分开，大腿根部也向两侧分开。以这样的姿势迈腿时就会出现膝关节向外及向上抬起身体的情况。髋关节周围及连接骨盆的肌肉不能很好地发挥作用。虽说罗圈腿男性较多见，但女性也有走成两条直线的罗圈腿步。

（2）检查和纠正站立姿势

从侧面观察和调整身体的 5 个重心。由于大转子会朝向前方，所以要尽力提肛收臀、收紧大腿内侧肌肉，使向前突出的腰部稍稍向后回收一些。

（3）矫正方法练习

纠正罗圈腿的方法有很多，主要是增强连接骨盆的肌肉和促进髋关节内收的肌力。如单腿站立摆腿、足尖内外旋转、弓背起坐等。

（4）趣味步法纠正练习

①大步跨越式：充分利用骨盆周围肌肉。

②踢球式：行走时尽可能充分转动骨盆。

③横向交叉步式：最大限度活动骨盆。

（5）有意识的行走控制练习

首先，向前踢球时要有意识地使拇指根部用力蹬地。迈腿时的方向不要向外而要朝向正前方。走路时使自己的行走姿势有内八字步的感觉，这时可能正好就是达到平衡的正确的行走姿势。

如果行走时有咚咚的落地声且感到身体笨重时，就要特别注意使头部有向上牵拉悬吊感。行走时使身体重心上提。

5. 什么原因导致变异模特步？如何矫正？

脚落地时臀部向一侧倾斜，左右摇摆，动作过大。

（1）导致变异模特步的原因及矫正

在脚步着地时，臀部侧向运动，肌肉会紧张收缩以保证髋关节不向侧面歪斜。如果这部分肌肉力量减弱，在脚部着地时，身体重量就会落在臀部外侧，行走时就会左右摇摆。如果肌肉力量减弱使重心落在脚掌的外侧，也会出现左右摇摆的情况。这样长期行走并成为习惯的话，臀部就会变大。

（2）检查和纠正站立姿势

检查站立姿势时要注意盆骨的位置。有意识地使连接骨盆和肋骨的肌肉收缩紧张。连接骨盆的肌肉力量减弱，腰部就会出现歪斜。一定要注意做好收腹提肛的动作。

（3）矫正方法练习

增强臀部侧面肌肉力量和柔韧性。以身体为轴，增强身体轴向肌肉力量。

（4）趣味步法矫正练习

①蹑手蹑脚高抬腿式：把重心放在一侧脚上，以这一侧的腿为轴，要尽

量使髋关节用力。

②大步跨越式：使髋关节运动幅度加大，加强轴向腿的稳定性练习。

③横向交叉式：增强臀部侧面肌肉力量和大腿内侧肌肉力量，使髋关节活动更顺畅。

（5）有意识的行走时控制练习

脚部着地时臀部尽量不要松弛。这时臀部不要用力，而是收腹提肛，使头部向上拔伸。同时有意识地把重心放在脚内侧，这样重心就不会落在脚外侧了。

6. 什么原因导致四方步？如何矫正？

昂首挺胸，身体呈反弓状，行走时胸腹移动在前，双肩移动在后。向前大幅度摆臂，向后小幅度摆臂，类似关门时的手臂动作。

（1）导致大摇大摆四方步的原因

对男性来说，有许多行走方式自认为是高贵、高雅、优美的。与女性的腰部反弓不同，男性的行走特征是能较好地竖直身体，但往往是竖直过度后仰，其原因就是背部肌肉过度紧张，腹部肌肉（固定骨盆位置的肌肉）薄弱。

腹部向前突容易导致腰痛等，很多类似表现也是四方步的特征。对于走四方步的人，尽管有人走得慢有人走得快，但当要快步走或跑步时，不能把身体重心放到腿上，这样不便于向前行进。

（2）检查和纠正站立姿势

检查重心的前后位置时，会发现肩在大转子后面。站立时要用力向后收缩前突的腹部和胸部。

纠正动作时，首先低头，上身向前弯曲，摆出致谢施礼姿态，然后从背部脊柱最下方的椎体开始，向上缓慢将椎体逐一竖直排列起来，头部正上方有向上牵拉悬吊的感觉。

（3）矫正方法练习

①锻炼腹肌，纠正身体反弓。

②加强骨盆功能锻炼。

③矫正方法锻炼：臀部行走；弓背起坐；桥式运动。

（4）趣味步法矫正练习

①低头含胸式：消除背部紧张，减轻腰部负荷。

②背后握手摆肩式：边走边扭动腰部，转动骨盆。

（5）有意识的行走控制练习

迈步之前，一定要猛地长出一口气，胸部下沉回收之后，再开始行走。不要让腹部先行，迈步前进时要感觉身体前倾。虽然一看就感觉姿势不正常，但在身体反弓时就要有意识地向前屈体，好像驼背一样，此时是保持身体平衡的姿势。可以请别人帮助完成动作的纠正。

7. 什么原因导致踮脚步（屈膝型）？如何矫正？

身体上下运动，一步一踮地行走。只靠膝关节屈伸活动向前行进。

（1）导致踮脚步（屈膝型）的原因？

由于肌力弱，需要凭借膝关节屈伸向前行走。

（2）检查和纠正站立姿势

肌力减弱时，如何正确地摆好姿势，使身体与重力相拮抗，向上提拉牵引身体，不要使身体向下回缩。

在增强全身肌肉力量的锻炼时，尤其应增强骨盆、肩及髋关节的肌肉力量和柔韧性。

（3）趣味步法矫正练习

①蹑手蹑脚高抬腿式：行走时身体不要上下活动，自我感觉不要让重心上下移动。

②进2退1式：脚落地时膝关节不要弯曲，身体重心落在膝上时就会形成踮步行走。进行练习时重心要落在大腿根部。

（4）有意识地行走控制练习

行走时膝关节不要弯曲，迈腿时有意识地使膝关节伸直。进行这种方式的练习时，为防止跌倒一定要有被向上提拉的感觉，这样才能使身体保持稳定。

8. 什么原因导致踮脚步（直膝型）？如何矫正？

走路时有时会出现停顿站立动作，一步一窜，上下跳动，不太善于运用腿部肌肉。

（1）导致踮脚步（直膝型）的原因

直膝型踮脚步行走时上下窜动给人底气十足的感觉，是由于走路时脚尖蹬地的站立动作造成的。

向前行走时身体上下用力，易消耗体力。这样长时间行走就会刺激腓肠肌膨胀，小腿增粗。由于过度使用小腿腓肠肌代替了大腿肌肉的正常活动，所以在行走时就要注意腿部动作，向前迈腿时要使大腿向前迈出。同时也要注意，长期以这种方式行走会使小腿变粗，影响形体线条的优美。穿高跟鞋走路时容易出现这种行走方式。

（2）趣味步法矫正练习

蹑手蹑脚高抬腿式：用足跟着地，使身体重心与地面平行移动，进行增加髋关节活动度的锻炼。

大步跨越式：进一步改善髋关节柔韧性。

（3）有意识地行走控制练习

不要用脚尖着地，要使脚跟着地，用脚尖蹬地。另外，不要靠腓肠肌力量行走，要尽量保持髋关节活动。要有意识地将腿当作从胸部迈出，不是用脚掌着地，而是感觉用髋关节着地。

9. 什么原因导致甩手摇摆拨水步？如何矫正？

摆臂时两手在身前向左右两侧做划拨分水动作。

（1）导致甩手摇摆拨水步的原因

腰部左右摇摆时手臂也会相应地左右摇摆。内八字、身体前倾的人肩膀容易向前摆动，所以当向前走时两手向后的摆动幅度就会加大。看到手臂这样摆动时，就可以判断身体有歪斜不正的情况。

（2）检查和纠正站立姿势

首先检查和纠正肩膀向前摆动的问题。肩膀向前摆动时，肩部会被身体挡住。只靠意识控制很难得到纠正，需要进行拉伸松弛肩部肌肉的锻炼，将肩膀拉回到原位。

（3）矫正方法练习

肩部功能锻炼。

矫正方法锻炼：转肩、扭臂、腰侧前后摆臂，左右扭腰转胸，拇指直立前后摆臂。

（4）趣味步法矫正练习

踢球式：练习腿部正常运动和摆臂时更好地保持身体平衡。

背后握手摆肩式：以胸部正中间为轴，从胸部正中开始当作手臂，而不是从肩部开始作为手臂。

（5）有意识地行走控制练习

手臂在身体两侧摆动时上体不要前倾，有意识地进行"拇指直立前后摆臂"，两臂前后直线摆动。这样腰腿就能很好地做出前后运动的动作，同时还可以避免背部酸痛。

10. 什么原因导致左右摇摆晃肩步？如何矫正？

落地腿倾斜，肩部左右摇摆。该姿势在老年人多见。

（1）导致左右摇摆晃肩步的原因

向前迈右脚时左手同时向前摆动，这时是以身体为轴，正常的自然行走方式。如果骨盆、髋关节等僵硬，不能很好地进行转动，行走时就会出现右脚落地时以身体右半身为轴，左脚落地时以身体左半身为轴的情况。大多数原因是关节功能异常或受伤引起的。

（2）检查和纠正站立姿势

要从上到下以身体正中心为轴心线，有意识地使头顶向上拔伸。

（3）矫正方法练习

全身力量较弱时，要经常进行下肢的锻炼，尤其是骨盆、髋关节等的稳定性练习。

（4）趣味步法矫正练习

蹑手蹑脚高抬腿式：促进髋关节柔韧性及灵活性。

踢球式：练习向前迈腿动作。

背后握手摆肩式：感觉以身体为轴的动作练习。

（5）有意识地行走控制练习

由于行走时如果走在一条直线上会有更加不稳定的感觉，所以迈腿时就要朝向正前方，同时要前后摆臂。不必过度强调髋关节转动，要做到以身体为轴，按照中心线以直线行走。同时要有意识地回收腹部，一定要注意使头部向上牵拉拔伸。

11. 什么原因导致水蛇腰、驼背步？如何矫正？

行走时屈膝，下颌前伸，鞋底蹭地，状如水蛇腰（塌肩弓背）。

（1）导致水蛇腰、驼背步的原因

当身体直立保持竖直的肌肉（竖脊肌、背伸肌等）、支撑骨盆的肌肉薄弱时，就会出现骨盆后倾，双膝弯曲的现象。臀部肌肉薄弱时，不能做出向后摆腿动作，容易出现脚底蹭地的现象。

其原因不仅是肌力下降，有时可能是由于脏器机能下降、腰痛、膝痛等而形成的习惯性自我保护动作。

因为这是肌力下降的行走方式，建议最好尽力纠正这种行走方式。最近，年轻人肌力下降的情况也非常明显，将来或许会有更多的人以这种方式行走。

（2）检查和纠正站立姿势

首先足尖轻轻分开，两腿内侧贴紧，双膝伸直站立，有意识地向上拔伸以抵抗重力。做好前面的动作后挺胸，有意识地使重心稍稍前移，使背伸肌、竖脊肌得到锻炼。

开始时可能感觉有些别扭不舒服，要保持这种姿势 3~5 分钟，努力坚持，尽量延长时间，将会逐渐适应和习惯这种站立姿势。

保持背部肌肉伸展，弓腰不动，挺胸，注意双膝伸直不留间隙，即使双膝伸不直，也要注意尽量伸展、绷直。

（3）矫正方法练习

因为全身处于肌肉紧张收缩状态，关节僵硬，活动不灵活，所以，首先要进行伸展松弛和柔韧性锻炼。膝关节不能弯曲，重要的是有意地进行肌肉伸展松弛锻炼。加强骨盆和肩部功能锻炼。

矫正方法：弓背起坐，桥式运动，足尖站立上翘，单侧手脚摆动。

（4）趣味步法矫正练习

蹑手蹑脚高抬腿式：缓慢运动髋关节，增加柔韧性。

背后握手摆肩式：因为这种步态的人全身肌力不足，需要进行胸腹部肌肉增强锻炼。开始时可能比较困难，可先减小动作幅度，从小运动量开始。

倒行式：为了使双腿能够做出踢腿动作，就要增强背部肌肉和臀后侧肌肉的力量。倒行时要注意安全，可与同伴牵手进行练习。

横向交叉步式：要想保持骨盆活动圆滑流畅，最好进行增强臀部侧面肌肉的锻炼，同时还可增强下肢内侧肌肉力量。

（5）有意识地行走控制练习

行走之前首先要做好准备活动，伸展拉伸肌肉以增加关节柔韧性和灵活度。这样做便于有意识地舒展身体。刚开始走时，上身要挺直，保持向上提拉的感觉，有意识地默念"向前进！向前进"，使全身动作协调一致地向前走。

12. 什么原因导致平行步？如何矫正？

行走时的足迹分为左右两行，形成两条直线。

（1）导致平行步的原因

肌肉力量弱，行走时动作迟缓，骨盆不转动，没有向前迈腿的动作。尤其当大腿内侧肌肉力量减弱时，就不能完成向正前方迈腿的动作。

（2）检查和纠正站立姿势

站立时两腿是否会分开？两腿之间是否是紧贴着的？

（3）矫正方法练习

首先要加强骨盆功能练习。

矫正练习：转动髋关节，左右扭腰转胸，臀部力量行走。

（4）趣味步法矫正练习

踢球式：练习向正前方迈腿。

横向交叉步式：掌握两腿内侧肌肉的运用方法。

背后握手摆肩式：增强连接上体与腿部的肌肉力量练习。

（5）有意识地行走控制练习

要经常进行向正前方迈腿的练习。向前迈腿时有意识地运用踢球动作，使骨盆能够顺畅地转动，这样就能自然随意地控制腿部动作了。

13. 什么原因导致趋行步（小步快走式）？如何矫正？

感觉想要快走时需要小跑才行。这种行走方式能量消耗少，即便采用这种方式步行锻炼也达不到减肥的目的，难以取得效果。

（1）导致趋行步的原因

用这种方式走路的人，迈腿时骨盆没有转动。全身的肌肉力量不足，腿部不能抬高，不能向前摆动，从而导致不能快速行走。平时走路慢慢悠悠，脚蹭地面，拖拖沓沓，如果养成这种习惯的行走方式，即使是年轻人也会出现趋行步的现象。

（2）检查和纠正站立姿势

这种步态的人，站立时多数有驼背、上体前倾的现象，因此站立时要有意识地站直身体。有意识地收腹缩肛，头顶上方有向上悬吊提拉的感觉。然后深吸气，再快速迅猛的呼气。

（3）矫正方法练习

要想正确运用骨盆，就要进行柔韧性和力量锻炼。首先要加强骨盆功能锻炼。

矫正练习：臀部行走，转动髋关节。

（4）趣味步法矫正练习

蹑手蹑脚高抬腿式：促进髋关节、骨盆柔韧性练习。

大步跨越式：把重心迅速敏捷地移到前脚练习。

（5）有意识地行走控制练习

保持上体姿势正直，脚落地时有意使步幅比原来稍微加大 3cm，按照"大步跨越式"的步法要领，落地时向前伸大腿，这时上体不要前倾，身体重心就会达到大腿根部。有意识地让脚掌用力蹬地。心中默念着"前进，前进"向前走，这时就会不知不觉地迈动大腿，做出向前摆腿踢腿的动作。不要忘记，头顶上方有意识地向上悬吊提拉。

14. 什么原因导致职业女性步？如何矫正？

腰向前拱，形成反弓腰。给人昂首挺胸、清爽明快、坚定自信的印象，但这种步态易引起腰痛。此步态多见于穿高跟鞋的人。

（1）导致职业女性步的原因

腰部过分灵活柔软，腹肌（与骨盆相连，固定骨盆的肌肉）力量弱，就会出现腰反弓骨盆前倾的现象。为了使姿势幽雅而保持挺胸姿态，也会大幅增加腰部的负荷，这时骨盆不能很好地活动，就会引起慢性腰痛。

穿高跟鞋时，鞋跟的高度会影响腰部，出现反弓腰的姿势。背部肌肉始终处于紧张状态，这时的站立姿势就会形成上体前倾，臀部后翘的样子。行走时上衣会向后下滑，使人形成"卫士型"姿态。

（2）检查和纠正站立姿势

从侧面观察时，可以发现西服上衣的腰线和裙子的下摆都会向后翘起。检查身体重心可以发现，尽管 5 个重心的位置基本处于正确位置，但胸部和腹部会有明显的反弓现象。需要进行骨盆锻炼，同时感觉骨盆的正确位置。

站立时，为纠正骨盆倾斜，要有回缩收尾的感觉，有意识地收臀，长出一口气，收胸，不要反弓挺胸。

（3）纠正方法练习

进行骨盆稳定性练习时，要锻炼骨盆周围肌肉，以增强肌肉力量。肌肉收缩练习要平稳、缓和，动作到位。

大腿前侧肌肉僵硬时，也可以平稳缓和地进行高抬腿锻炼。

矫正练习：转动髋关节，左右扭腰转胸，单腿站立摆动，背弓起坐，足尖内外旋转，桥式运动。

（4）趣味步法矫正练习

低头含胸式：尽可能充分保持弓身驼背的姿势，使身体重心稍稍向前，双膝微曲，边走边呼气，一步一呼。腰背保持一定的紧张度，就可以自如轻松地行走了。

进 2 退 1 式：纠正两脚落地时腰部受冲击的现象，不仅是腹部，大腿根部也要有向前突出的感觉。在骨盆锻炼之后进行此项练习。

（5）有意识地行走控制练习

尾骨内收，腰部不要反弓，调整好站立姿势，用力大口呼气，胸部下沉。保持收腹姿势，将胸以下当作腿向前迈步，注意臀部不要后突后翘。

另外，如果重心没有从脚跟移到脚尖，就容易出现头部颤动的点头动作。如果是由于鞋跟过细、过高的话，应改穿适合的便于行走的鞋。

15. 步行锻炼时，不能正常地摆动手臂怎么办？

摆动手臂并不是幅度越大越好。大步快走时，摆臂幅度大。悠闲漫步时，肩部不用发力，小幅摆臂即可。

人们通常认为摆臂幅度不够大是肩背胸部肌肉僵硬酸痛的缘故。首先要进行肩部肌肉放松锻炼。另外，骨盆没有转动也是手臂摆动幅度不大的原因之一。骨盆转动时，为了保持身体平衡，手臂会自然摆动。手臂不能前后直线摆动，摆臂时向外横向摆动的情况有两种：一种是向后划水型，向前摆臂时向下向内，向后摆臂时向上向外。相反，另一种是向前撩水型，向前摆臂时向上向外，向后摆臂时向下向内。横向摆臂时，多数会有上体前倾，首先要纠正上体前倾动作，这是纠正行走方式的关键。大幅摆臂时，行走时多会出现身体反弓，同样也要先纠正身体反弓的动作。

16. 走不快的原因是什么？

尽管想拼命快走，可就是走不快，有时并不是因为年龄大而走不快，这是为什么呢？原因就是不能很好地快速向前移动重心。仅仅是两腿迈动速度快，并不能提高行走速度。要使重心快速准确地落在支撑腿上（使重心有意识地落在髋关节处），后面的腿用力蹬地，重心就会向前移动。这可以通过“进 2 退 1 式”的步法练习，掌握从臀部向前摆腿的方法和重心移动的方法。

另外，肌肉力量下降时，既不能向前大幅摆腿，也不能向后用力蹬腿，所以步幅就小。蹑手蹑脚高抬腿式行走练习和大步跨越式练习对此有效。这些方法可以加强向上抬腿的肌肉力量，增强髋关节的活动能力。因为蹬腿时需要腓肠肌的力量，所以也要同时进行站立足尖上翘练习。

第七章
CHAPTER 07

行走运动锻炼方法

1. 什么是科学步行 "357"？

著名心血管专家洪昭光教授总结了一套科学的步行方法，归结起来就是"357"。"3"指每次步行 3km，30 分钟以上，一次走完最好。最新研究表明，将步行运动分为二三次，效果不理想。"5"指每周运动 5 次左右。如能每天都运动，那就是有规律地健身运动。"7"指运动量达到中等量运动。中等量运动是指心率加年龄等于 170 次/分，比如某人 50 岁，运动时心跳要达到 120 次/分，某人 70 岁，运动时心跳 100 次/分即可。

步行运动总的来说就是要有恒——持之以恒，有序——循序渐进，有度——适度运动。

一般人可根据工作、生活状况，在自己适合的时间活动，但已有明显心血管病者，在清晨、空腹时不易运动。特别应注意防止两个最易诱发猝死的"危险三联征"：一是饱餐、酗酒、激动；二是严冬、凌晨、下雪。这两个三联征中的 3 种因素对心脏的缺血有叠加作用，极易造成意外，此时应绝对避免运动。酷暑也是心脏缺血危险因素，尤其是天热豪饮冰水。

2. 快步走的方法是什么？

（1）快步走健身效果好

快步走是一种步幅适中，步频加快，步速较快（130~250m/min），运动量稍大的走步。快步走适于有一定走步锻炼基础的健康中老年人及广大青少年。快步走锻炼，可进一步增强体质，特别是增强心血管和呼吸系统机能，提高身体和心理素质。

美国健康学家的一项新研究证实，"快走"的健身效果胜过"慢跑"。首先，"快走"比"慢跑"消耗的热量更多。其次，"快走"不易对足部、踝部造成伤害，因而较为安全。最后，穿T恤、西装、裙子均可，似乎更为潇洒自在。目前，美国的"快走健身者"已达7000万人，而且有专职教练专门指导健身者如何在海滨踏水快走、大沙滩踩水快走、田野顶风快走等。据介绍，"快走"的标准是：时速不低于7km。

另外，疾步快走也是现代生活的需要。古今中外走路姿势似乎大同小异，但仔细分析是有区别的。如果对中国古代儒生的走路和现代人走路作比较，可以看出时代的特点。走路速度加快，是现代人行为的一大特征。一位研究人员发现，凡生活节奏较快的地区，居民走路速度也相应加快。深圳人的走路速度高于上海，上海又略高于北京，而北京八九十年代人行走的速度又大幅高于五六十年代。据说世界上走路最快的是日本大阪人，达到每秒1.6m，东京次之。纽约人行走速度为每秒1.51m，居世界第4位。走路速度加快，就要求身体姿势做相应调整。一位专门研究脚掌的日本学者发现，人类在行走和站立时，身体重心的垂影，有越来越向前脚掌移动的趋向。这说明人类有着一种不自觉向前冲倾的意识。

为此，青少年和儿童必须接受快速行走的体育训练和军事操练，以适应未来社会生活的需要。快速行走的典范，自然是田径运动中的竞走。这是一种经过提炼、改造的快速走路姿势，但是把竞走搬到日常生活中来是不现实的，因为它是需要长期训练才能掌握的复杂动作，且对人的肌肉、关节、内脏器官都有较高的要求。然而，形成竞走快速运动的那些生物力学原则，却很值得人们借鉴。

（2）快步走动作要领

快步走的身体姿势：身体适度前倾3°~5°，抬头，垂肩背，挺胸，收腹收臀。

走步动作：在走步过程中，两臂配合两腿协同摆动，前摆时肘部呈90°角，手臂高度不得高于胸，后摆时肘部呈90°角，两手臂在体侧自然摆动，两臂摆幅随步幅的变化而变化。双腿交换频率加快，步幅尽量稳定，前摆腿的脚跟着地后迅速滚动而至前脚掌，动作要柔和，后脚离地。两脚以脚内侧为准踩成一条较直的线。臀部随向前迈步着地完成后蹬动作，而稍有前后左右的转动，但不宜过大。步速要均匀，也可走成变速，但不能出现腾空。

（3）快步走注意事项

①脉搏控制在 120~150 次/分，为进行跑步锻炼打下基础。

②步幅不要过分加大，主要加快步频。

③因运动量稍大，特别是运动器官及心脏负荷加重，呼吸频率加快，走步前应做好准备活动，以适应快步走的需要。

④冬天快步走前，应先慢走使脚发热后再快走。

3. 为什么说大步疾走是值得青年人崇尚的健身运动？

据报道，大步疾走不仅对神经衰弱、失眠、头疼、气喘等症状有很好的疗效，还可防治心血管病、糖尿病、肥胖症，减少白血病、胃肠溃疡、脑癌、骨质疏松症和风湿性关节炎等疾病的发病率。由于大步疾走具有健身作用，又具有独特的医疗作用，因此近年来兴起一种叫作"大步疾走"的健身方式，即每天坚持大步快走 30~40min。

目前，在新加坡、韩国及我国的一些中小学校里，老师们号召学生在上学往返途中做"大步疾走"锻炼。有关保健专家认为，少年儿童"大步疾走"有助锻炼肺活量和肌肉的耐力，可以避免因参与过于激烈的体育活动而对身体发育造成的不良影响，同时又可以促进大脑休息，有利于提高学生的学习效率。

在英国和法国的一些健美学校里，还把"大步疾走"作为一门必修课。健美专家认为，这项运动可以有效减少身体上多余的脂肪，缩小一些人的桶状腹部，校正行走姿势上的不良习惯，并使腿部得到最适当的锻炼，从而练就一双健美的双腿。另外，还可以增强肌肤的弹性，促进身心的正常发育。

4. 在平地上轻快地走步的方法是什么？

在平地上轻快地走步方法包括：腹部收紧，姿势正直；膝盖伸直，步幅加大；步行时用不至于疲劳的速度；选择合适的鞋；走时上下左右动作不要过大；径直地走；使脚背成拱形；摆臂；走时要左右对称；走时要充分调整心肺功能。

以上步骤确实是一个很好的方法，如果掌握这种正确的走路方法，就能够自然地走起来，步伐轻快健美。轻快的步伐，对女性来说，能够使体形变得苗条，体形苗条又使人能轻快潇洒地走路。为了轻快地走，要保持一定的速度，这里指的是散步时适当的速度。比如说走 1000m 用 10min，即保持 100m/min 的速度就可以，习惯后再逐渐提高速度。不管做什么事都要努力，所以不要觉得单调。可以把走路姿势作为一种魅力来引起别人注目。俗话说用美的步伐画一幅画，这就是轻快的走法。

5. 为什么说从行走到漫步小跑是一种很好的锻炼方法？

在习惯了行走以后，有时会试着跑起来，那么可以跑一跑，如果累了就走一走。一流的运动选手在早上训练的时候也有边走边跑的。也就是说，行走的途中走的速度加快，逐渐向跑过渡，在跑的过程中，慢慢减速为行走的姿势，如此反复交替进行，这样就会逐渐从中体会到竞走的感受，找到竞走的窍门。

对于初学者来说这是很好的指导方法，也能够校正行走的姿势。从步行→慢步小跑→竞走的一连串步骤中是能够体会到姿势和速度的。

6. 什么是快走与变速走？

快走是在平常步行的速度基础上有意识地加快速度。

所谓变速走，是田径技术中的间歇训练，在某段距离内尽可能地全速走。例如，400m 一圈的田径场，第一个 100m 全速走，第二个 100m 匀速走，如此交替进行。走一圈为一组，做若干组。而变速走 100m 一般是从 30 ~ 20s，逐渐缩短到 18s。持续练习变速走，会有助于竞走的效果。

7. 什么是散步运动？

（1）散步方法

①普通散步法：普通散步法速度为每分钟 60 ~ 90 步，每次应走 20 ~ 40min。这种散步法适宜冠心病、关节炎、高血压、脑出血后遗症和呼吸系统疾病的老年人。

②快速行走法：快速行走法速度为每分钟 90 ~ 120 步，每次应走 30 ~ 60min。快速行走法适宜身体健康的老年人，以及慢性关节炎、肠道疾病、高血压病恢复期的人。

③后臂背向散步法：行走时把两手的手背放在腰部，缓步背向行走 50

步，然后再向前走 100 步，这样一退一进反复行走 5～10 次。后臂背向散步法最适合患有轻微老年痴呆症、神经系统疾病的人。

④摆臂散步法：行走时两臂前后做较大幅度摆动。行走速度为每分钟 60～90 步。这种方法适宜于有肩周炎、上下肢关节炎、慢性气管炎及肺气肿等疾病的老年人。

⑤摩腹散步法：摩腹散步法是传统的中医养生法，行走时两手旋转按摩腹部，每分钟行走 30～60 步，每走一步按摩一周。

唐代孙思邈 101 岁，他在《长寿歌》提到，"饱食走百步，常以手摩腹。"现代医学研究证明，在走步中，两手进行自我腹部按摩可促进食物消化吸收，提高心脏供氧功能，可强健脾胃。

（2）散步的动作要领

①身体姿势：要保持正确的身体姿势，才能达到良好的锻炼效果。正确的身体姿势是自然正直，抬头、挺胸、收腹、收臀，保持与脊柱呈一条直线，两肩放松，手臂自然下垂。中老年人因机体机能走向老化，如脊柱弯曲、关节趋向僵硬。因此，老年人要做扩胸体操，直体站立的锻炼，使颈椎和脊椎、下肢呈一条直线，两臂自然下垂，两眼平视，在散步前做好预备姿势很有必要。

②走步动作：在走步过程中，头部正直但可以自由转动，上体正直，两臂协同两腿迈步动作自然前后摆动。两脚交替屈膝前摆，足跟着地滚动至脚尖时，另一腿屈膝前摆足着地，步幅因人而异，一般为 1～2 脚。

（3）散步时间

①春月散步。《素问·四气调神大论》曰："春三月，此谓发陈，天地俱生，万物以荣，夜卧早起，广步于庭，被发缓行，以使志生……此春气之应，养生之道也。逆之则伤肝。"春天是欣欣向荣的季节，人也应随春生之势而动。早起在庭院里散步是适宜时令的最好养生法。衣着要宽松保暖，步履要和缓有序，情绪要畅达，这样做可以养肝。

②清晨散步。《千斤翼方》云："鸡鸣时起，就卧中导引……四时气候和畅之日，量其时节寒温，出门行三里二里，及三百二百步为佳……"清晨散步，最好到树木较多的地方，若置身于青松翠柏之间，则更佳。空气清新，可调气血而爽精神。

③食后散步。《养性延命录》云："食毕当行，行毕，使人以粉摩腹数百过，大益也。"《老老恒言》曰："饭后食物停胃，必缓行数百步，散其气以

输于脾，则磨胃而易腐化。"至今尚有"饭后百步走，活到九十九"的说法，当然此话未必完全科学，近年来的医学研究认为，有些人，特别是老年人，饭后适当静坐或仰卧 30 分钟，然后再做活动或参加劳动，对健康更为有益。因为人在刚吃过饭后，大量食物集中在胃里，需大量消化液和血液来帮助把食物消化，这时适当休息，全身的血液就能流进消化器官，食物就能在胃中充分消化。若饭后立即外出散步，首先血液就会被运送到全身的各个部位，使胃肠血液供应不足，食物得不到很好的消化。其次，胃肠消化液的产生，是在食物的条件反射下，才能分泌旺盛。最后，胃肠会在活动中加快蠕动，而把没有经过充分消化的食物过早地推进小肠，而致食物中的营养素得不到充分消化和吸收，久之会引起消化不良。

在当今世界长寿之邦的日本，人们就有饭后平卧半小时的习惯。他们认为，年老体弱的人饭后以仰卧休息为宜，身体较好的青壮年人则以静坐休息为宜。由此可见，饭后不宜立即百步走，稍事休息再散步更能延年益寿。

糖尿病患者坚持饭前饭后散步 1 小时，可使血糖下降。

④睡前散步。临睡前散步，可以促进睡眠。美国总统理查德·尼克松每天早晨饭前散步 3.2km，傍晚饭后散步 1.6km 后就寝。

（4）散步的形式

散步锻炼形式可不拘，并非只是一味踱步。单纯走步，未免枯燥无味，可与其他内容结合起来，一则提高兴致，二则达到锻炼目的，一举两得。例如，漫步赏花，游览名胜，参观展览，结伴漫游，访贤问友等。乘其雅兴，长步当车，即可活动身体，亦可饱眼福广见闻，练在其中，乐在其中。

散步速度要慢，体现出悠闲自在的特点。据资料报道，步行每公里 10～20min 为宜，还可以再慢点，特别是有关节炎和心脏病的患者。

（5）散步注意事项

①散步前，宜全身放松，适当活动一下肢体，调匀呼吸，然后再从容展步。《老老恒言》中说："欲步先起立，振衣定息，以立功诸法徐徐行一度，然后从容展步，则精神足力，倍加爽健。"

②散步宜从容和缓，不宜匆忙，更不宜使琐事充满头脑。散步者，散而不拘之谓，"须得一种闲暇自如之态"。百事不思，如此可以使大脑解除疲劳，益智养神。

③步履宜轻松，有如闲庭信步，周身气血方可调达平和。唐代医家孙思邈有"行不宜疾"之说。《寿亲养老新书》中也有"徐徐步庭院散气"之论。

这种步法，形虽缓慢，然气血畅达，百脉疏通，内外协调，可取得较好的锻炼效果，对年老体弱的人而言，尤其适合。

④循序渐进宜量力。《老老恒言》曰："居常无所事，即于室内时时缓步，盘旋数十匝，使筋脉活动，络脉乃得流通，习之既久，步可渐至千百。……偶尔步欲少远，须自揣足力，毋勉强……"意思是说，散步要根据体力，循序渐进，量力而行，做到形劳而不倦，勿令气乏喘吁。这对于年老体弱有病之人，尤当注意。

⑤要持之以恒，将散步作为个人生活规律中必不可少的内容。

8. 散步健身运动有哪些方法？

当今散步健身运动已风靡世界，其方法颇多，一般常见的散步健身运动方法主要有以下几种。

（1）普通散步法

①方法与要求：用慢速（每分钟 60~70 步）和中速（每分钟 80~90 步）散步，每次 30~60min。

②目的与效果：适用于一般健身保健和中老年人健身锻炼。

（2）快速步行法

①方法与要求：每小时步行 5~7km，每次 30~60min，最高心率应控制在 120 次/分钟以内。

②目的与效果：适用于增强心力和减轻体重的健身锻炼。

（3）摆臂散步法

①方法与要求：步行时，两臂用力向前后摆动，增加肩带和胸廓的活动。

②目的与效果：适用于呼吸系统慢性病患者，具有增强呼吸系统功能的效果。

（4）定量步行法

①方法与要求：在平地和有 3°~5° 的坡度上步行。可定 15min 在有坡度的平坦地面上步行，然后再在平地上步行 15min。根据个人身体状况和场地情况，制订步行的时间和距离。

②目的与效果：适用于心血管系统慢性病患者和肥胖者。

（5）摩腹散步法

①方法与要求：一边散步，一边按摩腹部，可用一只或两只手的手掌抚摩或按揉腹部，这是我国传统的保健方法。

②目的与效果：可防治消化不良和胃肠道慢性疾病。《内功图说》列为"腹功"，认为"两手摩腹，移行百步，除食滞"。现代医学也认为，轻松散步及柔和的腹部按摩，可促进胃液的分泌和胃的排空。

（6）有目标的走步法

①方法与要求：正直行走在人行道上或操场有直线的跑道上，脚踩在直线上行走。

②目的与效果：适用于培养集中注意力和平衡能力。

（7）脚尖走路法

①方法与要求：提起脚跟重心前移用脚尖走路，甩开双臂向前步行。

②目的与效果：适用于足部力量锻炼，调节腹部和臀部的姿态。

（8）交叉走路法

①方法与要求：挺直身体，脚向内侧迈步，腰部随迈步而扭动向前行走。

②目的与效果：适用于增强腰部活动和身体的柔软与协调能力。

（9）扭动身体的走路法

①方法与要求：一只脚从后绕到另一只脚前面向前迈步，同时身躯和两臂随迈步维持身体平衡向前步行。

②目的与效果：适用于提高腰及膝部的柔韧性和协调能力。

（10）跳跃走路法

①方法与要求：先有一只脚提起落地的同时，另一只脚跳起来向前走，要有节奏而协调地跳走，两臂随跳走维持平衡。根据个人情况可快可慢。

②目的与效果：适用于提高脚部的力量，以及身体的协调和平衡能力。

（11）脚跟走路法

①方法与要求：脚尖翘起，脚跟着地支撑体重，同时两腿伸直向前迈步行走。

②目的与效果：适用于增强足部和腿部力量的锻炼，提高柔韧性。

（12）脚外侧走路法

①方法与要求：脚内侧向内翻，脚外侧着地支撑体重，同时两腿伸直向前迈步行走。

②目的与效果：适用于增强足部柔韧性和腿部协调性发展。

（13）医疗性步行法

①方法与要求：选择在平地和斜坡上进行步行锻炼，运动量由小到大，逐渐增加，可从1000m到3000m，分段行走，中间也可休息3~5min。步行的距离、时间和强度应根据个人特点而定。步行爬坡时可能引起轻微呼吸急促和心率加快，但在停止爬坡后以能在4~5min内恢复平静为宜。

②目的与效果：适用于慢性病患者的锻炼。例如，我国自古就推崇步行养生，因为步行活动能活血通络、畅达气肌、助脾化良、宁心养神、强壮筋骨、活动关节，提高人的免疫力，自然促进慢性病患者早日康复。

（14）气功健身步行法

①方法与要求：在步行时要做到练神、练气、练形。练神就是散步时，耳不旁听，目不旁视，注意力集中到丹田，全身放松，思想做到无杂念。练气就是步行时，采用腹式呼吸，舌抵上腭，用鼻呼吸，自然匀畅，气沉丹田。练形就是步行时，身体要挺直，上肢自然摆动，两臂下垂，目平视前方，脚步自然、轻盈，速度均匀有节奏，肢体动作协调，自然活泼。

②目的与效果：气功健身步行法，主要通过控制思想（调心），调整呼吸（调吸），放松肌肉（调身即形体姿势），来达到相互结合、松静自然、意气合一、动静结合、意念与动作合一，并发挥主观能动作用，对身心（形体和精神）进行自我锻炼。这种锻炼是一种"主动性自动调整过程"，对人体起着"自力更生""自我修复""自我调整""自我建设"的作用。

（15）倒走（后退走、退步走）

①方法与要求：初期练习时，后退走得步幅不要太大，可以小步后退前行，步频也不要太快。两臂放松，直臂前后摆动，也可放松屈肘前后摆动，双手也可叉腰，但两臂与步频要协调一致。走路时挺胸抬头，眼睛向前平视。脚向后迈步时膝关节自然伸直，先以脚掌着地，随后过渡到全脚掌着地。一般中老年人每天可倒行1~2次，每次20min。根据个人情况逐渐加大步幅和加快频率，增加距离和时间。

②目的与效果：退步走能使腰背部肌肉有规律地收缩和放松，有助于改

善腰部血液循环，加强新陈代谢，对缓解腰背部及解除下肢疲劳较为有效。退步走是非常态的动作，每退一步都必须使注意力高度集中，从而能迅速转移大脑皮层的兴奋点，有效地消除脑力劳动后的疲劳，缓解紧张情绪。退步走对于锻炼增强身体的平衡能力起着积极作用，同时能使腰部肌肉、踝关节、膝关节周围的肌肉韧带和股四头肌得到锻炼。

（16）赤足走

①方法与要求：初级赤足走路者，开始时可以在比较平坦的沙滩、泥土地、家中庭院平地、室内地板上进行，这样不至于感到刺痒、割脚，以免挫伤脚底。初练者赤足走路时，由于不太习惯，行走的时间和距离可以短一些，步幅小一些，步频慢一些，待足底适应后，再逐渐加大、加快，并可在柏油马路、普通的道路、运动场的空地、河床与山谷等路上进行。

②目的与效果：根据"足底反射"学理论，足底有着与内脏器官相联系的敏感区。由于人在赤足走路时，足底的敏感区（穴位）首先受到刺激，亦把信号传入相应的内脏器官及与内脏器官相关的大脑皮层，此后，大脑皮层又把经过综合分析后的冲动传到效应器官，这样就增强了人体的协调作用，从而达到强身健体的目的与效果。

（17）雨中散步法

①方法与要求：雨中散步时，着装要暖和，并要有雨具以防着凉和感冒。应穿雨鞋或胶鞋以免滑倒。步幅要小，步速要慢，重心放低以免摔倒，时间和距离不宜过长，以免劳累。尽量在平坦的路面上行走，并要注意交通安全。雨中散步最好结伴而行，以便互相照顾。

②目的与效果：满天细雨落在地上，可洗涤尘埃污物，净化空气。由于雨前残阳照射，初降细雨时所产生的大量阴离子，有"空气维生素"的美称，有利于雨中散步者安神逸志，消除人的身心疲劳。

（18）减肥步行法

①方法与要求：步幅要大，身体稍向前倾，前倾的支点应落在踝关节上，挺胸直背，腰部不能弯曲，同时利用臀部的前后转动来增长步幅。步行时，双臂应做大幅度前后摆动，摆动时上臂与胸部尽量保持90°角。

②目的与效果：步行的速度以每小时5~7km为宜，这样的速度身体每小时消耗的热量可达2090kJ。通过这样的步行锻炼，人们能减轻体重，每天都步行锻炼，效果会更好。这是因为人们每天摄取8360~12 540kJ热量的食物，

睡眠消耗掉约 6270kJ，一天活动约需 4180kJ，一个人如果不从事体力活动，其能量消耗很少，那么，一天中大约还有 2090kJ 的热量过剩。有些肥胖症患者，就是因为热量过剩。据资料显示，如果一个人每天用 2h 走 10km 的路，每天过剩的 2090kJ 的热量，大体上就可以全部消耗。因此有医学专家说，如果步行的速度和步姿掌握得当，步行是减肥的良好办法。

9. 如何在操场上行走？

走步爱好者可能最不喜欢去操场锻炼吧。许多人认为，在操场一圈一圈地走步枯燥无味。现在许多大型体育场的塑胶跑道对外开放，许多大学甚至中小学的操场也铺建成了塑胶跑道，这无疑是所有走步爱好者的福音。但是光有好的场地还是不行，还需要科学的行走锻炼法。为什么要强调时间节奏的重要性呢？这是因为只有保持一定的节奏，才能达到减肥、强身的目的。在操场的直道走的时候，可以加快速度和步长，但注意不要加速过快。

10. 通勤走要注意哪些问题？

上下班一定要挤公共汽车吗？可能对于走步爱好者来说没有这个必要。健身爱好者完全可以走步往返自己的工作单位和居住地，充分利用这段时间进行锻炼。一块毛巾，一套合适的运动服，怀揣零钱，就可以开始行走了。也许走路所用的时间比公共汽车所用的时间还要短呢！

但通勤走要注意：①携带的物品尽可能轻；②选择多样的路线；③选择地铁和公交车沿线走；④穿厚鞋垫的鞋慢慢走；⑤走步的沿线要有洗手间；⑥雨天的时候穿厚一点的袜子；⑦冬天走的时候要戴上手套；⑧夏天走的时候最好戴一顶有帽檐的帽子，防止太阳光直射。

11. 在马路和人行道上行走锻炼应该注意哪些问题？

马路地面虽然很坚硬，但是道路大多平坦，适宜进行行走锻炼。在选择马路的时候，尽量不要选择交通信号多的主要干道，应该选择居民小区等交通信号少的路。可是在大城市，不仅汽车很多，自行车也比较多，所以从安全的角度考虑，就不应该选择在马路上走了，应尽量选择在人行道上走步。当然在人行道上走的时候，也会遇到红绿灯。在等红绿灯的时候，可以做一下呼吸调整，并且做一些伸展运动的练习。

12. 如何在公园土路上行走?

在马路和人行道上走,无论是空气的新鲜度还是安全性,都不是很理想。但是,在许多大城市,随着城市的发展,绿地逐渐减少,很难找到可供走步锻炼的理想场地。在一些发达国家的大都市,除了发展城市设施外,政府也非常重视公园绿地的建设。比如在东京、纽约这样的大城市的市中心,就有代代木公园和中央公园等面积大、免费开放、绿树成荫、供走步爱好者使用的公园。在我国的大城市,如果能找到走步锻炼的公园,那真是再好不过了。土路的特点是土地松软,上坡下坡很多,所以比较消耗体力,但这正是锻炼体能的好机会。在公园里走还是一个体会走步乐趣,检验走步姿势是否正确的好机会,好好地体会一下自己的步子,脚的落地姿势和摆臂姿势,从而提高走步效率。

13. 在家中行走能达到健身效果吗?

人们往往觉得在家中走是不可思议的。据研究表明,在 $6m^2$ 左右的房间里进行 20min 的走步,就可以达到 70% 的最大摄氧量。在室内走的时候,主观运动强度要比在室内骑功率自行车轻松许多。虽然在室内走,没有景观的变化,自由度也受到限制,但是对于那些忙于家务和在家照看孩子的人来讲,这是非常便捷的。即使在天气不好的时候,也不用放弃走步的机会,可以用室内走来代替。

14. 为什么说踏步走是一种非常安全的健身方法?

(1) 踏步走也能健身

踏步走是原地走步或稍有向前移动的特殊走法。这是一种非常安全的锻炼方法,人人都会,不受年龄、性别、场地、工种、运动量的限制,在课间、工间、饭前、饭后,有时间就可以踏踏步。踏步走可锻炼下肢、腰腹肌肉和内脏器官系统的机能。其作用与散步几乎相同。俗话说"饭后百步走,活到九十九",而"饭后踏百步,活到一零五,看到重孙娶媳妇抱娃娃"的延年益寿锻炼佳话,也是一种有益的健身法。

（2）踏步走动作要领

两腿交替屈膝抬腿，全脚或前脚掌落地，两臂协同两腿前后直臂或屈臂摆动，屈膝抬腿最高点是大腿抬至髋高，直腿或屈膝落地均可，这种走法只有步频要求。

踏步走适于运动空间较小，风雪雨天，练习者身体不适或行动困难者，可选在室内外能站一个人的地方。

踏步走两腿交换频率因人而异，原地踏步者开始全脚着地阶段，由于支撑时间长，每腿 30 次/min 为宜。随着体力增加，前脚掌撑地时由于支撑时间短，每腿 45 次/min 为宜。踏步者可以根据身体素质情况，不断提高抬腿高度与两腿交换频率。

（3）踏步走注意事项

①用脉搏控制运动量，健康者 1min 快速踏步走脉搏最高可达 180 次/min，身体不适者 1 分钟原地踏步走脉搏最高控制在 120 次/min 以下，下肢残疾或有心脏病患者控制在 70~90 次/min。

②踏步走脚落地最好用前脚掌先着地，然后滚动全脚着地，注意脚的缓冲，身体重量落在前脚掌上。

③为达到减肥目的，运动时，可进行变速原地高抬腿踏步走。

④每天进行早晚两次原地踏步走训练，在踏步中要不断创出新的组合踏步法，如踏步四拍一转体、按音乐节拍踏步、闭眼原地踏步等。晚上全家人轮流在家中踏步比赛，可活跃家庭气氛，增进感情，增强全家人体质。

15. 赤脚步行与踏石步行有什么独特的健身特点？

很多例子表明，经常赤足走路的人脚板结实有力，肌肉相对发达，脚弓同样也非常有力量，并且具有很强的自我保护能力，一般不易受损伤。反之，长期将脚束缚在鞋子里，很容易患上一些足部疾病，如脚弓变形、关节炎、骨劳损及足底骨刺等。

我国传统医学对赤脚与踏石步行的保健作用给出很好的解释：人体内脏的各个部分在脚底都有相对应的点，让脚直接接触地面，能疏通经脉、强健脾胃，同时还能使人精气神充足，起到延年益寿的效果。现在很受欢迎的"脚底按摩器""按摩鞋"等就是受此启发开发生产的。

人们常常把脚的结构和功能与树根相比较，树根是树的生命之源，因此脚对人的重要性就不言而喻了。赤脚步行、踏石步行能很好地保护并促进脚的功能，放松双脚，使脚底的筋骨、肌肉、血管、神经得到良好刺激，并能使下肢的筋骨得到加倍放松，这样坚持一段时间后，锻炼者会觉得气流通畅，血压稳定，食欲增加，身体轻盈，精气神也倍爽。用一句古代养生的话来说，即"脚健者通体安和"。

由此可见，无论是赤脚步行还是踏石步行，除了具备有氧步行的健身效果外，更有其独特的健身特点：它们都很好地解放了长期受束缚的双脚，并通过刺激脚掌起到强身健体、延年益寿的良好功效。

16. 为什么说倒步走是减肥运动中最经济、收效最大的减肥方法？

（1）倒步走的健身作用

倒步走即反向行进，人倒着走步。

人走步本来是向前的，走惯了也舒服。而一反常态倒着向后走，会感觉不习惯，有一定难度，为了倒走得快一些就不得不付出较大体能。最近美国得克萨斯州一个陆军医疗中心的理疗专家莠莫西·费林邀请了 10 名倒步走志愿者进行耗能生理试验。结果显示，倒步走比正向走的氧气消耗量高 31%，心跳快 15%，血液中的乳酸含量也偏高，出现这种生理现象的根本原因是增加了走的动作难度，如脚着地方法、维持平衡的难度，使人们消耗更多的氧气和热量，因此倒步行进是减肥运动中最经济、收效最大的健身法，适合各年龄段的肥胖者。

倒步走时两腿交替向后迈步，增强了大腿后肌群和腰背部肌群的力量，因此可以防治腰痛。倒步走对小脑也起到保健作用，有利于提高人体的灵活性和协调性。因此，它适于有腰伤、腰疼、小脑平衡能力差的人。倒步走现在已广泛应用于健身。

（2）倒步走的动作要领

①倒步走身体姿势：上体自然直立，不要抬头后仰，眼平视。

②倒步走动作：右腿支撑，左腿屈膝后摆下落，前脚掌先着地后滚动到全脚着地，身体重心随之移至左腿时，右腿屈膝后摆下落，前脚掌先着地后滚动到全脚掌。两臂协同两腿自然摆动。在倒走过程中，初始阶段两眼可随同侧腿左右看以保持平衡，待平衡能力提高后，眼看前方，步幅一或两脚。

③倒步走的环境：要选择人稀车少、地面平坦的地方，直道段长的道路最为理想。

④倒步走速度：中老年者 60 步/min，逐渐加快，可通过加快步频获得，也可通过加大步幅获得。倒走变倒跑再变倒走。一般减肥者可以用此提高运动量，这会使肥胖者消耗更多的氧气和能量。

（3）倒步走的注意事项

①可用脉搏控制运动量：健康人的脉搏在 90~100 次/min，腰痛的人脉搏比自己安静时增加 10 次以上，肥胖者脉搏可达 120~140 次/min。

②倒步走每天早晚各一次，每天走 500m 以上，要循序渐进，根据个人不同的健身目的选择距离、运动量，但要持之以恒才能达到目的。

③倒步走开始因耗能量较多，减肥效果明显，但渐渐所消耗的能量会越来越少。因此，肥胖者要注意增加运动量，如提高速度、增加距离和次数、加负荷走（小腿加沙袋）等。中老年人则增加走跑练习，每天 2 次，每次 30~60min，走中可交替进行正向走和倒步走。

④倒步走时，人们的空间和知觉能力明显下降，容易发生各方向的跌倒，因此步速不要太快，要一步一个脚印地走，走稳了一步再走另一步。走步过程中低头，两眼扫视后下方，以控制方向。腰痛和腿脚不灵活者更要减速慢行。为确保安全，在走步中两腿交替迈步时，可不抬腿屈膝，前脚掌擦着地面向后交替倒退走也可以。

⑤结伴而行较好，一人正向走，一人倒步走，两人交替轮换，互相照顾，以防发生意外。同时互相鼓励，互相促进。

17. 倒着走可以改善股四头肌的疲劳吗？

这个问题的答案是肯定的。倒着走起着促进股四头肌疲劳的恢复、锻炼小腿的三头肌的作用。在长时间正常行走之后，股四头肌会疲劳，这时可以利用倒着走来调节走步情绪。倒着走最好在操场或人较少的地方进行。刚开始不要走得太快，大约和正常走的速度一样。要注意一定要掌握好平衡，防止因平衡没有掌握好而摔倒。其要领是：上肢放松，脚后跟抬起，用脚前掌走步。

18. 步行上下楼梯健身常用的方法有哪些?

步行上下楼梯是一种对健身锻炼颇有益处的运动，它是一种在"垂直运动场"上进行强身锻炼的项目，对于无暇锻炼身体的人这种方法更加适合。这项运动较适合中老年人锻炼，少年儿童将其视为一种娱乐项目，非常喜爱。

据推算，如果用中等速度一口气步行爬上 6 层楼，需要跨上 90~100 级、高 16~20cm 的台阶，若用时 1 分多钟，身体负荷量相当于平地步行 500m，心脏所承受的强度相当于用中等速度慢跑 200m。如果每天平均上下楼 4~6 次，相当于慢跑 1200~1500m 的运动量。如果持之以恒进行上下楼梯锻炼，不仅能焕发精神，而且锻炼效果较为明显。尤其是上下楼梯过程中，腰背部和下肢不停地运动，不但能使这些部位的肌肉、韧带张力得到发展，关节功能得到改善，而且能增强心肌的活力，并对预防老年性骨质疏松、肌肉萎缩有较好的作用。

据报道，一个体重 40kg 的人，经 10min 爬楼梯可消耗 836J 的热量，下楼梯消耗的热量为上楼梯时的 1/3。在同一时间内上楼梯的热量比散步多 4 倍，比跑步多 29%，因此，上下楼梯对防止肥胖症大有益处。有人做过测试，一个体形较胖的妇女，住在 3 层，每天坚持步行上下楼 5~6 次，一年能使体重减轻 3kg。人过中年运动量相对减少，经常上下楼能增加冠状动脉的血流量，有效预防冠心病的发生。

（1）步行上下楼梯健身常用的方法

①用脚尖慢走上下楼梯；②挺胸用全脚掌上下楼梯；③双手扶腰高抬大腿上下楼梯；④双手背后用脚尖上下楼梯；⑤双臂前后摆动和左右摆动上下楼梯；⑥双手持重物上下楼梯；⑦腿部绑沙袋上下楼梯；⑧双腿跳台阶上下楼梯。

（2）步行上下楼梯健身法与日常生活中上下楼梯的区别

这两种情况的目的不同及效果也不同。步行上下楼梯健身法是一种强身健体的有效手段，生活中的上下楼梯是不随意的自然动作，即机械劳动。生活中的上下楼梯不能代替有目的的锻炼健身效果。

步行楼梯健身法是一项比较激烈的有氧锻炼形式并且有一定强度，而生活中的上下楼梯是没有强度的，可随时停留和休息。

两者的动作要领虽然基本相同，但步行楼梯健身法对其动作要领有一定技术性和时间要求，即在一定时间内完成步行上下楼梯的数量。

19. 爬楼梯可以代替走步锻炼吗？

每天爬楼梯并不能完全代替走步锻炼。因为爬楼梯很容易使人产生疲劳、厌倦的情绪。如果住在 5 层楼，从 1 楼爬到 5 楼，大约只需要几分钟的时间。在这样短的时间内，身体根本得不到很好的锻炼。很少有人为了锻炼身体连续数次从 1 楼到 5 楼爬上爬下。如果住在 10 层楼的话，我想绝大多数人都会利用电梯上下楼。比如一座 60 层的高楼，大约有 1500 级台阶。按照正常的爬楼速度每分钟 100 级台阶的话，大约需要 15min。所以要想做 30min 的走步锻炼，要爬一个来回。在我国没有几个城市的高楼超过 60 层。即使在中等城市，也很难找到超过 30 层楼的大厦。因此，爬楼梯理想上是个好的运动方式，但在绝大多数的地方是不可行的。另外，爬楼梯需要腿部的力量，对于那些腰腿部肌肉较弱的人，这并不是一项好的运动。膝关节有病的人爬楼梯一定要当心。

20. 负重行走好不好？

提起负重走，许多人认为就是带着重物走，这种方式会迅速提高锻炼者的身体素质。如果卸掉重物，就会步履轻盈，走得更快。这是对负重走的一种误解。手提东西会增加上肢负荷，影响摆臂的姿势，而且很容易造成上肢疲劳，影响正确的摆臂姿势。在腿上绑沙袋，会对大腿和腰产生负担，不利于摆腿动作。如果腰部的力量不是很强，还有可能对腰部造成损伤。因此，负重对于刚刚参加走步锻炼的人而言，并不是一种行之有效的方法。请记住，走步效果的好坏，与走步的姿势和心率的次数直接相关，这才是走步健身的核心。

21. 雨中行走为什么更有利于健康？

（1）常在雨中走，好处多多

我们绝大多数人喜欢在天晴时户外走步，如遇不好的天气，有的人改在室内，有的人就停止了。殊不知欧美一些国家的健身爱好者却喜欢在细雨中漫步，遇上细雨就不失时机地外出走步，他们提出"雨中行走更有利于健康"。

①细雨可洗涤空气中的尘埃和污物、净化空气，使路面不再起尘土，锻炼者在细雨中行走会神清气爽。

②对空气的探索发现，由于放射性物质的作用，空气发生电离后产生阴离子和阳离子，阴离子在一定浓度下，可以促进人体新陈代谢，改善呼吸功能，增强体质，阴离子享有"空气维生素"之称，在雨中空气所产生的大量阴离子，可使人精神振奋。

③小雨滴从空气中降落，不带辐射污染物，可使皮肤变滑。

④雨中走步，也是一场天然的凉水浴，能锻炼和增强机体对突遇冷凉的适应能力。

（2）雨中走步的注意事项

①在雨中走，对于我们大多数人来说可能是一种尝试，各种年龄的健身爱好者接受雨中走步法，首先应进行试探性锻炼，不能在尚未适应且无准备的情况下就冒雨疾走。中老年健身爱好者，有的平时就坚持冷水浴，他们可逐渐增加雨中散步的时间和距离，从而适应在雨中走步。对于没有冷水浴习惯的中老年人，应先在毛毛雨中散步，过一段时间后再在小雨或中雨中走步。

②雨中走步之后，回到家应换下湿衣服，先拿毛巾擦干皮肤之后，再洗个温水澡，这样有利于加强血管舒张，改善血液循环。

③持之以恒，有雨天外出走步，没雨天则在家淋冷水浴，再外出走步，特别要克服固有的惰性。

④身体不适，如感冒或患其他疾病时，不宜进行雨中走步。

22. 在水中游走和在陆地上走步哪个更有效果？

经常有人问我为什么多年进行游泳锻炼，却不能减肥。我详细询问了他们的锻炼计划，发现都有一个共同的缺点，就是不能在游泳池持续游上20min。如果想减轻体重，身体内的代谢必须达到脂肪代谢才能使脂肪"燃烧"，也就是说一定要坚持一口气游上20min以上，身体才开始进行脂肪代谢。在游泳池游过泳的人都知道，有多种因素干扰着游泳爱好者的锻炼。比如说到了夏天，游泳池里的人很多，经常是人碰人，要想持续地、不受干扰地游上20min，几乎是不可能的。再比如，一不小心，不巧喝上几口水或呛了一下，这就会大幅影响游泳者的情绪，甚至会马上放弃游泳。所以，我认为在陆地上走步锻炼的益处和功效远远大于在泳池里游泳的功效。因为在陆地上，走步场所的选择性大。我想没有人喜欢在热闹的王府井或南京路上走步吧！大多数的走步爱好者都会选择环境好、人少的地方，这样就会大幅减少锻炼的干扰因素，提高持续行走的概率，达到健身和减肥的效果。

23. 为什么要在林间和水边行走？

人们都渴望亲近大自然。在水边走步不仅空气新鲜，而且宁静的湖水会使人忘却工作、学习所带来的压力和烦恼。虽然在有水的地方走步，可以给人以凉爽的感觉，但是炎热的夏天在海边走步，几乎没有遮阳的地方，应当提前做好防止中暑的准备。

在林间走步可以说一年四季都可获益。春天的林间，空气柔和，四周嫩绿；夏天的林间，凉爽宜人；秋天的林间，红叶丰满；冬天的林间，落叶遍地，柔软无比。在林间走步，春夏秋冬都是适宜的。

24. 怎样在山地上行走？

在爬坡时步幅变小，摆臂加大，身体会向前倾；在下坡时，身体重心要比较偏后，步幅加大。不过，如果太在意走路的方式，步伐会变形，走起来比较困难。

（1）上坡时的注意事项

前倾的姿势稍大于自然时的5°为宜，但不可以为了前倾而弯腰。在陡坡时加大摆臂，臂可弯曲摆动，用肩部力量带动身体向上走。脚的步幅要比平常大一些。脚离地时高度为10~15cm，前腿膝盖稍弯曲，着重发挥后腿的作用，就能够放松起来。眼视前方5~10m处，即使很疲劳，也不要看脚尖。大口吸气，吐气要短。

（2）下坡时的注意事项

上体姿势不要过于后倾。步幅不要过于拉大，腿部尽量放开，臂的位置低一点。从着地到移动重心要圆滑。决不要做成前屈的姿势。自然摆臂，前臂不要向胸前摆动。膝盖不要极度弯曲，全身放松，利用自己的体重向下走。

25. 什么是竞走健身法？

（1）竞走健身的动作要领

竞走是一种快速的走步，但与普通走步不同。普通走步的步幅小、频率慢，两腿可以弯曲，两臂自然下垂、摆动。竞走要求步幅大、频率快，脚着地和蹬地时腿要伸直，两臂大约屈成90°角前后摆动。竞走是两腿交互迈步前进，在任何时间不得两脚同时离地，也就是说不准跑。

①前蹬腿落地动作。脚跟靠近竞走运动中线先着地，通过脚外侧柔和滚动过渡到全脚掌，最后由大拇指内侧离地，呈下趴态，使身体重心即刻移动到支撑足上，同时膝关节必须伸直，当身体与地面垂直时，支撑腿同侧骨盆稍向上提，以缓冲着地时的阻力。

②后蹬动作。从身体重心前移超过垂直地面到蹬地脚趾离开地面止，叫作后蹬阶段。其作用在于积极扒蹬地面，使人体前移获得动力。后蹬动作主要有支撑腿蹬地，摆动腿前摆动，骨盆沿身体垂直轴转动，髋关节积极前移。

③前摆和着地动作。从支撑腿脚蹬离地面到膝关节摆至最高点上，叫作前摆阶段。从膝关节前摆至最高点到脚跟着地，叫作准备着地阶段。后蹬结束向前摆腿时，摆动腿同侧的髋应主动前移，小腿应随着大腿的前摆而向前。当接近地面时，骨盆前移，大腿下压，膝关节伸直，用脚跟先着地，脚尖放松稍内转，同时摆动腿同侧的髋关节向前扭动，以加大步长。

④臂部动作。竞走时要屈肘摆臂，两肘弯曲的程度要根据个人的习惯和特点而定，一般长距离竞走时屈肘角度稍大些，短距离竞走时屈肘角度要小一些。向后摆臂时稍向外侧，肘抬得高一些，用力大一些。向前摆时稍向内侧，手可以超过身体的中心线，高约与肩平。臂的摆动要和步子的频率配合一致，距离短时摆动要快些，距离长时要慢些。摆臂时要尽量放松，以缓解上体肌肉的紧张。

⑤头部、上体和髋关节。头要正，两眼平视向前看。身体重心沿着直线前进，只有重心在平稳的状况下前进才能获得更快的速度。因此，要求上体保持自然正直和协调，不要前后倾倒或左右歪斜。

竞走时髋关节骨（骨盆沿着身体纵轴前后转动，当一只脚向前迈出时，同侧的髋关节要随着向前移动，这个动作可以加大步长，使动作轻松自然及保持竞走的直线性。为了保持竞走时的直线性，要注意避免"八字脚"。因此，落地时脚内侧必须保持在一条直线上。

⑥竞走时的呼吸和练习方法。竞走时呼吸应做到自然，要和步子的节奏配合好。一般是两步一呼，两步一吸，但千万不要闭气。

初学竞走时，可先选择几种练习方法，以达到掌握正确的竞走动作技术。①学习脚着地技术的练习：原地两脚前后站立，后腿蹬伸送髋使前腿由脚跟着地滚动到外侧到全脚掌着地；前摆小腿，脚跟着地放松走，反复进行；以脚跟先着地大步放松走动，反复练习。②学习腿部动作和骨盆转动技术练习：画一条直线，沿直线做脚跟先着地的大步走，反复练习；交叉走步，体会髋骨围绕身体纵轴转动和脚跟着地，反复练习；两脚左右开立，与肩同宽，两手扶墙，作骨盆回环转动，然后做手不扶墙的重复练习。③学习摆臂与腿部动作配合的技术练习：原地摆臂动作练习，和其他练习穿插进行；原地摆臂配合骨盆沿纵轴传动，腿一屈一伸，反复练习；行进间做臂、腿配合练习，然后做完整技术动作练习。

（2） 竞走健身的作用

竞走是在普通的走步动作上演变而成的。近年来，人们把它称为具有保健意义的理想健身运动，它也是一项长距离或超长距离的竞赛项目。竞走健身锻炼，可以说不受场地、器材、季节的限制，无论在什么地方都可以进行锻炼。

由于竞走时肩和髋关节的活动幅度较大，腿与脚需用力蹬地，对提高双臂、肩部、髋部、腿部及踝部的肌肉力量和关节的灵活性大有裨益。同时这项运动还能增强人体的循环系统、呼吸系统的机能。竞走对肥胖者来说更是一项理想的运动，因为竞走时全身肌肉都参与活动，消耗热量大，从而能有效地消耗体内脂肪，达到减肥的目的。此外，通过竞走锻炼，人们不但可以提高耐久力，而且还能培养吃苦耐劳的精神和坚忍不拔的斗志。因此，竞走是一项健身锻炼和具有实用价值的运动项目，颇受人们喜爱。

26. 为什么说远足也是一种步行锻炼身体的方法？

去郊外远足，并不是像爬山那么困难的道路，只要有一些高低起伏的道路，这样最适合进行有氧步行，而且不会使人感觉疲惫不堪。

在大自然中能够消除压力，神清气爽。决定时间和目标来步行，中途停下来呼吸新鲜空气，就能够达到有氧步行的效果。

27. 徒步旅行应注意哪些问题？

徒步旅行主要是指在休假期间，几个人聚在一起进行的自助式徒步旅行，这与旅行社组织的团体行走旅行有很大差别。徒步旅行不是走马观花，而是深入街头巷尾、田间地头，去感受当地的文化内涵，是一种心理体验的旅行。

参加徒步旅行，要慎重选择团队，因为每个人的性格、爱好及能力都有很大差异，所关注的领域也不同。即使旅行开始，也要做好充分的心理准备，随时调整日程安排。在徒步旅行前还要了解一下所去地区的风土人情。

如果是领队，一定要事先做好计划，决定路线或探险方案等。如准备不充分很容易发生意外而不知所措。对每天走的距离、地形特征、有关历史等情况也要了如指掌，否则难免出问题，或是浪费时间。特别是如果当地有些传染性疾病，还应提前做好预防接种，否则容易被传染。

第八章

CHAPTER 08

行走锻炼计划的制订

1. 制订行走锻炼计划有哪些好处？

要长期坚持行走锻炼，就需要制订一个具体的计划，无论是周计划、月计划，还是年计划都要提出具体任务，确定锻炼的内容、手段、数量和时间等。原因包括以下几个方面。

①有了锻炼计划，才能合理安排健身走，可避免盲目性，克服惰性，增强科学性，以收到预期的效果。当然，开始制订的计划，可能把锻炼量安排得过大或过小，还应当在执行过程中不断地修改和调整，使它适合自己的身体情况。

②有计划地进行行走锻炼，才能更好地自我监督，在健身走过程中，才能经常检查自己的身体反应，以便确定运动量是否合适，锻炼方法是否正确。如果没有计划，高兴就多走，不高兴就少走或不走，就不会达到锻炼的效果。

③有计划的锻炼，能及时发现存在的问题，排除不利因素，不断增强体质，探索适合自己的锻炼方式，更有效地提高健康水平。

2. 制订行走锻炼计划一般应遵循哪些基本原则？

安排行走锻炼计划，要以科学求实的精神作指导。人们健康水平的增进，运动能力的提高，是按照它本身的规律发展的。尊重运动本身发展规律，在制订锻炼计划时，就应以科学的原则为依据。

（1）个体化原则

无论男女老少，体质强弱，都可以参加健身走锻炼。这说明健身走人群的构成可以是多元的。同时每个参加者主观上的要求也有所不同，有些人为了增进健康，而有的人则想提高成绩，这些差别都是客观存在的。因此，在制订计划时要考虑这些差别，遵循个体化原则。

（2）循序渐进

体质的增强是经常锻炼的结果。在锻炼时，应遵循由易到难、由简到繁、由慢到快的原则，才能使锻炼计划富有科学性。活动量要由少到多，强度由小到大，并且呈现波浪起伏的特点。因此，活动量的增加不是直线上升的，而应保证有节奏地起伏。

（3）尊重实践

制订了锻炼计划后，就要认真遵守。如在实际锻炼中或锻炼后，发现计划有问题，感觉活动量过大，强度过高，练习手段有些不当等，就应该主动调整计划。

在制订锻炼计划时，还要考虑季节的变化，场地的条件，自己的工作，以及生活的安排等。例如，冬季活动量可以大一些，而且多做长距离走的练习；夏季活动量小一些，在傍晚凉爽的时候，多做场地练习。再如，个人工作不同，生活的安排也有差异，所以在锻炼时间上也会有所不同，有的多一些，有的少一些；有人喜欢参加晨练，而有人喜欢在傍晚进行步行锻炼。

（4）磨炼意志品质

意志品质的培养是在不断克服困难的情况下进行的。在锻炼过程中，要适当地提高难度和强度，并且要培养自己能够在各种不利的条件下坚持锻炼。只有这样，才能使自己在锻炼中既增强体质，又磨炼意志。

3. 不同人群的锻炼计划

①如何安排女性人群的锻炼计划？首先，应该根据女性生理的特点来安排活动量。一般来说，女性的肌肉力量较弱，柔韧性好，脂肪较多，内脏器官的机能较一般男性要差一些，所以必须适当地减少活动量和强度。其次，要根据经期的变化来安排锻炼计划。在月经期间，除了进行一些较轻微的活动，应暂停锻炼；在经期前后要根据身体的实际情况减少距离和强度，如有不舒服的感觉时，应停止锻炼。最后，注意全面锻炼，促进身体全面发展，同时要加强腹、腰部的锻炼、增强腹腰周围的肌肉功能，保证腹腰内各种器官在正常位置上，这对女性的健康有很重要的意义。

②如何安排青少年的锻炼计划？青少年正处在长身体的大好时机，这时如果能够合理地安排锻炼活动，将对身体的健康发育打下良好的基础。要根据青少年的生理特点来安排锻炼计划，这样才能收到预期的效果。一般来说，青少年的锻炼应该从全面发展入手，健身走锻炼的量和时间应该折中，距离最好在1000~2000m。尤其在开始阶段，更应该注意活动量的调节，适当地进行一些田径、球类和体操等练习，这将有助于提高青少年的兴趣爱好。

③如何安排成年人的锻炼计划？年纪较大的人步行锻炼，主要是为了增强体质，所以锻炼计划可以简单一些，但要注意以下几点：第一，安排活动量时要严格遵守定量原则，运动强度应该小一些。如果增加活动量，最好从增加锻炼的次数、走的距离和时间方面着手。第二，由于柔韧性是随着人的年龄增长而逐渐减退的，所以在锻炼过程中要适当加强腹、腰、髋部的柔韧性练习。第三，练习时最好用腹式呼吸法，并养成这个习惯，这对促进消化机能、改善血液循环状况都有较大的作用。

4. 在制订行走锻炼计划时一般应考虑哪些问题？

行走锻炼计划，只是一个基本的依据和参照。人们在制订自己锻炼计划时，应根据上述的原则和方法，结合个人的情况和习惯，来制订符合自己实际的计划。在制订锻炼计划时应注意以下几个问题。

①根据自身体质情况，从实际出发，灵活执行。例如，年龄在40岁以上、身体较弱或有慢性病、每天工作后比较累的人，开始时应注意运动量和强度控制在较低的水平。体质较好的人可以适当增加起始锻炼强度和量，保证较高水平的锻炼状态。

②一般的慢性病患者，可以根据身体情况，在锻炼时注意身体感觉和脉搏变化，感觉异常应到医院进行检查，不能性急，更不要蛮干，如有心脏病、高血压、冠心病、动脉硬化或其他疾病等，在制订计划前，应到医院进行检查，在医生指导下进行锻炼。

5. 行走锻炼的步骤是什么？日程如何安排？

健身行走锻炼的步骤可分以下几个方面。

（1）检查身体状况

在身体状况不佳或身体某些部位疼痛的情况下，最好先暂停步行锻炼。

出现下述情况时不能进行步行锻炼：眩晕、走路摇摆不稳、呼吸困难、心悸心慌、胸闷、气短、憋气、关节肌肉疼痛比平时严重。

（2）必要的锻炼准备与注意事项

如果温差较大，高血压患者及老年人要在出门前稍微停留一会以适应室外温度。

如果有膝关节、脚踝关节等疼痛时，可以采取一些保暖措施，如戴护腕、护膝等，以防止发生关节痛，同时还要充分地做好准备活动。

锻炼过程中注意补充水分。步行锻炼时如果出汗量较大，一定要携带充足的饮用水、饮料等。糖尿病患者用药要注意预防出现低血糖，必要时可饮用100%的果汁饮料。对花粉过敏的人要注意采取各种预防措施，如戴口罩、面罩等。

冬季步行锻炼时要注意防寒。如果长时间步行锻炼身体发热出汗，则适宜穿着较轻薄的衣服。夏季要注意预防中暑，防紫外线。

（3）步行开始阶段

步行开始时速度较慢，经过3~5min，感觉身体适应后，再逐渐提高步行速度。

（4）正式步行锻炼

可根据个人的具体情况决定步行锻炼的时间，在上下班或购物时可进行有时间限制的步行锻炼，也可以把步行当作主要活动内容。虽然长时间的步行锻炼可以取得更好的效果，但也不要运动过量，过分追求运动效果。

如果有时间在公园里进行步行锻炼，可以做一些放松和伸展练习，以及其他方式的锻炼，如伸展腰背，活动脚踝、手腕的锻炼。

（5）结束步行后的自我放松调理

步行结束时，不要马上停下来不动，应该在原地踏步或来回放松小步走，调节呼吸，当感觉身体轻松时可以停止放松活动，随后做一些肌肉牵拉和按摩活动，当呼吸完全恢复平静时，就可以结束此次锻炼。

6. 上班族为什么应将行走计划纳入生活常规？

上班族在上班和下班时走得很不一样。上班时走得很快，速度是一天中最快的。很多人可达每小时4.5km。在这种时速下，心跳可达每分钟100~

115次。这样走对健康非常有利。但是，这样走也有问题。第一个问题是有关走的装束，即衣服和鞋的问题，当然鞋更重要些。由于地面反冲力大，穿皮鞋很不适合。因此，如有可能，在上班的路上应穿专门用于走或用于跑的软底鞋。建议上班时穿运动鞋，进入办公室换上皮鞋。第二个问题是走的时间不够长。每次应走1.5～2km。而这么长的距离，人们总希望骑自行车或乘公共汽车，愿意走长距离上班的人不多。无论如何，匆匆忙忙地走不如下决心认真地走，早起15分钟，这样既锻炼了身体，也养成了早睡早起的好习惯。

下班回家，也有类似的问题。下班后有些人走得无精打采，缩着肩，小步子，膝盖也打着弯，显得疲倦不堪。照这样走，越走越累。因此，走时应挺起胸膛，伸直脊梁骨。这样即使工作一天后很疲劳，积极地走上一趟也可以消除疲劳。为了确保步行时间，可绕道多走些路。这样不但可以消除身体的疲劳，也可以消除脑力劳动的疲劳。

总之，奉劝上下班的人们，改变一下生活习惯，将走纳入生活的常规吧！它会带给你意想不到的惊喜。

第九章
CHAPTER 09

行走锻炼运动处方的制定

1. 什么是运动处方?

指导医生、教练员或体育教师给准备从事身体锻炼者按其年龄、性别、心肺或运动器官的功能及运动经历、健康状况等特点,用处方的形式,规定适当的内容和运动量,称为运动处方。据国内外报道,运动处方的对象广、种类繁多,有竞技性运动处方和一般人的健身运动处方,康复期治疗性运动处方,也有预防性运动处方等。

（1）健身运动处方

它是人们比较熟悉的强身健体的运动锻炼方式,是指按健康人的身体状况制定的锻炼标准。这一形式,大多选用有氧运动项目为基本内容。因为这些内容简便、易行,其运动形式和技术的要求也不高,而且强度低、有节奏、不中断、持续时间长,还便于进行运动中的自我监督和控制,是锻炼参加者在保证安全的前提下有效增进身体健康的最理想方法之一。

现在比较流行的和适合于不同年龄的健身处方有步行健身运动处方,慢跑健身运动处方（走跑交替运动处方、间歇跑健身运动处方、短程健身跑运动处方、常规健身跑运动处方）,游泳健身运动处方,登楼梯健身运动处方,自行车健身运动处方,健身操运动处方等。

（2）康复运动处方

它是针对治疗人体所患的某种疾病而制定的一种特定运动形式,通过不同的锻炼方法和严格规定的运动强度,以刺激机体各器官、系统发生相应的生理反应,长期系统合理地锻炼,可以消除或减轻患者的症状。因此,康复运动处方是体育运动为人类健康服务做出的一大贡献。

目前针对一些常见病和多发病的康复运动处方有高血压运动处方，冠心病运动处方，偏瘫运动处方，神经衰弱与失眠运动处方，慢性支气管炎运动处方，肺结核运动处方，胃下垂运动处方，慢性胃肠病运动处方，痔疮运动处方，便秘运动处方，痛经运动处方，颈椎病运动处方，肩周炎运动处方，腰肌劳损运动处方，腰椎间盘突出运动处方，肥大性脊椎炎运动处方，癌症运动处方等。

（3）其他分类的运动处方

其他常用的运动处方有老年人运动处方，中年人运动处方，肥胖症运动处方，青少年运动处方等。

根据应用的目的和对象又可分为：

①竞技训练运动处方，指运动员根据运动处方进行科学训练，以提高身体素质和运动技术水平。

②临床治疗运动处方，指对患有某种疾病的人应用运动处方，以治疗疾病、提高康复医疗效果。

③预防保健运动处方，指健康人和中老年人进行运动处方锻炼，以增强体质、提高健康水平。

2. 运动处方制定的原则和程序是什么？

（1）运动处方制定的原则

在制定和实施运动处方时，要注意处理好以下几个方面的问题。

①运动处方要根据个体化实施。由于每个人的身体情况不同，不可能有一个固定适合每个人的处方。因此，运动处方的制定必须根据每个人的具体情况，因人而异，区别对待。

②运动处方要便于修订和调整。在实施运动处方过程中，既有主客观情况的变化又有一个适应过程，要不断调整修改，使之成为完全符合自己条件的运动处方，一个安全、有效、愉快的运动处方。

③保持安全界限和有效界限。为了强身健体和康复的效果，应限定安全界限和有效界限。安全界限是指锻炼者在保证不会出现意外事故的情况下，所承受的最大运动量或强度。有效界限是指达到最低锻炼效果的最小运动量或强度。安全界限和有效界限之间，就是运动处方最安全而有效的范围。在这个范围内，运动强度、时间和频率等越高，效果就越好。

④遵循持之以恒和渐进性原则。进行运动处方锻炼贵在持之以恒，不能"三天打鱼，两天晒网"，违背科学的盲目锻炼，其效果往往适得其反，甚至给健康带来不利影响。人体对反复持久的运动锻炼有一个适应过程，体质的增强则建立在适应能力逐渐提高的基础上。因此，运动处方的制定，在持之以恒的同时，还要兼顾渐进性原则。

（2）制定运动处方的程序（见图9.1）

①健康诊断。对锻炼者进行身体检查（形态、机能、心理、既往病史），了解健康状况。

②体力测试。对锻炼者的运动能力进行测试和诊断。

③确定目标。全面分析锻炼者的具体情况，找出亟待解决的主要问题，确定目标。

④选择练习内容和手段。根据主要目标选择相应的运动项目和锻炼手段。

⑤制定运动处方。制定锻炼者从事体育活动的合理运动时间、运动强度和注意事项，并将其整个内容书写成处方。

⑥锻炼效果的评价及运动处方的修订和调整。通过一段时间的锻炼后，对锻炼效果进行评价。根据评价结果，重新修订和调整运动处方的内容。

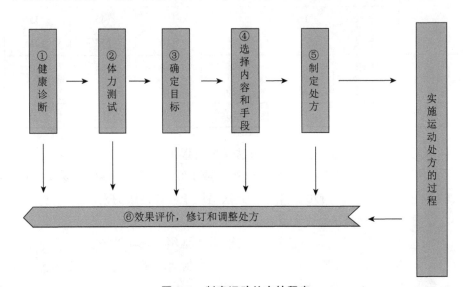

图9.1　制定运动处方的程序

3. 运动处方应包括哪些方面的内容？

一个完整的处方，应包括锻炼内容、每周锻炼次数和每次锻炼时间、运动负荷及注意事项等。

①锻炼内容。可选择气功、太极拳、走步、慢跑、徒手操，以及其他运动项目。

②锻炼次数和时间。每周锻炼几次，应根据各人的锻炼目的要求，以及锻炼条件而定，每次锻炼一般在 15 分钟到 1 小时为宜。

③运动负荷。体质及心肺功能水平较差者，通常以小强度负荷为宜。若为了减肥，则可采用中等强度和小强度相结合的负荷。目前国内外以心率作为运动负荷的标准，如表 9.1 所示。

④注意事项。如心血管系统疾病患者应避免剧烈运动和憋气练习等。

表 9.1　常用的运动处方符合指标

负　荷		心率（次/分）				
		20~29 岁	30~39 岁	40~49 岁	50~59 岁	60 岁以上
较大	上限	165	160	150	145	135
	下限	150	145	140	135	125
中等	上限	135	135	130	125	120
	下限	125	120	115	110	110
小		110	110	105	100	100

常用的按心率确定运动强度的方法主要有以下几种。

①年龄减算法。运动适宜心率=180（或170）-年龄。如果 60 岁以上或体质较差的中老年人则用 170 减年龄，此法适用于身体健康的人。

②净增心率计算法。

（运动后心率-安静时心率）≤60 次/分为强组；≤40 次/分为中组；≤20次/分为弱组。按体质强、中、弱三组分别控制运动量，此法适用于心脏病、高血压及肺气肿等慢性病患者。

③运动量百分比分级法。

计算公式 = $\dfrac{运动后心率-运动前心率}{运动前心率} \times 100\%$。评定：运动后净增心率达

71%以上者为大运动强度，运动后净增心率在 51%～70% 者为中等运动强度，运动后净增心率为 50% 以下者为小运动强度。此法在运动疗法中广泛应用，尤其适用于高血压、冠心病和年老体弱者。运动强度可参考表 9.2。

表 9.2 体力年龄级别运动强度与心率的关系（次/分）

运动强度	符合强度	100%		80%		60%		40%		20%	
		最大强度		高强度		中等强度				轻度	
	运动的大致目标	运动强度的极限值		中老年人增进健康应在此范围内持续运动				初学者可以此水平运动		这种程度算不上运动	
体力年龄组	年龄（岁）	男	女	男	女	男	女	男	女	男	女
	10～19	202	195	174	168	146	141	117	114	88	87
	20～29	195	186	168	161	141	136	114	110	87	85
	30～39	188	175	162	152	137	129	111	106	86	83
	40～49	181	165	157	144	133	123	108	102	84	81
	50～59	175	155	152	136	129	117	106	98	83	79
	60～69	168	146	146	127	125	112	103	94	82	77
	70～79	161	136	141	121	121	106	100	90	80	75
运动感觉		非常费力		很费力		慢跑程度		轻松运动		很轻松	

4. 怎样制定步行健身运动处方？

步行健身的速度、强度、距离和时间的标准不能一概而论，应根据自身的健康状况、体力和锻炼习惯自行掌握。为了提供参考，一般来讲，步行速度每分钟达 133m（约 7km/h），心率可达最大心率的 70%，这是最好的有氧运动，对健康效果最佳。

对于 40～59 岁的人，步行锻炼应注意 7 点：①速度以每分钟 100m 为限（大致相当于急忙过十字路口的速度）。②距离为 1000×2 = 2000m。③每日或隔日 1 次，每次 20 分钟。④步行的姿势应为上半身前倾，大步流星地走。⑤为防止对头部的震荡，鞋后跟最好为加厚橡胶底或较有弹性的软运动鞋。⑥最好选择空气新鲜、环境幽雅的适宜场所。⑦步行的时间最好选择清晨、睡前或进餐后半小时进行。

据此，将各个年龄组步行健身运动处方列于表中，以供对照（见表9.3～表9.7）。

12周走跑交替运动处方（30～40岁）如表9.8所示。

中年人20分钟走跑交替运动处方如表9.9所示。

表9.3　各年龄组步行预备性锻炼处方表

周次	30岁以下				30～39岁				40～49岁				50岁以上			
	距离（m）	时间	每周次数	每周得分	距离（m）	时间	每周次数	每周得分	距离（m）	时间	每周次数	每周得分	距离（m）	时间	每周次数	每周得分
1	1600	15′	5	5	1600	17′30″	5	5	1600	18′	5	5	1600	18′30″	5	5
2	1600	14′	5	10	1600	15′30″	5	5	1600	16′	5	5	1600	16′30″	5	5
3	1600	13′45″	5	10	1600	14′15″	5	10	2400	24′	5	7.5	1600	15′	5	5
4	2400	21′30″	5	15	2400	14′	5	10	2400	22′30″	5	7.5	2400	24′30″	5	7.5
5	2400	21′	5	15	2400	21′15″	5	15	3200	31′	5	10	2400	23′	5	7.5
6	2400	20′30″	5	15	2400	21′15″	5	15	3200	30′	5	10	2400	22′30″	5	7.5

表9.4　30岁以下步行锻炼处方表

周次	一级体力				二级体力				三级体力			
	距离（m）	时间	每周次数	每周得分	距离（m）	时间	每周次数	每周得分	距离（m）	时间	每周次数	每周得分
7	3200	28′	5	20	3200	27′30″	5	20	4000 4800	33′15″ 41′30″	4 1	26
8	3200	27′45″	5	20	3200 4000	27′30″ 33′45″	3 2	22	4000 4800	33′ 40′	3 2	27
9	3200	27′30″	5	20	3200 4000	27′30″ 33′30″	3 2	22	4800	41′	5	30
10	3200 4000	27′30″ 33′45″	3 2	22	4000 4800	33′15″ 41′15″	3 2	27	6400	55′	3	33

周次	一级体力				二级体力				三级体力			
	距离（m）	时间	每周次数	每周得分	距离（m）	时间	每周次数	每周得分	距离（m）	时间	每周次数	每周得分
11	3200 4000	27′30″ 33′30″	3 2	22	4000 4800	33′ 46′	3 2	27				
12	4000 4800	33′15″ 41′30″	4 1	26	4800	41′	5	30				
13	4000 4800	33′15″ 41′15″	3 2	27	6400	55′	3	33				
14	4800 4960	33′ 40′	3 2	27								
15	4800	41′	5	30								
16	6400	55′	3	33								

表9.5　30~39岁步行锻炼处方表

周次	一级体力				二级体力				三级体力			
	距离（m）	时间	每周次数	每周得分	距离（m）	时间	每周次数	每周得分	距离（m）	时间	每周次数	每周得分
7	2400	21′	5	15	3200	28′30″	5	20	4000 4800	35′ 43′15″	3 2	27
8	3200	28′45″	5	20	3200	28′30″	5	20	4000 4800	34′30″ 42′30″	3 2	27
9	3200	28′30″	5	20	3200 400	28′ 35′30″	3 2	22	4800	42′30″	5	30
10	3200	28′	5	20	4000 4800	34′45″ 43′	3 2	27	6400	56′30″	3	33

续表

周次	一级体力 距离(m)	时间	每周次数	每周得分	二级体力 距离(m)	时间	每周次数	每周得分	三级体力 距离(m)	时间	每周次数	每周得分
11	3200 4000	28' 35'30"	3 2	22	4000 4800	34'30" 42'30"	3 2	27				
12	4000 4800	35' 43'15"	3 2	27	4800	42'30"	5	30				
13	4000 4800	34'45" 43'	3 2	27	6400	56'30"	3	33				
14	4000 4800	34'30" 42'30"	3 2	27								
15	4800	42'30"	5	30								
16	6400	56'30"	3	33								

表9.6　40~49岁步行锻炼处方表

周次	一级体力 距离(m)	时间	每周次数	每周得分	二级体力 距离(m)	时间	每周次数	每周得分	三级体力 距离(m)	时间	每周次数	每周得分
7	4000	37'45"	5	12.5	3200 4000	29'30" 36'	3 2	16	4000 4800	35'30" 43'45"	4 1	23
8	4000	36'30"	5	12.5	2400 4000	21'30" 35'30"	3 2	19	4000 4800	34'45" 42'45"	3 2	27
9	3200 4000	29'30" 36'	3 2	16	3200 4000	28' 36'	3 2	22	4800	42'45"	5	30
10	2400 4000	21'30" 35'30"	3 2	19	3200 4000	28' 43'	2 3	26	6400	56'45"	3	33

周次	一级体力				二级体力				三级体力			
	距离(m)	时间	每周次数	每周得分	距离(m)	时间	每周次数	每周得分	距离(m)	时间	每周次数	每周得分
11	3200 4000	28′ 36′	3 2	22	4000 4800	34′45″ 42′45″	3 2	27				
12	4000 4800	35′30″ 43′45″	4 1	23	4800	42′45″	5	30				
13	3200 4800	28′ 43′	3 2	26	6400	56′45″	3	33				
14	4000 4800	34′45″ 42′45″	3 2	27								
15	4800	42′45″	5	30								
16	6400	56′45″	3	33								

表 9.7 50 岁以上步行锻炼处方表

周次	一级体力				二级体力				三级体力			
	距离(m)	时间	每周次数	每周得分	距离(m)	时间	每周次数	每周得分	距离(m)	时间	每周次数	每周得分
7	3200	32′	5	10	4000	38′30″	5	12.5	4000 4800	36′ 44′30″	3 2	21
8	3200	31′	5	10	3200 4000	28′45″ 37′30″	3 2	15.5	4000 4800	36′ 43′	3 2	27
9	4000	38′30″	5	12.5	3200 4000	28′30″ 37′	3 2	17	4800	43′	5	30
10	3200 4000	28′45″ 37′30″	3 2	15.5	3200 4800	28′ 43′15″	2 3	26	6400	57′	3	33

周次	一级体力				二级体力				三级体力			
	距离（m）	时间	每周次数	每周得分	距离（m）	时间	每周次数	每周得分	距离（m）	时间	每周次数	每周得分
11	3200 4000	28′30″ 37′	3 2	17	4000 4800	35′30″ 43′	3 2	27				
12	4000 4800	36′ 44′30″	3 2	21	4800	43′	5	30				
13	3200 4800	28′ 43′15″	2 3	26	6400	57′	3	33				
14	4000 4800	35′ 43′	3 2	27								
15	4800	43′	5	30								
16	6400	57′	3	33								

表 9.8　12 周走跑交替运动处方（30~49 岁）

周次	运动形式	距离（m）	时间	每周次数	得分
1	走	3200	34′00″	3	12.2
2	走	4000	42′00″	3	16.3
3	走	4800	50′00″	3	20.4
4	走跑交替	3200	25′00″	4	26.4
5	走跑交替	3200	24′00″	4	28
6	慢跑	3200	22′00″	4	31.6
7	慢跑	3200	20′00″	4	36
8	慢跑	4000	26′00″	4	43.7
9	慢跑	4000	25′00″	4	46
10	慢跑	4800	31′00″	4	53.7
11	慢跑	4800	29′00″	4	57.6
12	慢跑	4800	27′00″	4	61.3

表 9.9　中年人 20 分钟走跑交替运动处方

周次	每周跑 2~4 次	总时间（分）
1	跑 1 分钟+走 1 分钟，重复 3 次，再跑 1 分钟	7
2	跑 1 分钟+走 1 分钟，重复 5 次	10
3	跑 2 分钟+走 1 分钟，重复 4 次，再跑 2 分钟	14
4	跑 3 分钟+走 1 分钟，重复 4 次	16
5	跑 4 分钟+走 1 分钟，重复 4 次	20
6	跑 5 分钟+走 1 分钟，重复 3 次，再跑 2 分钟	20
7	跑 6 分钟+走 1 分钟，重复 3 次	21
8	跑 8 分钟+走 1 分钟，重复 2 次，再跑 2 分钟	20
9	跑 10 分钟+走 1 分钟，重复 2 次	22
10	跑 10 分钟+走 1 分钟（要求不休息地连续跑）	20

5. 慢跑和行走交替健身运动处方主要有哪些内容？

慢跑和行走交替练习，也是老年人进行锻炼健身的一种形式。人们一般从慢跑 30 秒、行走 30~60 秒开始，逐渐增加跑步时间，以提高心脏负荷，这样反复进行 10~20 次，总时间在 12~30 分钟。以后每周根据体力提高情况再增运动量，每日或隔日进行一次，如表 9.10 所示。

表 9.10　慢跑和行走交替运动处方方案

周次	慢跑（秒）	行走（秒）	重复次数	总时间（分）	总距离（米）
1	30	30	开始 8 次，以后每天加 1 次，加至 12 次	8~12	500~800
2	60	30	开始 8 次，以后每天加 1 次，加至 10 次	9~15	1200~2400
3	120	30	开始 8 次，以后每天加 1 次，加至 10 次	15~25	2400~4000
4	240	60	开始 4 次，以后加至 6 次	20~30	3200~4800

6. 登楼梯健身运动处方主要有哪些内容？

登楼梯是一项健身与日常生活相结合的运动，动作简单，容易开展，且运动量便于调节，在城市备受人们的青睐，已成为现代流行的一种健身妙法。

据美国《时代周刊》报道，登楼梯已成为美国近年来发展较快的健身运动，大约有 400 万人参加这项活动，自 1988 年以来至少增加了 40%，其中既有精力充沛的年轻人，也有年迈体弱的老年人，既有年轻的职业运动员，也有作为父母的中年人。

美国的登楼梯出现于 1968 年，当时健康学权威肯尼斯·库珀注意到登楼梯的益处而加以倡导，他认为登楼梯是有氧运动，有利于锻炼人体的肌肉和全身耐力。研究结果表明，每天登 5 层楼梯，可使心脏病的发病率较不登楼梯的人减少 25%。美国斯坦福大学巴非巴格博士于 1987 年在一份研究中指出，登一级楼梯可延长预测寿命 4 秒钟。他发现一个人每周登 5000 级楼梯（即日登 714 级，相当于上下 6 层楼 3 次），消耗的热量是 8371J（2000kcal），死亡率比那些不运动的人低 1/4 ~ 1/3。他推断，每 30 年便可延长生命 1 年。巴博士认为，该研究的目的是希望人们明白，即便是登楼梯这样的运动，对保持健康长寿也有重要作用。

西班牙《趣味》杂志曾报道，每登一级楼梯大约能延长寿命 5 秒钟。据美国一项调查证明，35 ~ 80 岁的人，如果每天登 833 级楼梯（相当于上下 7 层楼梯 3 次），他的寿命就可延长两年半。登楼梯的形式多种多样，一般健身主要采用走（爬）、跑、多级跨越和跳台阶等形式，锻炼者可根据自身的健康状况和环境条件，选择适宜的锻炼方式。登楼梯锻炼特别是初次参加者应注意以下 4 点。

第一，登楼梯是一项比较剧烈的有氧锻炼形式，参加者必须具有良好的健康状态，并严格遵循循序渐进的原则。

第二，登楼梯锻炼中，应与健身步行（散步）、健身跑步等健身锻炼相结合，不要以登楼梯作为唯一的锻炼健身项目。

第三，登楼梯锻炼中，其强度应根据个人情况而定，一般应以适中强度进行，以不感到非常紧张和吃力为度。

第四，登楼梯的速度与持续时间构成运动强度（速度×时间＝运动强度）。初次参加锻炼者，宜从慢速度长时间开始，随着锻炼水平的提高，可以逐步加快速度和延长持续时间，当自己的体力在 1 分钟内登完 5 ~ 6 个楼梯段或能

持续 10 分钟以上时，即可过渡到跑楼梯。（表 9.11，表 9.12）

表 9.11　各个年龄组登楼梯健身运动处方

周次	年龄段											
	30 岁以下			30~39 岁			40~49 岁			50 岁以上		
	每分钟所跑梯段	每次练习持续时间	次数周	每分钟所跑梯段	每次练习持续时间	次数周	每分钟所跑梯段	每次练习持续时间	次数周	每分钟所跑梯段	每次练习持续时间	次数周
1	6	11'00"	5	6	10'00"	5	5	12'00"	5	5	12'00"	5
2	6	12'00"	5	6	11'00"	5	5	13'00"	5	5	13'00"	5
3	6	13'00"	5	6	12'00"	5	6	13'00"	5	5	13'00"	5
4	7	12'00"	5	7	12'00"	5	6	13'30"	5	6	13'00"	5
5	7	13'00"	5	7	13'00"	5	7	12'30"	5	6	13'30"	5
6	8	12'30"	5	7	14'00"	5	7	13'00"	5	6	14'00"	5

表 9.12　体力评价表

强度 %	强度感觉	心率（次/分）					其他感觉
		60 岁以上	50~59 岁	40~49 岁	30~39 岁	20~29 岁	
100	最累	155	165	175	185	190	全身疲劳不堪
90	非常累	145	155	160	165	170	勉强，同 100% 的疲劳没有差别，能说几句话，气喘
80	累	135	145	150	160	165	不想再练，喉干唇燥，仅能坚持
70	较累	125	135	140	145	150	紧张，汗流浃背，忐忑不安，怕再练下去

7. 如何监督步行运动处方锻炼中的运动量？

（1）一般感觉判断运动量

①运动量适宜的感觉。有微汗，轻松愉快；稍有感觉疲乏休息后即可消失；有运动欲望，体力充沛。

②运动量过大的感觉。大汗淋漓，气喘，非常疲劳；倦怠，乏力，食欲减退，睡眠不佳；运动后15分钟尚未恢复正常脉搏；缺乏运动欲望。

③运动量不足的感觉。身体无发热感。脉搏也无变化，即没有运动锻炼的感觉。

（2）心率监测运动量推算参考表（表9.13）

表9.13 心率监测运动量推算参考表

12 分钟检测（米）	处方强度（%）						
	40	50	60	70	80	90	100
1200	50	60	70	85	95	110	120
1300	50	65	80	90	105	115	130
1400	55	70	85	95	110	125	140
1500	60	75	90	100	115	130	145
1600	60	80	95	110	125	140	155
1700	65	85	100	115	130	150	165
1800	70	90	105	125	140	160	175
1900	75	95	110	130	150	165	185
2000	75	95	115	135	155	170	190
2100	80	100	120	140	160	180	200
2200	85	105	125	145	170	190	210
2300	90	110	130	155	175	200	220
2400	90	115	140	160	185	205	230
2500	95	120	140	165	190	210	235
2600	100	125	145	170	195	220	245

续表

12分钟检测 （米）	处方强度（%）						
	40	50	60	70	80	90	100
2700	10	130	155	180	205	230	255
2800	105	135	160	185	210	240	265
2900	110	140	165	195	220	250	275
3000	110	140	170	200	225	250	280
3100	115	145	175	205	230	260	290
3200	120	150	180	210	240	270	300
3300	125	155	185	215	250	280	310
3400	130	160	190	225	255	290	320
3500	130	165	195	230	260	295	325
3600	135	170	200	235	270	300	335

第十章
CHAPTER 10

行走运动量的控制与自我监督

1. 为什么说掌握好步行锻炼的运动量是至关重要的？

如果步行锻炼的运动量过小，对人体的作用微不足道；而运动量过大会使人体过度疲劳，甚至损害身体健康。因此，掌握好行走锻炼的运动量是至关重要的。一般人把运动量理解为行走的距离多少，其实这只是运动量的一个因素。运动量应包括数量、强度、频率、质量 4 个因素。对健身走锻炼者来说，主要需掌握好行走的数量和强度这两个因素。行走的强度一般是用最大吸氧量的百分比来计算。有意从事健身走锻炼的人，开始锻炼时的运动量很重要。有的人一开始运动量安排得较大；经过一段时间锻炼后，身体感觉很不适，被迫停止锻炼，认为"自己和健身走无缘"，其实这是开始时运动量安排不当的结果。一般来说，健身走锻炼应从较小运动量开始。

除了安排好初始锻炼的运动量外，明确不同年龄组健身行走的适宜运动量也十分必要。前民主德国运动医学研究中心对中老年人进行了专门研究，认为如果运动强度为 30% 最大吸氧量，而且锻炼时间不长，作用是微不足道的；以 40%~50% 最大吸氧量的强度进行锻炼，才能引起身体的良好反应；以 60%~80% 最大吸氧量的强度进行锻炼，心肺系统功能的提高最为明显。日本大阪市住友医院的宇佐美畅久博士也赞同这一观点。他认为适宜的运动强度是 57%~78% 最大吸氧量，如果运动强度超过 80%，身体就会出现较多不适感。

60 岁以上的老年人健身走时，应按照 50% 最大吸氧量的强度（心率为110 次/分），锻炼时间为 30 分钟；或按照 55% 最大吸氧量的强度（心率为115 次/分），锻炼时间为 20 分钟。也就是说，老年人适宜的运动量为小运动量。

中年人、青年和少年的适宜强度分别如下：50～59 岁为 50%～55%最大吸氧量（心率为 110～120 次/分），40～49 岁为 55%～60%最大吸氧量（心率为 120～130 次/分），30～39 岁为 55%～60%最大吸氧量（心率为 130～135 次/分），18～29 岁为 60%～65%最大吸氧量（心率为 135～140 次/分），13～17 岁为 55%～60%最大吸氧量（心率为 135～140 次/分）。

儿童健身走的适宜运动量应以小运动量为主，运动强度为 50%～55%最大吸氧量（心率为 135～140 次/分），锻炼时间为 20～30 分钟。

经过多年的健身走锻炼，随着身体机能的提高，适宜运动量也要相应提高。如果锻炼者要参加各种类型的行走比赛，在准备比赛期间，还应安排一定的大运动量训练。

2. 如何把握好自己步行锻炼的运动量？

锻炼是增强体质的最有效、最根本的办法，每种运动的强度都是不一样的，像篮球或者跑步等项目的运动量一般比较大，运动时的冲击力也比较大，受时间、场地的限制比较多。因此，步行这种和缓的运动逐渐被广大锻炼者所接受。

步行运动轻松和缓，可是如何掌握好运动量却经常困扰着想要锻炼的人们。现在大多数人没有较多的空余时间来行走，可是又担心行走的距离和时间太短，达不到锻炼健身的效果。对于普通的锻炼者来说，什么样的运动量既不耽误太多的时间，又可以取得不错的锻炼效果呢？

医学专家根据运动生理学的研究成果向大众推荐：坚持每周行走 5 天，每次行走 30 分钟，就可以达到健身防病的效果。

这个推荐的运动时间是符合人体运动生理学的。我们知道，在运动的时候，身体消耗的首先是糖类。在运动 20 分钟以后，脂肪燃烧提供的能量在人体所需消耗的能量中所占比例开始上升，糖类分解提供的能量所占比例逐渐下降。当行走锻炼达到大概 2 个小时的时候，脂肪燃烧提供的能量超过糖类分解提供的能量，占到主导地位。因此，行走时间至少要达到 20 分钟，只有这样，才能够使脂肪得到燃烧的机会，得到锻炼的效果。行走如果能够达到 2 个小时以上，能够促使脂肪大量燃烧，那当然可以达到理想的锻炼效果了。

可是，现代人的生活压力和工作节奏都比以前紧张得多。如果让每个锻炼者从每天繁忙的工作生活中抽出 2 个小时进行步行锻炼，是不大符合现实情况的。因此，每周锻炼 5 次，每次 30 分钟更符合现代人生活繁忙、时间紧张的现实情况。与 2 小时相比，30 分钟还是比较容易抽出来的，如上下班的时候可以提前一两站下车，步行去公司或者回家；晚饭后或者睡觉前也可以出去散步半小时；出去逛街的时候，可以多转一转，货比三家的同时也进行了步行锻炼。此外，还有很多情况我们也可以利用起来做锻炼，只要大家留心，每天 30 分钟的锻炼时间是比较容易达到的。

此外，30 分钟对于刚刚参加锻炼的人来说，也是比较合适的。因为 30 分钟的运动量不是很大，不会因为运动时间过长，乳酸在肌肉中堆积，导致肌肉酸痛，发生运动疲劳；也不会给关节和腰背部肌肉造成太大的负担，让锻炼者因为锻炼时间长的问题望而却步。如果要求锻炼 2 小时，许多步行锻炼者会因此放弃这种锻炼方式。

每天行走锻炼 30 分钟，可以提高肌肉的耐力，促进血液循环，防止冠心病、动脉硬化的发生，还能够增强人体的免疫力。值得一提的是，步行锻炼的减肥效果比跑步还要好。

每周行走 5 次，每次行走 30 分钟，对于繁忙的现代人来说，是最适合的运动量，它的锻炼效果已经被世界各地众多的锻炼者所证实。

3. 如何自我判断步行锻炼运动量的不足？

人每天所需的运动量为 300kcal。那么，大家如何判断自己是否运动不足或处于何种运动不足的状态呢？可能有人会说，我天天在工作单位走来走去，不会运动不足；有的人说，我每天都在做家务活，经常满头大汗，不会运动不足；还有人说，我每个星期都到游泳池游泳，也不会运动不足。这些都是自己的主观判断。要真正了解自己是否运动不足，推荐大家用"生活中的运动量检查表"（表 10.1）和"运动量评判表"（表 10.2）来判断一下。

表 10.1　生活中的运动量检查表

生活中的运动量	运动点数
1. 上下班时步行或骑自行车的时间	
a. 单程合计步行 20 分钟以上	8
b. 单程合计步行 10 分钟以上	4
c. 单程合计步行 9 分钟以上	0
d. 单程合计骑自行车 15 分钟以上	3

续表

生活中的运动量	运动点数
e. 单程合计步行 14 分钟以下	0
2. 工作之余或午间休息的时候离开工作地点的时间长短或次数	
a. 单程 20 分钟以上，2 次左右	16
b. 单程 20 分钟以上，1 次左右	8
c. 单程 20 分钟以上，每天 2 次左右	8
d. 单程 20 分钟以上，每天 1 次左右	4
e. 基本上不外出	0
3. 工作时全身运动和成站立姿势的时间长短	
a. 全身劳动（道路施工、搬运重物等）每天 2 小时以上	12
b. 全身劳动（道路施工、搬运重物等）每天 1 小时以上	6
c. 全身劳动（道路施工、搬运重物等）每天 30 分钟以上	3
d. 站立状态的工作（工作现场监督、收银员工作等），每天 3 小时，或在大型建筑物内经常有步行的机会	9
e. 站立状态的工作（工作现场监督、收银员工作等），每天 2 小时，或坐立型工作和走路型工作各占一半	6
f. 站立状态的工作（工作现场监督、收银员工作等），每天 1 小时，以坐着工作为主，偶尔有步行的时间	3
g. 基本上坐着工作	2
4. 定期体育锻炼的时间	
a. 运动时间合计每周 5 小时以上	15
b. 运动时间合计每周 3 小时以上	9
c. 运动时间合计每周 2 小时以上	6
d. 运动时间合计每周 1 小时以上	3
e. 步行（不包括第一项和第三项所涉及的步行）每周合计 5 小时以上	12
f. 步行（不包括第一项和第三项所涉及的步行）每周合计 3 小时以上	7
g. 步行（不包括第一项和第三项所涉及的步行）每周合计 2 小时以上	5
h. 步行（不包括第一项和第三项所涉及的步行）每周合计 1 小时以上	2
i. 不符合 a~h 选项，但体育运动一次 90 分钟以上，每月 1~3 次	1
j. 每天做一次广播体操	0

表 10.2　运动量评判表

级别	点数	评价
A	25/周以上	满足运动充足的条件，应该加强和注意营养与休息，保持健康的生活方式
B	20~24/周	基本上满足运动充足的条件，应该稍微增加运动量，保持健康的体能
C	13~19/周	有运动不足的倾向。如果不注意加强体育锻炼，体力会很快下降，老化现象会很早出现
D	12/周以下	完全处于运动不足的状态。如果持续下去，会加速老化现象，成人病的发生率很大。现在应该认真考虑自己的生活方式，制订长期锻炼计划，加强自我健康管理

4. 如何确定每周步行锻炼身体的次数？

　　行走健身锻炼像其他健身运动一样，只要坚持科学锻炼，就会促进身体各器官和系统功能的改善，从而达到增强体质、提高健康水平的目的。运动医学科研工作者曾对健身走跑爱好者进行过观察和实验，发现锻炼一次，身体的变化可以保持 2 天左右。行走运动像其他体育活动一样，每经过一次锻炼，身体各器官的功能均会有所变化，这样一次接一次地锻炼，身体的良好变化就会积累起来，达到增强体质、提高健康水平的目的。为了使身体这种良好的变化不断积累而不消退，就需要进行反复锻炼和巩固，并持之以恒地坚持下去。如果锻炼"三天打鱼，两天晒网"，甚至在较长一段时间内中断锻炼，就无法收到理想的锻炼效果，导致身体机能发生一系列退行性变化，身体对外界的适应能力降低，造成身体健康水平停滞不前或前功尽弃的结果。

　　在处理锻炼次数和时间的关系上，有人做过相关实验。让两组锻炼者以相同的强度进行锻炼，一组每周锻炼 5 次，每次活动 10 分钟；另一组每周锻炼 1 次，每次活动 50 分钟，总运动量相等。结果显示，每周锻炼 5 次组中锻炼者最大吸氧量的增加量比另一组高出 1 倍多。由此可见，有氧健身走锻炼者应该逐渐增加锻炼次数，并坚持下去。运动医学科研工作者的实验结果表明，刚开始锻炼的人每周应锻炼 3~4 次，或每隔 1 天练 1 次，才能获得锻炼效果。随着身体机能的提高，再逐渐增加锻炼次数，一般达到每周 6 次。

5. 如何才能最简便地知道自己步行的速度？

在没有测步器或不能用汽车测量距离时，最简单的方法就是测量自己每分钟能走多少步。一般来说，一步的平均长度是 2.5 英尺（1 英尺 = 0.3048m）。专家利用这种方法测量步速（步长指的是迈出一步时从前脚后跟到后脚后跟的距离）。具体数字如下：

每分钟 70 步相当于每英里耗时 30 分钟，或每小时 2 英里（1 英里 ≈ 1.61km）。

每分钟 105 步相当于每英里耗时 20 分钟，或每小时 3 英里。

每分钟 140 步相当于每英里耗时 15 分钟，或每小时 4 英里。

如果你留心测量自己的步伐，很容易精确地估计出自己的步速，你就会知道每英里 20 分钟或 15 分钟是什么样的情况。

6. 步行锻炼为什么要强调适度运动？

对成年人也好，对青少年儿童也好，都有运动适度的问题，何种程度的运动是适度的运动呢？

适度运动是指运动量已达一段时间内最大运动能力的 60%～70%。最大运动能力是指竭尽全力、最大限度的运动能力。

以举杠铃这项运动为例，若一个人倾注全身力气可举起 100kg 的杠铃，那么其举杠铃的最大运动能力是 100kg。若为保健目的举杠铃，就应举 60～70kg 的杠铃。

还有一点也很重要，不管是两天运动一次也好，三天运动两次也好，始终都要坚持。运动的秘诀是"运动强度×时间（距离或次数）是尽全力时的 60%～70%"。若进行健身走锻炼，速度应与一边讲话一边走的速度相近，以几乎要跑起来为限。

最大运动能力的定义与时间有关，它不是指年轻力壮时的最大运动能力，人的最大运动能力随年龄而变。

为达到健康的目的，运动要持之以恒。要保证一周内进行数次运动，以便运动效果能在前次的基础上累积，取得更大的效果。凡是运动，都不应"三天打鱼，两天晒网"。

对重视比赛成绩的运动员来讲，当然不能主张"六七分饱"式的运动，否则培养不出优秀的专业运动员，这是由运动的目的所决定的。

7. 步行锻炼应该天天进行吗？

从运动作用来讲，应在上一次运动未丧失作用之前进行下一次运动，这样运动效果可以叠加，这种作用称为累积作用。

不能说一周参加一次运动起不到作用，也不能说每天都得运动才有效。

一周运动一次，如每周日认真地走 1 小时，也有很大的累积作用，比一次也不走要好得多。倘若两周走一次，就看不出有什么效果了。

一般建议一周走两次，每次约 1 小时，最理想的是每天走半小时，将行走作为生活的一部分。

也有人认为，最好每天都走，多走一些直到心满意足。实际上，这样运动过后，人们会感到疲劳，称为"积蓄性疲劳"。这种疲劳对中老年人有较大危害。

为避免"积蓄性疲劳"，不同年龄的人，应安排不同的运动量。30 岁以下的年轻人，不容易产生这类疲劳，可以每天走得多一些。40 岁以上的人每周应休息一天。到了五六十岁，每周应休息两天。70 岁以上的人，应视身体状况而定。

8. 步行锻炼自我监督的目的是什么？如何进行自我监督？

自我监督是指在健身锻炼中通过观察了解自身健康和机能状况的方法，可以及时了解锻炼效果，掌握锻炼后的身体变化情况，并能及时发现问题，以便更好地改进锻炼的方法。

自我监督的方法主要包括主观感觉和客观检查两种。

一是主观感觉。

①自行判断锻炼后，是感觉精力充沛、活泼愉快呢？还是感到精神萎靡不振、软懒无力或者容易倦怠和激动呢？如果属于后者，则要考虑是不是患病或运动过度了。

②了解锻炼时的心情。一种是对参加锻炼有好感，或以愉快的心情参加锻炼，这是正常的；另一种是对锻炼不感兴趣，情绪冷淡，甚至有厌倦情绪。产生这种情况的原因，可能与锻炼方法不当有关，或是过度疲劳的表现，应注意适当调整锻炼节奏和时间。

③主观感觉还包括食欲、睡眠、工作能力等方面的感受，这些也是衡量锻炼效果的指标。睡眠好坏，与人体消除疲劳、机能恢复和体质健康有重要关系。如果入睡快，睡得熟，很少做梦，第二天精力充沛，为睡眠良好；如果失眠、头痛、头晕、四肢麻木、恶心、腰腿酸痛，则应考虑运动量是否合适。

二是客观检查。

①测量安静时的脉搏数。清晨睡醒后，保持躺姿不动，先测量30秒钟的脉搏数，再乘以2，得出1分钟的脉搏数。经常参加锻炼的人，安静时的脉搏较为缓慢，这是心脏功能提高的表现；如果逐渐加快，是不正常的情况，可能与睡眠不好或患病有关。据统计，清晨脉搏每秒钟增加1次时，20%的人自我感觉不佳；增加2次时，40%的人自我感觉不佳；增加3次时，60%的人自我感觉不佳。

②测量锻炼前后的脉搏数。锻炼前后分别测量10秒钟的脉搏数，再乘以6，得出运动前后1分钟的脉搏数。运动后的脉搏数，以不超过运动前脉搏数的70%为限，符合这一标准视为正常。比如，老年人健身走前脉搏数为70次/分，那么运动后的脉搏数应控制在119次/分以内。30～50岁的锻炼者，开始进行锻炼时，也应将运动后的脉搏控制在120次/分以内。随着运动水平的提高，运动后脉搏可控制在130次/分左右。如果几次锻炼后的脉搏均超过规定的数值，而且身体有疲劳的感觉，就应当对运动量做适当调整。如果运动后脉搏均稳定在规定数值范围内，且身体感觉良好，可以适当增加运动量。

③体重。对于长期坚持锻炼的人群，体重变化大约可分为以下三个阶段：第一阶段，初锻炼者，特别是体型较胖的人，体重会明显下降，这是由于锻炼使人体失去了多余的水分和脂肪，这一阶段持续约三四周或更长时间；第二阶段，体重稳定阶段，大约可持续五六周；第三阶段，由于长期锻炼，肌肉逐渐发达起来，体重也会适当地增加，人会变得更加健壮。

④测定血压、肺活量、呼吸差、心电图等。经过一段时间的锻炼后，再测定上述指标，与运动前各项指标进行对比，就可以看出锻炼的效果。

测定肺活量时，应当进行5次测试，每次测定的结果是逐渐上升的，说明呼吸功能良好。如果逐渐下降或前后显著下降，说明呼吸肌耐力差，是反应不良的表现。

三是自我监督的方法。

①锻炼前，准确地记录下身体的各项指标，与锻炼后的各项指标进行对比。

②制订"健身行走自我监督卡"，记录每次锻炼前后的各项指标；有的指标可以一个阶段测量一次，并记录下来（表10.3）。

表10.3　健身走或跑自我监督卡

日期＿＿＿距离（千米）＿＿＿速度（千米/分）＿＿＿时间（分）
客观检查：
脉搏（次/分）安静时＿＿＿锻炼前＿＿＿锻炼后
血压＿＿＿肺活量＿＿＿心电图＿＿＿其他
主观感受：
一般感觉＿＿＿锻炼心情＿＿＿不良感觉
睡眠＿＿＿食欲＿＿＿其他
备注：

③进行一个阶段的锻炼后，可以到医院测量一次各项指标，最好一个月测量一次，至少需要半年测量一次。并将情况详细记录下来，以便进行比较。

④如果在锻炼过程中，出现异常的感觉，应及时到医院进行检查。

9. 遇到哪些情况应暂时停止行走锻炼？

（1）身体状况不佳或患病时

行走时应保持愉悦的心情。但当患病或身体状态不佳时行走，不仅不会产生愉悦的心情，反而有害健康。因此，如遇以下几种情况，最好暂停行走锻炼：患腰病、关节炎、心脏病等疾病时，应向医生咨询后再继续。腰痛或膝盖疼痛时运动，只会加重病情。此外，出现感冒、发热等症状或身体状态不佳时，也不宜锻炼。

（2）饥饿时

空腹时不宜锻炼。尤其是在减肥节食状态下行走，也许看似有些效果，但实际上会对人体造成较大危害。

人们在空腹时会产生精神压力，这时行走会比平时更易疲劳，对身体不利。当忍受饥饿超过一定限度时必然会放弃运动。与要完成任务的心态相比，愉快地行走比什么都重要。在空腹状态下行走，只会丧失行走锻炼的心情，因此，还是补充能量后再锻炼比较好。

（3）饭后运动时

饭后为了帮助消化，有的人会立即打棒球或踢足球，这种做法是错误的，饭后剧烈运动会损害健康。人体要消化食物最少需要 60 分钟。如果在饭后 60 分钟以内进行锻炼，由于消化不够充分，无法在体内储存养分。因此，应空出 60 分钟时间，使身体能够充分吸收养分，之后再进行可以燃烧脂肪的行走运动为好。外出或购物这种轻缓的行走不受限制。

10. 记步行锻炼日记有什么好处？

记行走日记有一个优点，那就是可以一眼看出不断增长的运动量和自己身体变化的情况，从而增加对运动的兴趣。行走日记的内容可由自己决定，只要包括自己想要记录的项目即可，关键是要一目了然。例如，要想确认行走步数、速度、距离等变化情况，只需把这几项内容记录下来就可以了。然后，可以以每天的纪录作为基础，计算出每周的合计数，以了解行走的路程和体重的变化。与项目单一的日记相比，包含项目较多的综合日记，可以使自己全面掌握运动效果，更有利于增加对运动的兴趣。养成记日记的习惯，刚开始可能费点事儿，但是随着运动效果的显现，日记就成为很好的资料库了。

第十一章
CHAPTER 11

对行走锻炼效果的检测与评价

1. 检测与评价步行锻炼效果的方法是什么？

（1）4800m 步行测验

以尽全力走完 4800m 所用的时间作为评价标准（表 11.1）。

表 11.1　4800m 步行测验

标准	性别	13~19（岁）	20~29（岁）	30~39（岁）	40~49（岁）	50~59（岁）	≥60（岁）
很差	男	>45′	>46′	>49′	>52′	>55′	>60′
	女	>47′	>48′	>51′	>54′	>57′	>63′
差	男	41′01″~45′	42′01″~46′	44′31″~49′	47′01″~52′	50′01″~55′	54′01″~60′
	女	43′01″~47′	44′01″~48′	46′31″~51′	49′01″~54′	52′01″~57′	57′01″~63′
及格	男	37′01″~41′	38′31″~42′	40′01″~44′30″	42′01″~47′	45′01″~50′	48′01″~54′
	女	39′01″~43′	40′31″~44′	42′01″~46′30″	44′01″~49′	47′01″~52′	51′01″~57′
好	男	33′~37′30″	34′~38′30″	35′~40′	36′30″~42′	39′~45′	41′~48′
	女	35′~39′30″	36′~40′30″	37′30″~42′	39′~44′	42′~47′	45′~51′
很好	男	<33′	<34′	<35′	<36′30″	<39′	<41′
	女	<35′	<36′	<37′30″	<39′	<42′	<45′

（2）哈佛阶梯试验法

这是美国医学会运动和健康委员会设计出来的一种检测和评价心血管功能的简易方法。受试者以 30 次/分的频率做上下台阶的运动，男子使用的台阶高 50.8cm，女子为 42cm。一般持续进行 5 分钟，共上下 150 次。上下台阶时可左右腿轮流进行，每次上台阶的腿应当伸直，然后再下，如果不能坚持 5 分钟，可以中途停下来，但要记录进行的时间。如果受试者身体健康情况不佳，或患有心血管疾病，不宜进行该试验，因为该试验的强度较大。

受试者完成 5 分钟上下台阶后，可以休息，并测定登台阶后 2 分钟、3 分钟、5 分钟前 30 秒钟的脉搏数，测量要精确。用下列公式计算出受试者的恢复指数。

$$恢复指数 = \frac{登台阶运动的时间（秒）\times 100}{2 \times 3 \ 个 \ 30 \ 秒脉搏数的和}$$

恢复指数小于 55 为差，55~64 为中下，65~79 为中上，80~90 为良好，大于 90 为优秀。例如，一个健身走/跑爱好者进行登台阶 5 分钟后，2 分钟、3 分钟、5 分钟前 30 秒的脉搏数分别为 85 次、70 次、45 次，那么其恢复指数为中上水平。

（3）仰卧站起试验的差数计算法（适用于老年人）

受试者先平静地仰卧 3 分钟，测出 10 秒钟的脉搏数，再乘以 6，得出 1 分钟的脉搏数。然后缓慢地站立起来，呈直立姿势，立即测量 10 秒钟的脉搏数，再乘以 6，得出 1 分钟的脉搏数。差值在 12 以下为优秀，13~18 为良好，19~23 为一般，24 以上为差。例如，一位老年人仰卧时的脉搏为 62 次/分，站立后的脉搏为 76 次/分，差值为 14，表明其心脏功能状况良好。

2. 为什么说检测行走步数是一种容易掌握和控制的步行锻炼指标？

虽然运动效果的好坏并不完全取决于行走步数，但可以用步数来控制锻炼，从而保证锻炼效果。对于刚开始步行锻炼的人及需要适当增加强度的人，都可以通过测量行走步数确定适当的步行锻炼标准。具体方法如下：

首先要购置一台计步器。体育用品商店出售各种类型和样式的计步器，近期已经由单纯的测量步数发展为测量和计数功能，其他方面的功能可根据个人喜好进行选择。购买时请认真详细地向售货员咨询有关情况。

然后，可以通过计步器了解行走步数总和及各种平均值。有人可能发现"自己已经很努力地锻炼了，原来步行量也不过如此！"也有人会发现"发生膝痛可能是因为每天上班要走 20 000 多步的原因造成的"等等。这是一种可以避免盲目锻炼的好方法。

3. 如何评价步行锻炼的效果？

每位锻炼者都希望通过自己的努力，提高身体素质、心理素质、防治疾病。那么如何确认有氧步行的效果呢？下面为大家提供一些判定的方法作为参考。

根据美国有氧运动专家库珀的理论，按照锻炼的强度和时间，可以把有氧运动及其效果分为三个阶段。

第一个阶段：每周锻炼 3 次，每次步行距离为 3200m 左右，锻炼时间在 35 分钟左右，这样可以得到 9 分。

第二个阶段：每周锻炼 4 次，每次步行距离为 3200m 左右，锻炼时间从 30 分钟到 28 分钟依次降低，得分则相反，从 12 分到 20 分依次递增。

第三个阶段：每周锻炼 4~5 次，每次步行距离为 4000~4800m，锻炼时间为 35~40 分钟，得分高于 25 分，甚至达到 30 分以上。

得分情况代表锻炼效果。如果只能达到第一阶段，说明身体素质低下，需要加强锻炼。对男性而言，得分在 10~20 分身体素质处于"较差"的水平，需要加强锻炼，而女子"较差"水平的得分为 8~15 分。以此类推，男子得分在 21~30 分，说明身体素质刚好合格，而女子的合格水平为 16~26 分。男性得分超过 30 分，说明身体状态优秀，而女子至少要达到 26 分。可见，有氧步行的锻炼时间越长，强度越大，得分就越高，也就表示身体越健康。

4. 什么样的运动强度能提高步行锻炼效果？

要想取得运动锻炼效果，最重要的是要掌握适合自己的运动强度。

锻炼时，如果不加区别地采取同样的步频和步行速度，可能会出现不同情况：甲感觉很轻松、很容易，乙感觉很费力且呼吸急促，丙感觉正合适。这样的运动强度，对于甲来说"运动强度过低"，对于乙来说"运动强度过高"，对于丙来说"运动强度合适"。

步行、跑步等有氧运动可以通过脉搏（心率）了解和掌握运动强度的大小。首先要测量运动前的脉搏数，即"静态脉搏数"，这时的脉搏数为 0，把能够耐受的最高脉搏数作为"最高脉搏数"。在静态和最高脉搏数之间，40%

~70%的脉搏数，就是进行科学步行锻炼的最适当的运动强度。过于轻松和过于费力都不是科学步行锻炼适当的运动强度。

对于高血压、心脏病患者，其服用的药物可能会对脉搏产生影响。装有起搏器的患者也不适合使用此方法测量脉搏数。具体的计算方法如下：

首先测量静态脉搏。

选择身体状况较好时，清晨醒后起床前，测量1分钟的脉搏数。静态脉搏数计为＿＿＿＿＿次/分（用A表示）。

再计算最高脉搏数。

最高脉搏数为220-年龄=＿＿＿＿＿＿＿次/分（用B表示）。

最后代入计算公式。

最适合的运动强度为（B-A）×0.4+A-（B-A）×0.7+A。

5. 为什么说明确行走锻炼目的对步行效果很重要？

步行锻炼的目的不同，选择的步行速度和时间也有所区别，大致包括以下几种情形。

（1）为了找回健康

无论患何种疾病，若采用步行疗法，必须与病症相适应，要做好严格的控制。如果只是为了预防疾病，也要有一定的标准。大体标准为行走锻炼的运动量是自身最大运动能力的60%~70%，一般以4~5.5km/h的速度走30分钟至1小时为佳。

（2）为改善脑力

若为了恢复大脑功能，行走的速度要快些，一般是5km/h以上，而且要尽可能到大自然中去走。

（3）为陶冶情操

为了改善心情，可以保持一种惬意的心情回归自然，行走于山间林中，净化思想，放松精神。运动时间和强度都可以由自己随时随地地调整，从而使自己心旷神怡。

此外，有目的地行走，心情与行走的动作要协调。每次开始行走时，心情要放松，可逐渐加大运动量，并经常注意纠正自身行走的错误动作，多走几回，反复练习，最终一定能掌握正确走法。当你信心十足地按照要领步行，伴随着愉悦的心情，自然会走出正确的步伐来。

6. 作为一名行走锻炼者，如何才能知道自己的健身程度？

医学博士詹姆斯·利普在《詹姆斯·利普博士的健身走路全书》中建立了一个专门的方程式来帮助行者们衡量健身程度。找一条平坦的 1 英里长的路，热身 5 分钟，然后尽可能快地走完这一英里，但注意不要跑起来，把你所用的时间和你所在年龄组的标准做一个对比。

30 岁以下：如果能在 13 分钟内走完一英里，那么你的身体非常健康。

30~39 岁：如果能在 14 分钟以内走完一英里，这将是完美的健身。

40~49 岁：如果能在 15 分钟内走完一英里，那么你在同龄人中身体是非常好的。

50~69 岁：如果能 15 分钟走完就太棒了。

70 岁以上：如果能在 18 分 18 秒内走完就完全没问题。如果延长了 3~6 分钟，说明你的运动量还不够。不过不用担心，只要坚持锻炼就一定会有进步。

7. 根据哪些个人情况决定要增加行走步数？

在需要增加行走步数的时候，可以按照每天平均增加 1000~3000 步的程度进行锻炼。如果由平均一天步行 3000 步突然增加到 10 000 步的话，有可能会造成膝关节或踝关节损伤和功能损伤等。

当然每个人可根据年龄、运动经验、肌肉力量、运动量、调整恢复情况等决定步数的增加量。步数增加后需要经过 3~4 周的时间适应，如果没有异常情况就可以再继续增加步数，但要按照指标分阶段地增加步数，切忌过度增加运动量。

如果在增加行走步数后出现关节疼痛、僵硬等情况，就证明存在肌肉力量不足或步行姿势不正确等问题，应该做出一定的调整或减少步行数。

8. 为什么在行走时感觉身体不适就应该休息呢？

在行走锻炼时，有可能会突然觉得身体不舒服。大多数情况下，会感到浑身疲劳、乏力，有时会感觉身体局部疼痛。

遇到上述情况，应立即休息。否则可能有心脏病发作、脑卒中或中暑等危险。无论如何，要因地制宜。尤其是那些对行走非常有兴趣，甚至着迷的人更要引起重视，不能感情用事。总之，累了要休息，咬着牙、强忍痛苦继续走不会获得预期的效果。休息时可以喝点儿水，补充些糖分。

9. 走得太多好不好？

刚开始行走锻炼时应该逐渐增加距离。即使你希望得到足够的锻炼，肌肉最大限度地伸展，也要循序渐进、量力而行。也许你不会因此受伤，但如果感觉很疲劳、肌肉很僵硬，第二天很难保持原有的运动量。

但是如果你已经坚持锻炼了一段时间，速度也提高了，那么就可以很轻松地给自己增加运动量了。这里提供一些范例，当出现以下情况时需要减小行走强度或距离，甚至可以给自己放一天假。如运动时感觉一天比一天累，感觉比平时还要疲劳，早上起床很困难，难以入睡或睡得很轻，饭量减小、饮食不规律。

如果你暂停运动后，上述症状仍然存在，那么就应该注意加强休息和调养或者去看医生。

10. 如何克服不想走的情绪呢？

有些人容易凭一时热情而进行锻炼，可开始后，用不了多长时间就会感到厌倦而最终放弃。如果像为了生存而努力工作那样去锻炼身体可能会好一些，但要真的长期坚持锻炼，可不是一件容易的事情。

研究显示，只有在保持适宜强度，行走 20 分钟以上，脂肪才开始燃烧，而要想取得稳定的运动效果，至少要坚持锻炼 6 个月。实际上，人们如果没有在短时间内看到效果就会轻易放弃。

不断给自己打气加油是坚持下去的好办法。例如，下班回来感到非常疲倦，因此不想运动。这时就要给自己鼓励，告诉自己之所以疲倦就是因为运动不足造成的。把行走可能带来的好处时刻记在心头，就会变得积极。

此外，还有一个办法就是设立阶段性目标。例如，每周都订立目标，达到后会产生新的挑战与兴趣。开始锻炼时走 1.6km 需要 20 分钟，如果每周都能提前 1 分钟，一定会大大激励自己的锻炼欲望。

为了量化步行，使用计步器也是个好办法。使用计步器不仅可以知道自己一天走了多少步，还可以知道走了多少公里，能够增加很多乐趣。而且由于把运动量化了，可以了解和体会在运动量相同的情况下，自己体力变化的情况。

无论多么有效的运动，如果不坚持也无法取得效果。因此，刚开始锻炼时定的目标不要太高，要符合自己的身体状况，循序渐进，才是正确的方法。千万不要因为短期内见不到效果就轻言放弃，而是要踏踏实实地坚持下来，相信终有一天你会在自己身上发现可喜的变化。

11. 如何保持对步行锻炼的兴趣？

（1）变换环境

长期在一个环境中步行肯定会让人觉得乏味枯燥，周围的风景已经看过千百遍，再无新鲜感可言，要想保持最初的兴趣肯定很困难。这个时候可以尝试变换一下环境，到附近的公园、树林里去进行有氧步行。这样可以显著增加锻炼者的兴趣，周围的风景是全新的，走起来自然信心十足。

（2）变换路线

如果总是重复走一条路线，可以考虑经常变换一下步行路线。今天走直道，明天可以试着兜个圈儿来走。在路线的不断变换中进行有氧步行，同样可以因为周围景致的不同而带来不同的发现和感受，这样也能激发人们的锻炼兴趣。

（3）交叉练习

长期进行单一方式的训练必定会使人感到枯燥乏味，所以在步行锻炼时，可以考虑伴随进行其他运动，如游泳、自行车、登山等都可以调节长期步行形成的单调感。也可在步行过程中，偶尔进行一下高抬腿跑或小步跑，从而产生一种新鲜感。

（4）确定目标

在步行锻炼时可以找一个同伴，以彼此的竞争作为激励。如果没有同伴，可以利用步行途中的一些标志物作为前进目标，如大树桩、路灯等。锻炼有了目标，自然会使人兴致勃勃。

（5）挑战自我

每个人都希望不断超越自我，所以在进行步行锻炼时，可以尝试通过挑战自己的最好成绩来保持兴趣，如记下自己步行的时间和距离，每天适当增加长度和步行速度，当设定的任务和目标不断实现时，就是对自己努力的最好肯定，并对日后继续训练产生了激励作用。

第十二章
CHAPTER 12

行走锻炼要有备而行之

1. 为什么在行走前需要自行检查身体状况？

首先，回答一下以下问题，根据答案仔细判断一下自己的身体状况，再评估一下自己能否进行健康行走的锻炼。对于以下问题，只要有一项回答为"是"，都应暂停锻炼。

①是否睡眠不好？

②昨天是否喝醉酒？

③是否浑身乏力？

④是否腹泻？

⑤脸部是否肿胀？

⑥是否想呕吐？

⑦是否眩晕？

⑧是否有感冒症状？

⑨体温是否异常？

⑩心跳是否与平时不同？

⑪是否心慌？

⑫是否腿脚发软？

2. 为什么对中老年人和体弱多病的人要进行医务监督？具体包括哪些内容？

虽然步行是危险性最小的有氧运动，但是对于平时不经常进行运动的中老年人和体质较弱的人来讲，应当在步行前后进行身体检查或医务监督，其目的在于对自身的健康状况做出正确的了解和认识，发现潜在的疾病和危险因素，以便提早预防。

医务监督是健身走的一种保健方法，是指应用医学的内容和手段，对行走者进行帮助和指导，包括身体检查、运动负荷测试及自我监督。

①身体检查：包括心肺功能、血压、脂肪含量等各项体质检查。根据检查结果来选择步行或慢跑，并决定运动量和运动强度。

②运动负荷测试：指通过测试运动中的血压值和心率，掌握人们能够承受的运动强度。以慢跑锻炼为例，不能跑得太快，过快可能导致踝关节扭伤及身体缺氧，进而诱发心脏病。近年来，在慢跑锻炼中发生猝死事件的报道在国内外屡见不鲜。因此，在进行慢跑运动时，一旦感到身体状况不佳，应该及时降低慢跑速度或者取消慢跑计划。

③自我监督：是指在行走锻炼过程中经常观察自身健康状况和生理机能变化的一种方法。通过这种方法，能够评定行走运动量的大小，早期发现过度疲劳，预防运动性损伤及其他危险。

（1）感觉

正常行走的感觉是不紧张费力，不大喘气，不面红耳赤；走完后感觉精力充沛，睡眠良好，食欲亦佳，不感到疲劳，仍有锻炼意愿。

运动量过大会导致体弱乏力，精神不振，易激动，易疲劳，食欲不佳，睡眠不良。出现上述情况时应及时调整运动量。

（2）睡眠情况

适量的行走锻炼能够有效地稳定神经系统，躺下后能很快入睡，不易惊醒，早晨起床后精神振奋，全身有力。如出现失眠、多梦，晨起后头晕、精神萎靡，则说明运动量过大。

（3）不良感觉

初次参加行走锻炼的人，由于精神过度紧张，身体还不适应、往往出现四肢无力、肌肉酸痛、不愿活动等情况。这是正常的生理现象，休息几天就会好转。如果锻炼后经常头晕、恶心、心慌、气短、食欲缺乏，说明运动量不适合。

（4）肺活量

行走能显著增强呼吸功能，增大肺活量。但过度疲劳时，会导致呼吸次数增加，肺活量减少，应适当调整运动量。

（5）脉搏和体重

如果运动适量，及时休息，晨脉和体重一般是相对稳定的。若晨脉明显增加或减慢，体重持续下降，身体明显感觉疲劳，应考虑减少运动量。如出现头痛、发热、胸口发闷、心情急躁、腿脚不听使唤等现象，应立即停止锻炼或到医院检查是否患有其他疾病。

做好运动前后的医务监督是非常必要的，不仅能消除潜在的危险，还能提高锻炼效果、促进健康。

3. 如何选择步行锻炼的路线？

选择走的路线要依据每个人的情况和条件确定。最好是多选择几种路线，经常变换可以提高兴趣，能长期坚持走路锻炼。

①操场是专门供行走、跑步锻炼的场所，地面一般是土质的，较好的是塑胶跑道。土质和塑胶跑道软硬适中，富有弹性，对足部和腿部的伤害较少。场地走跑具有一定的安全性和可靠性，同时能准确地计量运动量。有人认为，在操场走跑时周围景观没有变化，容易产生枯燥的感觉，这就需要调整和变换走跑地点。

②在公路上走跑，较为平坦，视野开阔，两侧景观不断交换，会提高行走的兴趣。但公路行走的不足之处是路面比较坚硬，这需要掌握较好的行走技术和姿势，加之汽车飞驰、尘土飞扬、空气污染、噪声污染严重，严重影响锻炼效果。而且公路行走缺少安全性和可靠性。

③田野乡村。久居城市的人们被钢筋、水泥、沥青包围着，所处的环境也是人声嘈杂、楼群密布、空气污浊。回归自然、返璞归真便成了人们的一种追求。闲暇之时穿着轻便的服装，背上行囊，奔向田野，走向山村。在竞争激烈的社会中，在备感压力的时候，抽出一些时间徒步乡间，漫步田野，不仅能使人心情舒畅，更能使人心胸豁达，提高生活情趣，感悟人生的真谛。

乡间徒步人数以少为宜，想走则走，想停则停，可以自由掌握。

乡间徒步逐渐成为人们喜爱的健身运动。步行不仅与跑步一样能达到锻炼身体的效果，而且可以松弛身心，中老年人与心血管疾病和糖尿病患者尤为适合。

乡间徒步使人与自然融为一体，完全沉浸在大自然中，这种陶醉所产生的作用注入身心。"走在乡间的小路上，牧童的歌声在荡漾……"如画的风景，不仅给人带来感官的愉悦，更能带来周身的舒适，是休闲健身的最佳选择。

④山地之间走跑，又称为野外走跑。要求锻炼者对地形、地貌较为了解，应避开陡峭偏僻和容易迷失方向的地区。山地林间走跑在欧美一些国家较为流行。一到周末，全家人驱车前往郊外，在山林间安营扎寨，徒步山间、林中。俄罗斯是森林资源非常丰富的国家，莫斯科郊外就有许多白桦林，白桦林在俄罗斯人的生活中是不可缺少的一部分，孩子在这里嬉戏玩耍，青年人在这里谈情说爱，中老年人在这里漫步，白桦林几乎伴随俄罗斯人的一生。

山地林间锻炼应选择常有人出没的地方，国外一些报道称，有些锻炼者，由于路线选择不当，受到了动物或人的袭击。现在一些锻炼者为了以防万一带着狗跑。

山地林间走跑不仅能锻炼身体，而且能使人们认识更多的动植物、认识大自然，从而提高人们的环境保护意识。

⑤公园走跑。如果居住在公园附近，在公园里走跑锻炼是一个很好的选择，公园里环境优美，山水相间、草木相伴、百花簇拥、曲径通幽，是走跑健身的好地方。

⑥海边沙滩走跑。海风、波涛、沙滩，边欣赏大海，边健身，大海使人心胸开阔，健身使人体魄强壮，海边沙滩走跑的确是个惬意的选择。

⑦泥浆走跑。泥浆走跑流行于欧美国家，据说这种泥浆中含有许多矿物质，有利于皮肤。泥浆深度一般在膝部上下，在泥浆中走跑比在陆地上走跑要费力很多，因此锻炼效果更加明显。

4. 如何选择行走锻炼的服装和鞋子?

服装对于参加行走锻炼的人来说是非常重要的。穿着尺寸合适、款式时尚的运动服及运动鞋，你会觉得自己年轻了许多，越走越有劲儿。

选择服装应以宽松舒适为主，不要过大或过小，要方便运动。夏季选全棉服饰为宜，棉制品吸汗性能好，令人感觉舒服。

鞋子的选择要讲究些，最好选择专门的走跑鞋，又称为慢跑鞋。慢跑鞋最早流行于日本及欧美国家，慢跑鞋轻便柔软，非常适合走跑者。

选择鞋子最重要的条件是"舒适度"，不合脚的鞋会引起拇指向外侧扭曲变形的"脚趾外翻症"。如果鞋子太紧，脚部失去了必要的空间，脚趾无法伸直而长期处于弯曲的状态，导致脚趾变形。长期穿着不舒服、不合脚的鞋子容易导致运动量不足，引起脚趾病变，使全身血液循环流动受阻，严重影响锻炼效果。

选择鞋子时要考虑自己的脚形，只要感到不舒服就坚决不买。

鞋底较薄的平底鞋不能满足运动的要求，由于每走一步脚趾都会受力，这就要求脚部在鞋子中应该能够自由地活动。

走跑运动时切忌穿着高跟鞋或拖鞋。最合理的鞋子设计是足跟能够柔软地着地，脚部在鞋子中略有活动，除标准的运动鞋外，其他鞋不适合锻炼。

夏季天气炎热，应选择透气性较好的鞋子，选择网状鞋帮较为适宜。鞋底应具备绝热性能，鞋垫材料应采用全棉制品，要及时洗晾和更换。

走跑鞋还应具备减震、缓冲等作用，使用柔软、有弹性的材料，从而可以在运动过程中保障身体健康，预防或减少运动引起的损伤。穿上一套漂亮的运动服和一双舒服的走跑鞋，你会越走越有劲儿。

5. 步行锻炼应穿着何种服装？

步行是四季都可以进行的运动，所以要选择能够配合季节的服装。例如，夏季要选择轻便透气的服装。到了冬季，为了避免寒气侵袭，必须考虑御寒功能。

夏季容易出汗，应穿着吸汗的棉质 T 恤。冬季则穿着不会散发体温的服装。

在步行锻炼时，为避免紫外线直射，可以穿着长袖服装。冬季需要佩戴帽子和手套。步行服装并无特别之处，只要选择个人认为舒适的服装即可。

6. 步行锻炼对穿鞋的要求是什么？

①合脚。无论穿什么类型的鞋，合脚是最基本的要求，过大或过小都不利于行走。

②柔软。柔软的鞋子可以很好地保护脚底和脚趾，同时鞋底柔软也会使人感到舒服。步行是一种消耗较大的运动，最好选择衬有海绵垫的鞋子。

③适合步行。首先，鞋跟要平坦，且有一定的坡度。步行不适合穿鞋跟较高的鞋子，这样会减少走路的稳定性，鞋跟保证适当坡度可以减少步行耗力。其次，鞋面要足够宽松，这是因为在步行时脚掌全面张开，如果鞋面太紧，会压迫伸展开的五个脚趾和脚背。

④轻便。步行锻炼持续时间较长，只有穿上轻便的鞋子，才可能走得更远、更轻松。

7. 挑选步行鞋的方法是什么？

步行鞋对行走非常关键。为了起到锻炼的效果，对鞋子有一定要求。最好穿着有缓冲作用的步行鞋或慢跑鞋。

穿鞋的目的是保护脚部。其中最大的作用是缓冲脚部着地时地面的反冲力。奔跑的时候，脚部承受的力为体重的 1.2～1.5 倍。有节奏地走下坡路，脚部的承受力与奔跑时相似。

在水泥地或柏油路面上行走，皮底鞋几乎起不到缓冲作用，这样脚部到腰部会受到或多或少的损害。

慢跑鞋或步行鞋的研发是以运动医学为基础的。鞋底采用吸收冲击的材料；鞋的构造也有利于减震；而且鞋本身的重量很轻，这样穿着的鞋走路才舒服（图 12.1）。

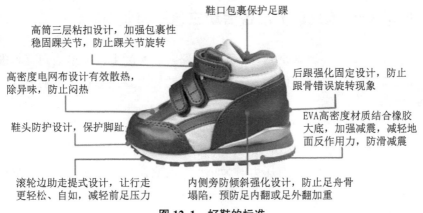

高筒三层粘扣设计，加强包裹性
稳固踝关节，防止踝关节旋转

鞋口包裹保护足踝

高密度电网布设计有效散热，
除异味，防止闷热

后跟强化固定设计，防止
跟骨错误旋转现象

鞋头防护设计，保护脚趾

EVA高密度材质结合橡胶
大底，加强减震，减轻地
面反作用力，防滑减震

滚轮边助走提式设计，让行走
更轻松、自如，减轻前足压力

内侧旁防倾斜强化设计，防止足舟骨
塌陷，预防足内翻或足外翻加重

图 12.1　好鞋的标准

现在市面出售的步行鞋的样式、品种很多。挑选鞋应注意的问题如图 12.1 所示。如果条件允许，应在傍晚脚的尺寸最大时去买鞋，穿着袜子试穿，选出最合适的鞋。

此外，对于走路时脚部爱出汗的人，可以选择布制或皮制的鞋。尼龙制品易起球，易引起脚部水肿。

8. 为什么行走之前要做好准备活动？

正式运动前要做好准备活动，可起到预热身体的作用，有效防止在行走中可能发生的损伤。此外，还可以刺激中枢神经，使行走所必需的肌肉进入放松状态，更适合行走。准备活动因人而异，可根据自身身体情况、年龄、季节、气温等适当调整。一般来说，准备活动以 5~7 分钟为宜。

具体的准备活动步骤如下：

①双脚略微分开，轻轻地原地跑。

②双脚分开与肩同宽，双臂上举过头，360°转动。

③将上身前后摆。

④双臂上举，左右摆动。

⑤双手叉腰，活动颈部。

⑥将头左右转动。

⑦以腰部为中心，上身 180°转动。

9. 步行锻炼之前的准备活动应包括哪些内容？

一般人认为，步行就是到户外走一段路程。实际上，要想达到有氧锻炼的目的，其中还有很多学问。一个关键性问题就是要注意在步行前做好充分的准备活动。

①腿部活动。主要包括大腿和小腿的活动。活动大腿后部肌肉时，右腿在前，左腿在后，身体微微前倾，双手支撑在左腿上，然后身体慢慢向后坐，直到感觉右腿肌肉紧绷、有压力时为止，左右交换重复多次。活动大腿前部肌肉时，用左手支撑在墙上，两个膝盖并拢站直，右腿弯曲向后，右手反握住右脚向上抬高，直到碰触到臀部为止，同时要保持背部挺直。

在活动小腿时，左脚在前，右脚在后，上身前倾，双手支撑在左腿上，然后慢慢向后用力，此时将右脚抬起，直到感到小腿肌肉紧绷为止。

②绷髋部活动。左腿在后，右腿在前，两腿呈弓形，收腹收臀，直到臀部和腿部肌肉紧绷为止。

③肩部活动。主要包括三个动作：一是将两肩向上抬起后向后环绕，并不断增加动作的幅度。二是将双手放在头上，弯肘，手臂向后振动。三是将手臂平举在胸前，弯肘，向后做扩胸运动，并逐渐增加幅度。

④颈部活动。主要包括三个动作：一是颈部从右向左缓慢做弧线运动，然后从左向右转，重复 10 次。二是向左侧弯曲颈部，还原后向右侧弯曲，重复 10 次。三是先向左侧动颈部，然后向右侧转动，重复 10 次。

当做完以上准备活动后，就可以开始轻松愉快的有氧步行锻炼了。

10. 为什么行走运动准备活动要先从暖身活动开始？

暖身活动是指进入真正的运动以前，稍微活动身体，能够促进血液循环，使体温逐渐上升，调动呼吸系统、循环系统、神经系统、肌肉、关节等各部位，使其处于随时都可以发动的状态。同时做好心理准备，意识到"接着要开始运动了"。

在行走之前进行伸展运动，能够使身体和各器官更顺畅地运行。夏季可以短时间进行，冬天则需要多花点时间，以微微出汗为宜。

"做伸屈运动时不要停止呼吸"，这一点非常重要。一旦停止呼吸，血压上升，会对心脏造成负担，所以要循序渐进。

11. 在行走运动准备活动中为什么要做伸展运动？

伸展运动的重点在于锻炼身体的柔韧性。伸展运动通过增加肌张力、扩展关节的活动范围、增加身体柔韧性，以有效防止运动中可能发生的损伤。但是过量的伸展运动反而会损伤关节或肌肉，因此要循序渐进，应根据身体情况选择动作，一般持续 5~7 分钟，微微出汗即可。而且要活动到全身各个部位，以不引起疼痛为限。

（1）肩、臂伸展

双手相握，上举过头。然后，双脚分开与肩同宽，双手手指交叉，手掌向上，尽力向上伸展。

（2）上身伸展

双脚分开与肩同宽。然后，双手手指交叉，上举过头，手掌向上，尽力将上身向一侧弯曲，左右交替进行。

（3）腰背伸展

上身缓慢向前屈，拉伸背部、手臂、腿部后侧肌肉。恢复时屈膝再伸直。

（4）脚跟伸展

双手扶墙站稳后，将一只脚向后伸，左右交替进行。

（5）大腿伸展

一手扶墙，另一只手抓住对侧脚跟向上抬，左右交替进行。

（6）小腿伸展

双腿左右分开，一腿屈膝，另一腿伸展，脚趾向上，将身体向下压。左右轮换两次。

12. 为什么行走运动之后要做整理活动？如何做整理活动？

人们一般比较重视准备运动和正式运动，而忽视最后的整理运动。整理运动是不可或缺的重要环节，忽视这一环节，往往会带来很多问题。整理运动可以将心跳和呼吸调整至正常，还可以增加肌肉的柔韧性。整理运动对运动后可能发生的肌肉酸痛也有预防作用。

整理运动不需要很复杂。简单的徒手操、原地踏步走或一般的转体运动都可以。因此，在运动后不要因为疲劳立即坐下，要养成做整理运动的习惯。

整理运动一般可分为两种。一种是降低正式运动强度的低强度运动；另一种是放松肌肉的伸展运动。其中，低强度运动可在强力行走之后进行，一般以低速缓行5~10分钟即可使因运动变快的心跳和呼吸恢复至正常状态。而伸展运动可以缓解肌肉的紧张状态、增加柔韧性、纠正姿势。在运动结束后，有规律地进行伸展运动，可以缓解肌肉的紧张程度，去除聚积在体内的毒素，从而预防肌肉酸痛，还可以及时为关节输送血液和养分，从而防止关节退化，增强关节对外部冲击的反应能力。

要想达到理想的伸展运动效果，最关键的是按规律进行。此外，如果在行走途中肌肉有痛感，应暂时中断运动，做一会儿伸展运动，放松一下。而且，全身肌肉都应照顾到，如果仅放松下肢肌肉，会影响到其他部位肌肉的柔韧性。

只要按上述方法做好整理运动，第二天就不会过于疲乏，也不会出现肌肉酸痛的情况。

一是下身伸展。

（1）脚部伸展与放松

认真地搓揉脚底。然后，由脚腕处向上按摩。

（2）膝盖、脚腕伸展

将手向后支撑，坐好。一条腿弯曲，另一条腿用力向前伸，前后轻轻地摆动脚尖，拉伸脚腕。然后，左右反复倾斜脚后跟。

（3）大腿后侧肌肉伸展

将双脚脚底相对贴紧坐好，双手轻按膝盖。

（4）大腿伸展

上身直立，一脚向后，慢慢下坐，再向后仰。这样可以伸展向后弯的大腿。此外，也可以笔直地躺好，双手抱膝缓慢向胸前拉。

（5）小腿后侧肌肉伸展

坐在椅子上，将腿向前用力伸，可以充分伸展小腿后侧肌肉。

二是上身伸展。

（1）上身向前伸展

坐在椅子上，上身向前推，保持背部挺直，下颌上挺。

（2）上身向后伸展

坐在椅子上，视线指向腹部，用力收紧下颌，将背向后推。

（3）腰部伸展

坐在椅子上，双脚交替踩地的同时腰部微挺。然后，双脚着地，放松肌肉。多次重复以上过程。

（4）上身转动

双脚分开坐在椅子上，上身向一侧转动，左右交替进行。

第十三章

CHAPTER 13

行走锻炼的场地和时间的选择

1. 为什么说行走要与自然环境相协调？

一般来讲，天气不好不要出门行走，特别是严寒或酷暑天气，更不要勉强。此外，大风或暴雨天气也不适宜外出。在恶劣的气候条件下行走，往往达不到预想的效果。行走是为了身心健康，与赛场上一决胜负的竞技运动不同，因此天气不佳应避免行走。

下面谈一谈行走锻炼的场地，主要涉及上坡道和下坡道。

上坡时，开始一定要慢走。用 10~15 分钟慢走调整步调。若走 10 分钟就出汗，说明走快了。

走上坡路时，重力落在脚跟上，每走一步，都要脚踏实地，看准脚下，慢慢落脚。除速度要慢外，上坡时鞋带要系得松一些。

下坡时，走得要快些。这样可保持体温。下坡时主要依靠膝关节及脚腕的灵活性，注意避开石块和树枝。下坡时要有较强的节奏感。此外，鞋带要系得紧一些。

无论是上坡还是下坡，步幅都要比走平路时小一些，每分钟的步数相应多一些。

2. 步行运动与社会环境因素的关系是什么？

一个人生活在这个世界上，总会与社会形成形形色色的联系，总是会遇到各种各样不顺心的事情，导致精神紧张，而紧张的程度主要取决于你的看法。如果你能泰然处之，那么不会对自身健康造成影响，否则精神过度紧张会影响身体健康。积极锻炼有助于减轻精神紧张；反过来，精神紧张会影响锻炼效果及参与运动的积极性。因此，树立良好的人际关系、培养乐观向上的人生观是非常必要的。从社会来讲，人是社会的人，人的观念和行为总会受到家庭、社会观念和行为的影响。一般父母爱好运动，子女通常也爱好运动，一个倡导健身运动的社会环境有益于人们投身于健身运动中去。当一个参加运动的人得到家庭、社会的支持和鼓励时无疑有助于其坚持参加运动。虽然人们通常无法选择大的社会环境，但对于周边的环境来说，具有一定的可选择性。俗话说，"物以类聚，人以群分"，如能积极地和喜爱运动的同龄人一起参加健身运动，将有利于相互交流思想感情，更好地促进身心健康，且有助于健身运动的坚持。

3. 步行运动时为什么要避开空气污染的场所？

人体每时每刻都需要吸入氧气，且将代谢产生的二氧化碳排出体外，以维持生命活动。正常情况下，空气的基本组成是恒定的，但由于人类活动，工业废气、交通尾气等大量排入空气中，则可能引起空气成分的重大变化，从而直接或间接危害人们的健康，如大气中二氧化碳含量超过 2% 时会引起头痛、脉搏变缓、血压升高，含量超过 10% 时会导致意识丧失、呼吸麻痹，甚至死亡；一氧化碳浓度超过千万分之一时就会引起急性中毒。通常一个成年人每天约呼吸 2.5 万次，吸入空气达 $10 \sim 12 m^3$，而运动时吸入空气比静息时多得多。例如，普通成年人静息时每分钟约吸入空气 9L，而剧烈运动时可达 100L。如果空气污染严重，则吸入的有害成分较多，对健康危害较大。此外，空气中也存在许多带正电荷的阳离子和带负电荷的阴离子。一般认为空气中的阴离子具有镇痛、利尿、降血压、增进食欲等作用，能够改善注意力，而阳离子正好相反。因此，空气中阴离子越多，空气就越清洁新鲜，一般在海滨、森林公园、瀑布等场所的空气中阴离子较多。总之，运动时应尽量避开空气污染的场所（如交通拥挤的马路旁），尽量选择空气新鲜的海滨或森林公园等。另外，雾霾天气不要外出行走。

4. 步行锻炼对运动场地的卫生条件有什么要求？

步行健身运动既可在室内进行，也可在室外进行，但不论室内室外都应注意场地卫生，如良好的空气质量。而对于室外运动，良好的场地卫生对减少运动损伤是必要的。运动场地的地面宜平坦，无凹坑、碎石，无其他杂物，以免受伤。此外，地面不宜过滑，以防摔倒。

5. 如何选择步行锻炼的时间、地点和形式？

一是步行锻炼的时间。

步行时间安排应根据个人和家庭的情况及气候变化而定，一般的理想时间如下。

①早晨散步。中老年人一般睡眠时间短，醒得比较早，起床后，走出居室内空气污浊的环境，到庭院、公园、操场散步，呼吸新鲜空气，呼出废气与浊气，对人体大有益处。上班者一般早晨散步时间不宜过长，15 分钟左右为宜，步速、步幅和距离应视个人情况而定。家庭中其他成员的散步时间可放宽些，但一开始不要过快、过急，运动量可逐渐加大。

②饭后散步。饭后散步，一般安排在早饭和晚饭后，饭后休息 15 分钟进行（切忌饭后立即运动），运动量也要由小到大，切忌过急过快。散步的距离和时间应视个人情况而定。

③睡前散步。经过一天辛苦而紧张的劳作之后，到室外散散步，可以缓解一天的疲劳，也是一种较好的休息方式。此外，睡前散步可吸入大量新鲜空气，也保证了氧气的供给，同时散步产生的轻度疲劳也有利于入睡。运动量应根据个人情况而定，但应避免运动过量引起神经兴奋而难以入睡。

④零星时间和休息日散步。应根据个人情况，制订一个散步计划，包括长期计划和短期计划，也可利用零星时间和休息日进行分散和集中性散步。例如，学生在放假期间，可通过散步来锻炼身体；全家可利用休息日外出进行集中锻炼；职工可利用工作休息时间散步；离退休人员时间宽松，可随意外出散步。不同人群可视自身情况灵活安排散步时间。

二是步行锻炼的地点。

根据居住条件、环境而定，一般可选择有山有水的小路、河边溪畔、海边沙滩、幽静的公园、青绿的田野旁、树林山路和山谷瀑布等。这些场所环境幽静，空气新鲜。

三是步行锻炼的形式。

①单人散步。个人随意漫步、观赏自然风光、呼吸新鲜空气，有利于陶冶情感、健身锻炼。

②家庭散步。全家一同散步，尽管每个人的身体条件和体质状况不同，但在扶老携幼、互相照顾和鼓舞下，集体漫步，边走边聊，谈笑风生，趣味

横生，充分享受家庭的温馨，这是一种很好的散步形式。

③结伴散步。夫妻二人或与同事、同学、朋友等一起散步，边走边谈，有利于交流感情、思想，加强了解，互相鼓励与促进，这也是一种很好的散步方式。

6. 早晨、下午和晚上如何进行行走锻炼？

在我国，由于工作时间的限制，大多数人只有每天早晨、中午和晚上才有空闲时间。一般来说，午间休息的时间比较短，午饭后很难抽出时间进行锻炼，而且锻炼应在饭后 2 小时进行为宜。我们认为，早晨进行有氧健身行走锻炼是最合适的。因为早晨空气新鲜，杂质和灰尘等污染物较少，是一天中环境条件最好的时间。早晨空气中的含氧量较高，在进行锻炼时可以吸入更多的氧气。早晨进行有氧运动锻炼还能起到一定的清洁鼻、咽、口腔的作用，提高这些器官的防病能力。早晨进行行走锻炼，能够使人尽快从睡眠后的抑制状态转变为积极的兴奋状态，为一天的工作或学习做好准备。因此，早晨是进行行走锻炼最适宜的时间。

有人认为下午锻炼可以消除紧张，尤其是那些精神处于紧张状态的人，效果更为明显。在下午进行锻炼，可以起到镇静作用。还有人喜欢晚上锻炼，他们认为晚间凉爽，锻炼后身体舒适，上床后能立即入睡。但也有人认为晚间行走后，精神很兴奋，反而会影响睡眠。因此，锻炼和睡眠之间间隔 1.5～2 小时是必要的。"三班倒"工人的锻炼时间可以这样安排：早班工人早晨进行锻炼，运动量可以大一些；中班工人可在上午 9 时左右锻炼，运动量宜中等；晚班工人可在下午 4 时左右锻炼，运动量可以小一些。这种不同运动量相结合的锻炼方法，比较适合"三班倒"工人的作息特点。大、中、小学生除早晚锻炼外，还可以利用课外活动和放学后的时间进行锻炼。离退休的老年人应在生活规律的前提下，合理安排适合自己的锻炼时间。

一般来说，晚上进行行走锻炼不太合适。因为经过一天紧张的学习和工作，身体已经有些疲劳，这时应该适时休息。晚上进行有氧健身走或跑步锻炼会使中枢神经系统更加兴奋，使身体各组织器官处于积极工作的状态，导致锻炼后长时间难以入睡。如果由于某些特殊原因，早晨无法进行锻炼，或者已经养成了晚上进行行走锻炼的习惯，当然也是可以的，但需要注意以下几个问题。

（1）速度要慢

开始锻炼时，应该以较慢的速度行走或接近于快步走的速度跑步，这样运动负荷较小，锻炼后恢复也较快，一般对正常睡眠影响不大。

（2）距离适当

晚上步行锻炼的距离应该短一些，因为步行的距离过长，即使速度很慢，也会延长恢复的时间。因此，应该在不影响睡眠的前提下确定锻炼的距离。当身体适应后，再逐渐增加运动量。

（3）在锻炼后留出休息时间

锻炼后应该留出 0.5~1 小时的休息时间。可以做一些放松性练习或整理活动，再用热水泡泡脚，或者喝一杯热牛奶，有助于尽快恢复和入睡。

（4）注意安全

晚上即使有路灯，能见度也无法与白天相比，要注意避免发生意外事故。晚上锻炼的路线最好在白天选好，尽量不要在陌生的路线上锻炼。

7. 春季早晨、饭后、睡前行走锻炼的效果如何？

不同时间段行走锻炼会获得不同的效果。

①一年之中，春季是最适合行走的季节。这是因为春季冰雪融化，万物复苏，一切生物都焕发着勃勃生机，这个时候在郊外或者公园里漫步，正是顺应了季节、天气的特点，使人神清气爽、百病全消，慢走的效果最好。

②一天之中，早晨最适合行走。所谓一日之计在于晨，早晨是一天空气最清新的时候，这时在树林或者花丛中散步，呼吸新鲜空气，与自然树木花草融为一体，能够达到最佳有氧锻炼效果，自然也会让精神和人体处于最佳状态。

③饭后慢走有助于健康。古代养生观点认为，"饭后必散步，欲摇动其身以消食也"。故后人以散步为逍遥。研究表明，饭后静坐半个小时之后，进行适当的慢步行走，有助于消化，可促进身体健康。因为刚吃完饭之后，胃里积存了大量的食物，需要大量的消化液和血液来消化食物。这个时候马上外出行走，会使血液流向全身各个部位，导致胃内没有足够的血液来促进消化，没有完全消化的食物被送入肠道，营养就得不到充分的吸收，长此以往，必定会导致消化不良。因此，饭后应该休息一会儿，再开始慢走锻炼。

④睡觉前适当慢走可促进睡眠。这是因为适当的慢步行走会使人感到疲劳，有助于较快进入梦乡。但是步行的速度不宜过快，过于剧烈的运动会使人神经兴奋，情绪激动，难以入睡。

8. 一天中步行锻炼的最佳时间是什么时候？

一般来讲，饭后 2~3 小时，是步行锻炼的最佳时间。如果饭后立刻开始锻炼，非但不能帮助肠胃消化食物，反而会对肠胃的功能产生不良的影响。如果饭后间隔时间太长，在饥饿的状态下，也不利于锻炼。因此，上午 10 点钟和下午 3 点钟是理想的锻炼时间。当然每个人都有自己的生物钟，在其他时间也可以进行步行锻炼。很多人喜欢晨练，这固然是一个好习惯，但是在晨练的时候，也有很多注意事项。对于中老年人来讲，早上起床之后，立即进行较大强度的体育锻炼，很容易造成脑出血、心肌梗死，甚至引起死亡。因此，早晨可以进行一些慢跑或步行锻炼，应该尽量避免大运动量的体育锻炼。此外，早起之后，人体处于空腹和脱水的临界状态，因此在晨练以前，首先应该补充一些水分。也有许多人喜欢在睡前锻炼，认为锻炼后可以美美地睡一觉。其实不然，如果睡前进行步行锻炼，很容易引起神经系统兴奋，反而难以入睡，所以最好不要在临睡前进行锻炼。

9. 为什么说水中行走是一种行之有效的锻炼方式？

近年来，随着人们健身意识的提高及对有氧运动的深入了解，许多人开始选择水中行走这样一种有氧健身方法。

经过权威专家论证，水中行走的确是一种非常行之有效的有氧锻炼方式。一方面，人在水中运动时，由于水的浮力，关节受到的来自身体的作用力较小，这样既能很好地完成运动，身体也不至于受到损伤。另一方面，在水中运动时，水的动力会使人受到更大的运动阻力，在水中行走所消耗的能量比在陆地上运动大得多，有利于增强人体各器官的功能，并消耗掉更多的脂肪。

正是因为水中步行具有上述特点，使其具有良好的锻炼效果，对人体有多方面的好处。首先，长期坚持水中步行锻炼，可以有效促进新陈代谢，改善血液循环，增强体质，是一种较好的有氧代谢活动。其次，水中步行可以促进体内糖分分解，消耗大量能量，从而有效消耗多余脂肪，对于肥胖者来说不失为一种良好的减肥方法。最后，水中步行还可以调整大脑皮质的功能，有效调节长期脑力活动带来的紧张和劳累，预防各种心脑血管疾病和神经衰弱等。

人们在进行水中步行运动时，可采取各种不同的姿势，从而取得事半功倍的效果。水中步行可选择以下几种姿势：①行走，这是最常见也最简单的姿势。②跳跃，在步行之后，应该学会跳跃，这样可以激发更多的肌肉参与活动锻炼。③划水，大腿和手臂漂浮在水面上做各种划水动作，这样可以使更多的肌肉得到锻炼，增加运动量，效果自然显著。

此外，水中步行的"初入门者"还应该注意一些细节，如水温最好保持在30℃左右，以免受凉感冒。身体不适时应该在医生的指导下进行水中步行运动，否则会适得其反。

10. 雾霾天气为什么应停止室外行走？

起雾大多是因为空气的湿度太大。雾是空气中的水汽凝结物，其中含有大量尘埃、细菌或其他微粒等对人体有害的物质。尤其是在大城市，由于机动车和工厂废气等原因，近地层空气污染较严重，雾滴在飘移的过程中，不断与污染物相遇，并吸附它们，导致空气质量进一步恶化。

雾对人体健康有很大的危害。据测定，雾滴中各种酸、碱、盐、胺、酚、尘埃、病原微生物等有害物质所占比例，竟比普通的大气水滴中高出几十倍。如果在雾天锻炼，随着活动量的增加，人的呼吸势必加深、加速，自然会吸入更多的有害物质，极易诱发或加重气管炎、咽喉炎、眼结膜炎等诸多疾病。因此，在大雾天气里，可以适当停止室外锻炼。雾霾天气更应停止室外锻炼。

11. 雨天如何体验行走锻炼的乐趣？

健身走爱好者最讨厌天气不好，下雨天也不例外。有些健身走爱好者极不愿意在雨中锻炼，认为下雨会影响行走的情绪，且容易引起感冒。其实雨水是我们的好朋友。对于那些已经习惯在雨中行走的人来讲，是极其舒服和快乐的。在下雨天，空气的湿度增加，吸入湿润空气可起到润喉的作用，减少对空气中细菌和灰尘的吸入，使锻炼者达到一个较好的运动呼吸的状态。尤其是在夏季，在雨中行走比在高温下行走要舒服得多，而且还可以防止中暑。在雨天进行行走锻炼的时候，最好佩戴有帽檐的帽子，这样雨水不易直接流入眼中，能够保持良好的视线。在运动着装上，可以穿着薄的防雨运动装。需要注意的是，雨水对佩戴眼镜的锻炼者的视野有妨碍作用，应注意行走的姿势和身体的重心，以防摔倒，并选择安全的行走路线。

锻炼后，不要立即做整理运动，应先洗个澡，将淋湿的头发尽可能地擦干或用电吹风机吹干，再补充一些水分。请记住，不是被雨淋会感冒，而是锻炼后没有很好地保持身体干燥才会感冒。

12. 雨中步行有什么好处？应注意哪些问题？

国外运动专家认为，雨中步行比普通步行更有利于身体健康，原因如下。

①下雨使空气得到了洗涤和净化，在雨中步行，呼吸着新鲜空气，自然会感到神清气爽。

②研究发现，下雨天空气中产生的大量负离子对人体很有益处。负离子可以促进人体新陈代谢，使呼吸系统畅通。负离子能有效地抑制癌细胞的生长和扩张，从而增强人的体质，促进身体健康。负离子还能降低血压，有效防治支气管炎、心脑血管疾病及神经系统疾病等。

③雨中步行可以提高人体的抗病能力，增强身体在寒冷突然来袭时的适应能力。如果能够持之以恒地进行锻炼，对提高自身抗病能力大有裨益。

当然，在雨中步行也要掌握好尺度，适可而止，千万不能由着性子来。

对于身体健康的中青年人，适当的雨中步行会给身体带来很大好处，一般不会产生不适。对于身体虚弱一些的老年人，应该谨慎地进行，建议老年人可在小雨中步行，逐渐适应后再做新的尝试。对于起初不适应雨中步行锻炼的人，可以尝试洗冷水浴来培养自己适应寒冷的能力。对于实在不能接受雨水冲洗的人，如体弱或患病等，千万不可勉强。

雨中步行之后，回到家一定要立即换下湿漉漉的衣服。长时间穿着潮湿的衣服，很容易导致感冒等疾病。更换衣物之后应先洗个热水澡，这样有利于扩张血管，加强血液循环，促进身体各器官的功能。

雨中步行锻炼应当逢雨必行，持之以恒才能达到良好的锻炼效果。

13. 雪天步行锻炼应注意哪些问题？

下雪的时候，空气比平时要清新许多，适合进行户外锻炼。但是以下注意事项希望大家能牢记。

（1）不要在能见度很低的时候进行步行锻炼

在雪下得很大的时候，能见度是很低的，如果此时进行步行锻炼，不容易注意四周的车辆和行人的情况，容易造成交通事故。因此，在能见度低的时候，不宜进行步行锻炼。

（2）注意保暖

如果气温过低，可佩戴有一定厚度的、能遮住耳朵的帽子，以保护耳朵。为了保护双手，可以佩戴手套。

（3）选择合理的运动着装

着装不要太厚，也不要太紧。如果服装过于紧身，会阻碍血液循环。

（4）注意路面的冰雪，避免滑倒，尤其是老年人

下雪的时候，路面湿滑，在行走的时候步幅不应该太大，尽量选择防滑的运动鞋。

（5）保护好眼睛

听起来下雪和保护眼睛没有直接的联系。但是在下雪后，阳光很强的时候，会直射到雪面上，然后反射到眼睛，对眼睛产生刺激。这时应该佩戴太阳镜，以保护眼睛不受强光的危害。

14. 健身房内的行走锻炼和室外的行走锻炼有何区别？哪种更有效？

在健身房进行行走锻炼，首先解决了锻炼场地短缺的问题。无论是刮风下雨，或者多么恶劣的天气，都可以在健身房内锻炼。利用健身房的跑步器材，可以设定行走的速度，有的器材还可以监测锻炼时的心率。条件好的健身俱乐部还配有电视，锻炼者可以一边跑一边看电视。健身房给刚刚参加行走锻炼的人，提供了很好的锻炼场所。但是在健身房内锻炼也有其不利的一面。首先，室内的空气质量难以保证。如果健身房内人员密集，室内的灰尘会随着锻炼者的运动飞扬在空气当中。行走锻炼者很容易将灰尘吸入自己的肺内，对健康产生不良影响。此外，人员过太多，嘈杂混乱，会分散锻炼者的注意力。其次，基本上每一家健身俱乐部都是收费的，对于经济条件有限的人来讲，确实是一笔不小的数目。此外，健身俱乐部离工作单位或住所的

距离较远会影响锻炼者的积极性。

　　在室外或野外进行行走锻炼，不会像在健身房内锻炼那样受到场地的限制，可以任意选择场地。如果步行的场地空气质量不佳，还可以选择空气较好的场地锻炼。

15. 如何选择行走健身器材？

　　可选择的行走健身器材有许多种，如跑步机、登山机、立式自行车、划船机、自由漫步机等。那么究竟应该如何选择呢？跑步机和立式自行车是最为理想的行走锻炼器材，其主要优点在于选择空间大。

　　跑步机的速度可以自由调节，有助于锻炼者自行调整行走的速率。跑步机的速度可以在步行的速度到 100m 冲刺的速度之间调整。立式自行车和普通自行车外形大致一样，最大的不同之处就是立式自行车脚踏板的对抗力大小可以调整。当对抗力较大时，就像在进行上坡跑运动；而对抗力较小时，就像在进行下坡跑运动。因此跑步机和立式自行车能够满足不同层次的行走锻炼爱好者的需要。

16. 步行锻炼时佩戴耳机好不好？

　　我们经常能看到佩戴耳机的走跑爱好者。但笔者并不建议步行锻炼时佩戴耳机。因为一边听音乐一边步行，很容易分散注意力，尤其在车多、人多的场所步行的时候，更应该考虑安全性。戴上耳机，不容易听到行人说话和车辆鸣笛的声音，容易因来不及躲避行人、自行车甚至汽车等而发生碰撞，导致受伤。

17. 步行锻炼时应不应该佩戴眼镜？

　　到目前为止，尚无关于佩戴隐形眼镜或眼镜对步行锻炼有不良影响的科学报道。在走步时应保持最佳视野范围，尤其是在公路和野外行走时，更要注意安全性。工作学习之余，如果眼睛感到疲劳的话，有条件的情况下，可以到户外慢走一会儿，对于缓解眼部疲劳和防止近视有很大的帮助。

18. 如何使用计步器？

不论进行何种运动，一旦把运动量量化，就会无形中产生动力。行走也是一样，如果可以准确地知道行走的步数，会更容易设定目标，行走时也会更加认真。

为了达到这个目的，计步器应运而生。市面上出现各种各样大小不同、模样各异的计步器。它们具有多种功能，不仅可以记录行走步数，还可以显示速度、时间、距离及能量消耗情况。功能越多的计步器的价格也越贵，而且使用复杂。因此，在选购计步器时不要追求功能多或样式新，能满足需要即可。

计步器一般系在腰带上。每款计步器都配备了说明书，可按说明书的步骤佩戴。有的计步器的灵敏度很高，一次微小的晃动都可能被误测。行走前要预先在计步器上输入自己的步幅和体重，以步幅为基础可以测定行走步数，而设置了体重，就可以了解热量消耗的情况了。

有时即使使用了计步器也测不出准确的行走步数。一般来说，行走时路人较多，穿拖鞋或凉鞋拖地行走时、在摇晃的公交车上行走时、一边剧烈咳嗽一边行走时、做跳跃运动时，都很难测出准确的行走步数。

19. 行走锻炼比较枯燥，如何才能保持和提高锻炼的兴趣呢？

只要充分认识到锻炼的意义，并切身体会到锻炼带来的好处，就会越练越有兴趣，越练越有动力。当然，要做到常年如一日的坚持，也不是一件容易的事儿。有人曾对我国张家口市的 100 名中老年人的健身、行走、慢跑情况进行了调查，发现其中有 64 人不能长期坚持锻炼。其原因有很多，如感到枯燥，运动量安排不当，家务多，时间紧等，但其中由于缺乏兴趣而中断的人数最多。如何保持和提高有氧健身走锻炼的兴趣呢？可以尝试以下做法。

改变行走环境，可以到风景宜人的大自然中去进行有氧健身走锻炼；如果居住在市区，距郊区较远，则可以在市区内选择几条不同的锻炼路线，在不同路线练习。此外，可以在锻炼时注意寻找和发现新的路线，不断提高锻炼兴趣；也可以采用多种锻炼方法，以增强锻炼动力。

20. 边走边唱好不好？

行走时，如果先使用节拍器等设定适合自己的节奏，再配合节奏走 1 分钟以上，有氧步行会更有效。例如，为糖尿病患者开出的处方是"用餐 40 分钟以后，按节奏走 10 分钟"。选择的节奏应使运动强度为最大摄氧量的 60%，符合有氧步行的基本呼吸法。

建议开始进行有氧步行的人选择适合自己的歌曲，一边唱歌一边走路。分别确定慢走时和快步走时的节奏，再配合节奏来行走，即可拥有自然的有氧步行的形态。

21. 设定合理的行走路线会使锻炼不那么枯燥吗？

行走锻炼与其他体育项目，如足球、篮球、排球相比，略显枯燥。但是我们可以通过采取各种方法使它变得有趣。根据调查显示，许多行走爱好者喜欢在马路上锻炼。但是对于经验丰富的行走爱好者来说，则会选择不同的路线。锻炼者应根据自己的锻炼计划选择不同的路线。如果今天是在马路上走，明天就可以在草坪等对膝关节冲击小的场地上走。如果想掌握或了解自己的走步节奏或计算步频的话，可以选择在 400m 或 200m 的跑道上走。总之，不同场地各有其长处和短处，在锻炼之前，一定要把锻炼计划和场地选择与周围的环境条件结合起来，才能制订出最佳方案。

22. 为什么说有心走路办法多？

要想实现每周 5 次，每次 30 分钟的行走，应该如何坚持呢？

为了能将行走植入日常生活之中，要仔细地分析一下自己每天的工作和生活安排。了解清楚自己每天要做的事情之后，就可以安排进行行走运动的时间了。而且，还可以在不影响日常生活的基础上充分发挥想象力，灵活掌握。

对于上班族来说，可以利用上下班的机会。早晨早点儿出发，不乘公共汽车，走到地铁站，或是到了单位后不乘电梯，爬楼梯到办公室。如果开车上下班，则可以利用午休时间，到离单位稍远的地方就餐，或是就餐后不要立即休息，可以先散散步。总之，只要稍微用点心，就很容易做到。上班族一般会穿着皮鞋，不太方便行走，可以在办公室备一双运动鞋。如果能选择一双既适合行走，上班穿着又不影响仪容的鞋会更方便一些。

对于家庭主妇来说，在收拾家务时，可以在原地做踏步练习，这样对足部也可起到一定的刺激作用。

外出购物时，可以多去几个地方，既做到了货比三家，又进行了锻炼，可谓一石二鸟。

如果家里养宠物，可以带着宠物在家附近散步。聪明的主人不仅关心自己的健康，也不会忽视宠物的健康。

谈恋爱约会时"轧马路"也是个运动的好办法。近年来，随着汽车进入家庭，人们似乎更少步行了。开车兜风是不错，但和恋人在林荫道上漫步不也是一件很浪漫的事吗？

综上所述，只要做个有心人，一定能找到行走运动的时间。

第十四章

CHAPTER 14

合理膳食与行走能量代谢

1. 为什么说合理膳食、科学步行能获得一个健康的身体？

许多疾病的发生与不合理膳食有很大关系。能量的低消耗+能量的高吸收=营养过剩。这些过剩的营养到哪里去了呢？一部分变成脂肪堆积在皮下，造成肥胖症。一部分融入血液中，脂肪类物质长期积累，变成了黏稠的粥状物质沉积在血管壁上或形成颗粒随血液流动，使血管失去了往日的柔软和弹性，导致血液流动情况恶化，这是脑梗死和心肌梗死产生的主要原因。步行锻炼可以消耗体内部分脂肪和能量。上下肢的运动可以使肌肉产生收缩，肌肉收缩需要能量的补充，其来自血液中的葡萄糖，因而血糖值就会下降。同时，运动时呼吸加强，膈肌、腹肌活动加大，会消耗部分能量。

经常参加体育锻炼的人都有这样的感觉，刚锻炼完食欲下降。研究表明，运动锻炼的时间对控制体重和消耗脂肪有一定影响，在餐前2小时进行走步或跑步锻炼能有效地减少脂肪，并且降低食欲。

饭后步行活动，可以促进消化器官的血液循环，增进消化腺的分泌和消化道运动，有助于消化和吸收。"饭后百步走，活到九十九。"这句话有一定的道理，但并不适合所有的人。

运动医学专家认为，冠心病患者在饭后步行，容易诱发心绞痛，甚至心肌梗死。这是因为进食后患者体内血液处于高凝状态，容易形成血栓，引发心肌梗死。

高血压、脑动脉硬化和糖尿病患者在饭后步行，容易引发直立性低血压，出现头晕、乏力，甚至昏厥等现象。

胃下垂的患者在饭后步行，容易出现腹胀不适、恶心呕吐。接受胃切除术的患者，容易出现腹部胀满、头晕目眩、大量出汗，甚至虚脱的现象。

贫血和低血压患者在饭后步行，由于饭后大量血液供给肠胃，容易造成脑部缺血而头晕眼花。

上述患者饭后不宜立即进行步行锻炼，应休息一段时间以后再去步行，才能有利于健康。

选择餐前还是餐后锻炼要依据自身条件而定，否则不仅达不到健身的目的，还会给身体带来危害。

当你选择餐后步行时，切忌吃得过饱。食物经过消化之后，变成营养物质，需要一个过程。一般来讲，从进食到吸收完毕，需要 3~5 小时，吃得越多，则消化吸收需要的时间越长。吃得过饱会抑制运动中枢的兴奋度，使人动作迟缓、反应迟钝，运动时还会出现腹胀、腹痛等症状。

过量的饮食会造成呼吸不畅。因为胀满的胃阻碍了膈肌的运动，使得腹式呼吸受到影响，呼吸不畅，运动就不会轻松自然。

运动生理学家经过研究发现，如果运动后立即吃冷饮或冷冻食品，对身体是有害的。

人体的正常体温约为 36℃。运动后体温会上升，如果马上吃冷饮会引起胃肠道功能紊乱、腹胀、腹泻等症状。在低温刺激下，胃肠道平滑肌会出现痉挛，引起胃肠绞痛。此外，运动后吃冷饮会引起咽喉疼痛、声音嘶哑。

由此可见，无论是步行前饮食还是步行后饮食，都应有一个准备过程。只有合理膳食、科学锻炼，才能获得一个健康的身体。

2. 什么是以合理膳食为基础的健康生活方式？

我们注定要与食物相伴终身。人的一生（按 70 岁计算）所需食物总量（包括饮水）约为 60 吨，如此大量的食物足以在一定程度上改变人的健康走向。既然如此，我们就有责任、有必要去悉心地研究食物、关注食物。

有调查显示，当今威胁人们健康的四大杀手——肥胖、高血压、糖尿病和高脂血症，在很大程度上是长期饮食不当铸成的恶果。英国著名的柳叶刀医学杂志的研究报告更是明确指出，2000 年全球早逝群体中有 47% 源于饮食失衡。而如果我们真正建立起以合理膳食为基础的健康生活方式，全球人均寿命将在今天的基础上增加 9 岁。其中，发达国家的人均寿命将增加 4 岁，而包括中国在内的发展中国家则可增加近 16 岁！

那么，究竟什么是"以合理膳食为基础的健康生活方式"？这看似抽象的术语中实际蕴含着极为具体的生活细节。

（1）保持每日食物的多样性

不同食物所包含的营养成分有所不同，任何一种天然食物都不能提供人体所需的全部营养，每天人体需要的营养素超过45种，仅靠一种或简单几种食物根本不能满足需要。因此，要按照合理比例，广泛摄入各类食物，包括谷类、动物性食品、蔬菜和水果、豆类制品、奶类制品和油脂，这样才能平衡膳食，满足人体的营养需要。

（2）谷类是每日饮食的基础

谷类是膳食能量的基本来源，是我们每日膳食的基础。但随着生活水平的提高，我国很多大城市已经出现动物性食物的消费量超过谷类消费量的倾向，对于一些慢性病的预防极为不利。因此，要大力提倡以"谷类为主"的中国膳食的良好传统。而在谷类食物中，应提倡食用部分粗杂粮。

（3）适量进食动物性食物，每周进食2~3次鱼

动物性食物是优质蛋白质、脂溶性维生素和矿物质的良好来源。有人担心进食动物性食物会增加心血管病的发生率。实际上，合理进食动物性食品不仅不会导致慢性疾病，相反，由于动物性蛋白质的氨基酸模式更适合人体的需要，且其赖氨酸含量较高，有利于补充谷类蛋白质中赖氨酸的不足。值得一提的是，鱼类（特别是海鱼）中含有的不饱和脂肪酸较多，在预防心血管疾病方面有独到的作用。如果长时间停止进食动物性食物，可能会导致人体必需的脂肪酸、部分维生素、矿物质和微量元素的缺失，导致负氮平衡（摄入氮小于排出氮）和蛋白质营养不良，难以避免高脂血症的发生。因此，每日进食150~200g瘦肉（减少或避免食用肥肉和荤油），每周进食2~3次鱼（特别是海鱼），对预防四大慢性疾病是必要的。

（4）每天进食100g豆类及其制品

大豆含有优质植物蛋白质，其蛋白质含量高达30%~50%，且富含人体所需的8种氨基酸，是植物性食品中唯一可与动物性食品相媲美的高蛋白质食物。大豆卵磷脂有促进肝脏脂肪代谢，防止脂肪肝形成的作用。其所含有的植物胆固醇不被人体吸收，且能够抑制动物胆固醇的吸收，在预防高脂血症方面有一定功效。大豆异黄酮具有一定的抗氧化作用。目前，有关大豆异黄酮预防心血管疾病的人体研究正在进行中。当然，由于氨基酸不能在体内贮存，过多摄入豆类制品并无益处。每日进食100g左右的豆类制品较为适宜。

（5）每天进食 500g 蔬菜和两个水果

蔬菜和水果含有丰富的维生素、矿物质、膳食纤维和天然抗氧化物。大量流行病学调查和临床研究均证实，大量进食蔬菜、水果，对保持心血管健康、增加抗病能力、减少儿童发生眼干燥症的风险及预防某些癌症等，均起到重要的作用。应注意蔬菜和水果品种繁多，所含营养成分也不尽相同，建议在满足食物多样性的原则指导下，多食用红色、黄色、深绿色的蔬菜和水果，它们是胡萝卜素、维生素 B_2、维生素 C 等的重要来源。近年来开发的野果，如猕猴桃、刺梨、沙棘、黑加仑等都含有丰富的维生素 C 与胡萝卜素。为预防慢性疾病的发生，每天进食 500g 蔬菜和两个水果是必需的。值得注意的是，水果一般作为加餐食用，也就是在两次正餐之间（如上午 10 点或下午 3 点）食用，不提倡在餐前或餐后立即吃水果，以避免一次性摄入过多的碳水化合物而使胰腺负担过重。

（6）每天饮用 1 袋鲜奶和 1 杯酸奶

奶类除含有丰富的优质蛋白质和维生素外，含钙量较高，且利用率也高，每 250mL 牛奶中含有近 300mg 钙，是天然钙质的良好来源。目前的很多研究表明，钙在预防高血压等慢性疾病方面有独特的作用，而长期低钙膳食是导致高血压等疾病的危险因素。我国传统膳食结构的缺点之一是钙质供应量普遍较低，人均日摄入仅 400mg 左右，而膳食营养素参考摄入量规定 18~49 岁成人每天摄入量为 800mg，青少年及 50 岁以上成人每天为 1000mg，故应大力提倡奶类制品的生产和消费。落实在现实生活中，应保证每人每天饮用 1 袋（250mL）鲜奶加 1 杯（120mL 左右）酸奶。

（7）饮食宜清淡少盐，每天盐分摄入量不超过 6g

人离不开食盐，离不开食盐中的钠离子。钠离子具有维持人体酸碱平衡、稳定组织间液的渗透压、维持正常的肌肉神经的兴奋状态等独特的生理功能，是维护人体正常代谢活动、保护人体健康的重要物质。

目前，人们面临的主要问题是钠的摄入量过多。过多的钠离子会对人体产生负面影响，甚至危害健康。钠盐摄入过量，可导致血压升高。高盐饮食人群的高血压发病率远远高于低盐饮食人群。摄盐量过多同时会引发骨质疏松和体液潴留，加重脏器的负担。有学者甚至认为，在工业发达国家中，被盐分送进坟墓的人数比有害化学物质致死的人数还要多！

世界卫生组织（WHO）建议，健康人每天盐分的摄入量不宜超过 6g。在我国北方一些地区，居民人均每天的盐分摄入量竟高达 18 ~ 25g，并且还有进一步增加的趋势。应注意的是，人通过食物所摄取的钠元素含量，只占一天摄取钠总量的 1/5。还有一些来自天然食物。由此可见，控制盐分摄入应从"全方位"入手，仅减少食盐的摄入是远远不够的。

（8）每天补充膳食纤维

在我国，人们的膳食纤维来源以谷类食物为主，并辅以蔬菜水果，本无膳食纤维缺乏之虞。但随着人们生活水平的提高，食物精细化程度越来越高，动物性食物所占比例大大增加。一些大城市居民的日常膳食中脂肪的比例，已由几十年前的 20% ~ 25% 增加到目前的 45%，而膳食纤维的摄入量却由 10 年前的每天 20g 以上降至现在的 10g 左右，导致一些慢性疾病，如肥胖症、糖尿病、高脂血症等，以及一些与膳食纤维过少相关的疾病，如肠癌、便秘、肠憩室等的发病率日渐上升。

因此，应在每日膳食中添加燕麦片、荞麦等粗粮，以及海带、魔芋和新鲜蔬菜等富含膳食纤维的食物。我们可采纳以下饮食方案来满足纤维摄入：选择全谷、全麦食物作早餐；以部分粗粮替代精细米面；每天膳食中可添加豆类食物，如红豆、绿豆等；每天必须吃青菜，特别是青菜的叶和茎。应注意的是，膳食纤维的摄入也并非多多益善，过量摄入可能造成腹胀、消化不良，也可能影响钙、铁、锌等元素的吸收，还可能降低蛋白质的消化吸收率。因此，老年糖尿病患者、胃肠道功能减弱的患者、肠炎和接受肠道手术的患者、容易出现低血糖的人群等，应当引起注意。

上述这些看似"简单明了"的生活细节，要真正付诸实践并非易事，但人们似乎别无选择。

3. 步行时肌肉活动的能量消耗有何特点？

步行是全身运动，身体各部分肌肉无不参与工作，由此体现了其锻炼价值。步行会消耗一定的能量，一般说来，同等条件下体重较重的人消耗的能量更多；路面坡度越大，消耗的能量越多；步行速度越快，消耗的能量越多。例如，当步行的速度达到 8km/h 以上时，消耗的能量甚至会超过以同等速度奔跑所需要的能量。有研究结果表明，55kg 体重的人以 6.4km/h 的速度步行时，其能量消耗相当于 65kg 体重的人以 5.5km/h 的速度步行，相当于 75kg 体重的人以 5km/h 的速度步行，相当于 95kg 体重的人以 4km/h 的速度步行。

据天津运动医学研究所的研究结果显示，普通人每天生活中至少要有20%的能量用于体育运动，一般来说相当于每天836kJ（200kcal）左右的能量消耗。为了达到这个要求，可以尝试相当于836kJ（200kcal）能量消耗的运动内容和持续时间（图14.1）。

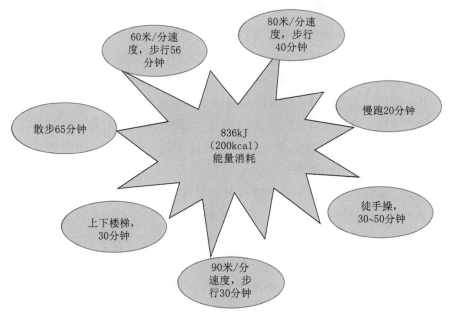

图 14.1 836kJ（200kcal）能量消耗所需的运动内容和持续时间

不同年龄和健康状况的人，步行的速度也有所不同。走路时以少消耗能量的速度为经济速度，一般以60米/分左右为宜。但是为了达到促进健康、增强体质的锻炼目的，步行速度需要大于经济速度。速度加快了，能量消耗也会相应增加。将自然行走提速后变成健身走，可以更加有效地促进身体的新陈代谢，所以健身走成为各年龄阶段人群，特别是中老年人锻炼身体的一项重要内容（图14.2）。

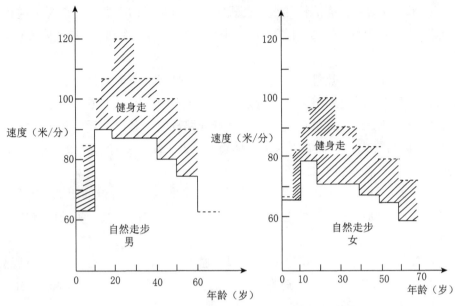

图14.2　不同年龄锻炼者的步行速度范围

4. 如何知道行走锻炼所消耗的能量？

（1）目标 300kcal

从食物中，我们每天摄取 2000～3000kcal 的热量。睡眠时约消耗 1500kcal。因此，必须通过身体活动消耗掉 1000kcal 左右的热量。在当今社会中，要想通过一天的工作消耗 1000kcal 的热量不是那么容易的。

现代社会与过去不同，直接靠体力谋生的行业已为数不多；交通如此发达，目的地无论是哪里，很少需要仅靠两条腿；笨重的体力劳动逐渐被机器取代；家务劳动电器化，大部分家务活已无须亲自动手。此外，大部分人即使在工作之余有时间运动，也懒得去活动。

因此，从能量消耗角度来看，要消耗掉 1000kcal 的热量确实不那么轻而易举，有必要通过运动来消耗。

（2）身体越重，消耗的热量越多

你知道每小时走 4km（时速 4km）能消耗多少热量吗？答案是每千克体重约 3kcal。因此，若一个人的体重为 70kg，以时速 4km 的速度走 1 小时，可消耗热量 210kcal（3kcal×70＝210kcal）。

由于采取站姿也能消耗热量，上式中实际包含了站立所消耗能量。纯粹依靠走产生的能耗可按下式计算：0.5（热量系数）×4（距离）×70（体重）= 140kcal。

这里，引入了"热量系数"一词，其含义是行走所消耗的能量，其与速度有关。例如，时速5.5km时热量系数为1.0。仍以上文中70kg体重的人为例，以每小时走5.5km的速度走相同的4km路程时，其所消耗的能量大约是1.0（热量系数）×4（距离）×70（体重）= 280kcal。一个是140kcal，一个是280kcal，二者差别很大。

从上面的计算中可以看出，即使行走的速度相同，行走的距离也相同，若体重不同，则消耗的热量也不同。希望人们在行走的时候，头脑中有这样的概念。

顺便提一下，体重为65kg的人，以时速为5.5km的速度行走所消耗的热量，与体重为75kg的人以时速为5km行走，以及体重为95kg，以时速为4km的速度行走所消耗的热量相同。

体重为55kg的人要想与上述三种人保持一样的能耗，行走的速度要达到6.4km/h。这个速度相当快，几乎是竞走的速度。换句话说，让体重为75kg的人和体重为55kg的人以相同的速度走同样的距离有些过分。

（3）负重走

最理想的是行走时不负重，什么也不带。但平时走路时总需要携带一些物品。即使在自家附近走一走，也需要携带饮料、毛巾等物品。郊游或登山时，不带任何物品更不现实。

携带物体的重量与能耗有关。一般来讲，负重5kg时的耗能约是不负重时的1.5倍。

（4）步幅为身高减去100

步幅是两脚跟着地点之间的距离。多大的步幅比较恰当呢？一般而言，大约为身高减去100cm。身高165cm的人，步幅约为65cm。因为每个人走路的姿势不同，因此这种估计还要±10%的余量。步幅在此范围内，一般能耗最小。也就是说，这种步幅是处于"自然走"状态时的步幅。

热量消耗与步数的关系更大。在1分钟内走的步数太多或太少都会使能量消耗提高。若以身高减去100的步幅行走，一般每分钟走100~120步最好，消耗热量较少。

（5）每小时 4km 的速度过慢

很久以来，人们一直以为，行走的速度应在每小时 4km 左右。对健康人而言，这个速度偏慢。实际测量结果说明，行走的速度应在每小时 5.0~5.5km。

每小时 4km 的热量系数是 0.5，5km 时是 0.8，6km 时估计为 1.3。

运动代谢所消耗的热量是基础代谢的若干倍。二者之间的对应关系可以代表运动强度，称为"能量代谢率"（RMR）。RMR 与行走的速度有关。每分钟走 50m 时，RMR 是 1.6，60m 时是 1.8，70m 时是 2.2，80m 时是 2.8，100m 时是 4.7。

此外，行走的快慢与能耗有关。如果是时速 3km 的"散步"，每分钟约耗能 2.7kcal，要想消耗掉 300kcal，需要走 110 分钟。而时速为 3.6km 的"慢走"，消耗 300kcal 需要走 100 分钟。若时速是 4.5km 的"自然走"，消耗 300kcal 需要走 90 分钟。以时速 5.4km 大步快走，即"快步走"，消耗 300kcal 需要 70 分钟。若以时速 7.2km 上气不接下气地大步快走，即"尽全力走"，每分钟约消耗 7.9kcal 热量。此值比一般的郊游耗能高，消耗 300kcal 用不了 38 分钟。一般来讲，正常人为保持健康应将行走的速度控制在每小时 5.5km，大步快走。

当人无意识地行走时，不易感到疲劳。速度更快或更慢，都会多耗能。人们把这种速度称为"经济速度"。一般来讲，自然走时的速度，就是你的经济速度。体力越好的人，经济速度越快。

日本人的经济速度是每小时 3.6~4.8km。体质较好的人的走路速度最好比该值高 20%~30%。

此外，还有一个一般性规律，步数与能耗有关。走 30 步大约消耗热量 1kcal，因此，每分钟走 100 步（时速 4.5km），走 90 分钟（约 9000 步）可消耗掉 300kcal 热量。

以上是行走与热量消耗之间的关系，以及体重、负重、步幅、速度等对能量消耗的影响，当然该关系还会受到其他因素的影响。

例如，在相同的条件下，走同一条路，男女消耗的热量不同，女性消耗的热量普遍比男性少，大约相差 10%。

此外，场地对能耗影响很大。大家都清楚，走坡路或阶梯会比走平地多消耗能量。登山时，汗流浃背，心跳加快，每分钟消耗 8~12kcal 热量，快速上下 1500 个台阶会消耗掉 500kcal 热量。

（6） 脉搏与行走

正常人的脉搏与心跳是一致的。将右手中间三个手指的指腹轻轻地搭在左手手腕处，可测量出每分钟心跳次数。一般数 10 秒钟的心跳数，连数 3 个 10 秒，取平均值，再将此数乘以 6 即可。

不同年龄段的人，最大心率有所不同。20 岁大约是 200 次，30 岁为 190 次，40 岁为 180 次，50 岁为 170 次，60 岁为 160 次。为了保持健康，人们应保持一定运动量并坚持长期锻炼，锻炼时的心率应是最大心率的 60%~70%。

20 岁的人行走时的脉搏为 120~140 次/分，30 岁为 115~130 次/分，40 岁为 110~l25 次/分，50 岁为 100~120 次/分，60 岁为 95~110 次/分。不同年龄段的人关于运动时间的安排是一致的：先轻松地走 5~15 分钟，再以中等强度行走 15~30 分钟，最后快速地走 30 分钟以上。

通过脉搏可了解活动强度，能给锻炼者带来一定的便利，使行走成为一项相当安全的运动。行走时保持脉搏为最大值的 60%~70%，可杜绝事故发生。

若脉搏保持在最大值的 60%~70%，行走的速度应比经济速度快 2~3 倍。若脉搏达到最大值的 80%，心脏要承受更大负担，为了防止事故，要慎重为之。老年人在走陡坡或登山时，脉搏很容易达到最大值，因此，登山队或运动队中的老年人需要予以特殊照顾。

（7） 水分的必要性

大约在 10 年前，人们还认为运动时不应饮水，即使长时间进行大量的运动也不提倡饮水。持这种观点的人认为，饮水会加重疲劳，引发胃肠不适。实际上是担心饮水以后，不易坚持到底。

可是现在的看法发生了改变，主张想喝就喝。支持这种观点的理由是，想饮水就表明人体需要水分。当人体水分不足时，坚持运动易感疲劳。此外，水分不足会导致血液浓度升高，有时甚至会导致脑血栓等严重后果。

但是，饮水应有节制。一般在行走的过程中想饮水，可以饮用。刚走完时，可补充由于出汗失去的一半水分，另一半在一两个小时后再补充。

这一点应引起锻炼者的重视。特别是运动之后不要一次性饮用大量的水，否则易感疲劳，且增加胃的负担。

夏天，出汗行走一两个小时，失去 2~2.5kg 的水分是常有的事。

一般情况下，体重为 70kg 的人，稍微出汗行走 2 小时，失去约 2kg 水分。这时，嘴会觉得发黏。

若出现以上征兆，说明身体已经缺少水分，必须立即补充。在这种情况下，如果不补充水分仍坚持行走，会引起严重后果。

必须牢记，若失去相当于体重10%的水分，会引起生命危险。实际上，若失去5%的水分，人体将面临很大危险，出现头晕、全身无力等症状，并使其他疾病迅速恶化。

即使身体无恙，在酷热的天气中长时间行走，水分不足超过了限值，也会引起中暑或虚脱。

（8）中暑或虚脱后怎么办？

出汗，会使人体热量由皮肤散发出去。当热量排放不畅时，会引起体温上升，这种现象称为中暑。中暑时，皮肤干燥，颜色发红。有时还会伴有头痛、眼花、恶心等症状。

当这些症状表现得不太严重时，患者应躺在阴凉处，抬高上半身，缓慢补充水分。

症状较重时，需要用拧干的湿毛巾擦拭全身，加快散热，使体温降到正常值。特别是颈部、腋下、大腿根、胸口等部位，再稍微补充点水分，沉着镇静地等待复原。

虚脱与中暑的症状相反。处于脱水状态下的人面色苍白、皮肤潮湿。气温低时身体还会瑟瑟发抖。

虚脱时，脚要抬高，盖好衣被躺下休息。按摩可使体温升高，同时可饮用热饮料。

为避免出现上述意外，考虑到皮肤出汗、呼吸等会使身体损失水分，因此行走时需要适当补充水分。

5. 步行时能量代谢率如何计算？

在平地，按每分钟50~100m的速度步行，能量消耗与速度呈线性相关，即速度越快，能量消耗越多。过慢或过快，则两者不呈线性关系。按此原理，Dill提出下列计算公式：

耗氧量 [mL/（kg·min）] ＝速度（m/min）×0.1+3.5

代谢当量（MET）＝耗氧量 [mL/（kg·min）] ÷3.5

若是在向上的斜坡上以同等速度行走，则能量代谢率按以下方法计算。

一般根据向上移动做功1kg/m相当于耗氧1.8mL来计算登坡所需的额外

耗氧，其公式如下：

登坡额外耗氧量=坡度（%）×速度（m/min）×1.8

将平地步行时的耗氧量加上额外登坡耗氧量，即登坡耗氧总量，再进一步计算代谢当量。若为下坡步行，则按上坡步行额外耗氧量的1/3计算，即下楼梯的能量消耗只占上楼梯的1/3。

例：某人在10%的坡度上以每分钟60m的速度步行，求其能量消耗和代谢当量。

按公式计算：平地步行耗氧量=60×0.1+3.5=9.5mL/（kg·min）

按公式计算：登坡额外耗氧量=0.1×60×1.8=10.8mL/（kg·min）

总耗氧量=9.5+10.8=20.3mL/（kg·min）

按公式计算：总代谢当量为20.3×3.5=5.8MET

上述能量消耗相当于最大耗氧量的50%~55%。用本法计算能量由于没有考虑体重、环境温度、海拔高度等因素的影响，所以存在一定的缺点，但作为一般估算，方法简单，是一种具有实用价值的方法。

6. 走一英里消耗多少热量？

一般情况下，一个150磅（1磅≈0.45kg）的人走一英里（1英里≈1.61km）消耗的热量为80~100kcal。这个数值会随着身高、体重、健身程度、是在山路还是平地上行走、穿着、室外温度等各种因素的变化而变化。

如果你的目标是减肥，忘记那些数字吧。然后设计一个不会影响生活的健康饮食计划，还要尽可能地加强日常生活中的体育锻炼。每天至少走半小时，如果你能走得更多就更好了！也许你还可以早晚各抽出半小时用来走路。而在一天中也要尽量地多走，无论是在室内还是室外。

要注意你每天有多少时间是坐着度过的，尽量抽出时间让身体动起来。例如，工作时如果要打电话，你可以站起来四处走动，或者去其他比较远的房间里打，这样你就可以在一天里消耗更多的热量。

7. 步行能量消耗与步速有关吗？

步行时要消耗一定的能量，步速越快，能量消耗越多。如果以每分钟60m的速度步行，每分钟消耗能量为11.30kJ（2.7kcal）；如果以每分钟120m的速度步行，每分钟可消耗能量为28.04kJ（6.7kcal）。

步行的速度是由每分钟的步数与步幅决定的。也就是说，在一定速度下，能量的消耗也会由于步数与步幅的变化而有所差异。例如，速度为每分钟60m，步数为90步，步幅为66cm；或者速度为每分钟80m，步数为110步，步幅为70cm。按照这样的组合，相比同一速度的其他组合能消耗更多能量。在同一速度下，需要多消耗能量的话，那就要采用别的组合，或者缩小步幅、增加步数，或者加大步幅、减少步数就可以了。此外，身体强壮的人通过散步，在能量消耗方面也能取得很好的效果。

8. 步行能量消耗与上、下坡度有关吗？

平地步行与上坡步行、下坡步行时所消耗的能量各不相同（图14.3）。

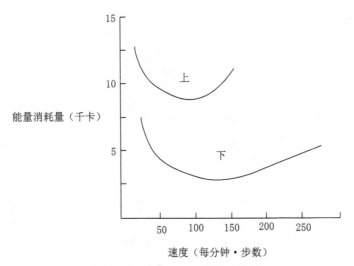

能量消耗量（千卡）

速度（每分钟·步数）

图14.3 能量消耗与步速的关系

同样，走上坡时，坡度相同，速度越大，能量消耗越大；速度相同，坡度越大，则能量消耗越大；走下坡时，坡度相同，速度越大，能量消耗越大；速度相同，坡度越小，则能量消耗越小。因此，相同的坡度下，速度越快，其能量消耗越大。

普通人每天生活中至少要有20%的能量用于体育运动。一般来说，相当于每天200kcal左右的消耗量。为了达到这一要求，可以尝试一下相当于增加200kcal的运动内容及持续时间。

9. 步行能量消耗与体重有关吗？

　　在步行速度一定时，体重大的人比体重小的人消耗的能量多。如图 14.4 所示，体重为 55~95kg 的人，以 3200~6400m/h 的 3 种速度步行，其中 55kg 体重的人以 6400m/h 的速度步行时，其能量消耗相当于 65kg 体重的人以 5500m/h 的速度行走，相当于 75kg 体重的人以 5000m/h 的速度行走，相当于 95kg 体重的人以 4000m/h 的速度步行。

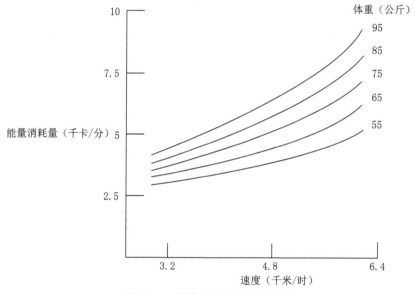

图 14.4　能量消耗与体重的关系

10. 为什么说饭后别忙百步走？

　　随着生活节奏的加快和时下各种快餐的盛行，很多人往往是一推碗筷便起身去锻炼。然而，近期根据脑生理科学家的研究表明，有些人认为的"吃饱"，不过是胃部感觉涨满，而营养尚未被身体吸收，身体仍然处于"饥饿"状态。在短短十几分钟的进餐过程中（有些狼吞虎咽者的用餐时间往往更短），我们吃进去的食物根本来不及消化，就更不用提吸收了。这个时候匆忙起身而走，势必会有一部分血液集中于运动系统，从而延缓消化液的分泌，影响胃的正常消化，容易诱发功能性消化不良。在胃部负重情况下走动，长此以往容易导致胃下垂。

饭后匆忙走动所消耗的能量，实际上是透支了进餐前的体能，导致血糖水平降低，此时如果立即做一些对灵敏性和准确度要求较高的活动，如驾驶等，很容易导致不良后果。根据美国保健学会专家的调查发现，许多车祸的发生与肇事者饭后立即驾驶有关——正餐过后，坐进驾驶舱，血液都集中于胃部，大脑缺氧现象严重，注意力难以集中，反应速度减慢，灵活性下降。

此外，冬季气温低，室内室外温差较大，进餐的时候吃得红光满面、大汗淋漓，要是匆忙离开餐厅，在瑟瑟的冷风刺激下行走，汗腺及皮下组织中的毛细血管骤然收缩，容易引起风寒头痛，还会加大心脏的供血负担。

鉴于饭后匆忙外出走动存在诸多隐患，保健专家提出忠告：饭后要给身体留出足够的休息时间，最好静坐片刻，和同伴聊聊天，再起身活动。

常言道，"饭后百步走，能活九十九"，那是有前提条件的，如果不注意胃肠的消化规律，饭后立即"百步走"，容易适得其反。

第十五章
CHAPTER 15

女性及少儿的行走锻炼

1. 为什么说步行是非常符合女性生理特点的运动？

由于男性和女性在生理和心理上确实存在着很大的差异，这就自然地造成了二者的运动能力差异较大。

女性的身高低于男性，因此女性的上下肢长度相对较短，加上女性的盆骨较大，从而限制了运动速度。

与男性相比，女性的上肢力量大约只有同龄男性的 2/3，而下肢却较大。女性全身肌肉的重量不超过全身重量的35%，而男性能达到40%~45%；女性脂肪组织的重量占全身重量的28%，男性只占19%。腹腔肌肉的发展对女性的健康具有重大的意义。腹腔肌肉发展得好，能保证生殖器官处于正常部位，并对妊娠和分娩过程的顺利进行产生很大作用。因此，增强全身肌肉对女性健康具有特殊的意义。

据调查，经常参加运动的女性在妊娠期间，仅有少数人出现轻度的妊娠反应，而大部分人则无不良反应，能坚持正常工作。在被调查的参加运动的女性中，所有分娩者均采取纵产式，95%为顺产。由于长期参加锻炼，分娩时应激能力强，腹部肌肉和盆腔肌肉有力，有利于腹式呼吸和用力，因此分娩所用的时间明显缩短，平均总产程为 10 个小时；而非锻炼女性则需 16 个小时。此外，参加锻炼的女性生产的婴儿的体重比一般女性生产的婴儿要重250g 左右。科学家指出，分娩是检查所受的体育教育是否正确、是否合乎生理，以及体育锻炼是否达到一定程度的一种独特的考验。

女性在心血管系统和呼吸系统的活动方面，也具有独特的生理特点。

女性的心脏体积和重量均小于男性，一般来说，心脏重量比男性轻 10%~15%。因此，每次收缩时射出的血量小于男性，而心脏收缩的频率较快。

女性在静息状态时的呼吸次数较男性多，但呼吸的深度却较浅。女性的心脏容量和肺活量都比男性小，肺活量为 2000~2500mL；而男性的肺活量为 3000~3500mL。

女性月经的变化是其突出的生理特点之一。研究表明，在月经期间，女性的血液成分往往有所改变，肺活量较低，肌肉力量下降。有些女性会由于月经期子宫和盆腔充血，以及性腺分泌，出现腰酸、腹胀及腹部下坠等轻度不适，或出现精神不佳、全身无力、头晕、疲倦、心情烦躁等症状。这些都属于正常的生理反应，并不是疾病。女性在月经期间可进行适当的体育锻炼，如走步和慢跑，以改善盆腔的血液循环，减轻盆腔充血，有助于调节大脑的兴奋和抑制过程，减少不适感。观察发现，经常参加体育活动的女性在月经来潮时的工作效能，基本不发生改变。

根据女性的生理特点，步行和慢跑再适合不过了。女性的耐力好，耐疲劳性高于男性。同时，女性柔韧、灵巧，在反应和毅力等方面也比男性强，因此更适合健身走，不仅有助于增强心肺功能、增强下肢及腹背肌肉和盆骨底肌的力量，还能消除多余的脂肪，保持体形，使她们更青春健美。

2. 步行运动能给女性带来什么好处？

步行属于低强度有氧运动，从女性的身体条件和生理特点来看，这项运动非常适合女性，并且处于不同年龄段、不同时期的女性，都能参加这项运动。那么，步行到底能给女性带来什么好处呢？

（1）健康

关于健康，世界卫生组织做出的定义是"健康是一种在身体上、精神上的完满状态，以及良好的适应能力，而不仅仅是没有疾病和衰弱的状态。"从秦始皇蓬莱寻丹到当今的各种保健品无处不在，体现了人们对健康的期盼。其实得到健康最直接、最有效的方法莫过于体育锻炼。

实践证明，越来越多的人投身步行运动，其中参加人数最多的是女性，因为步行运动可以给女性带来健康。步行锻炼能使女性头脑清醒、思维敏捷，能有效改善中枢神经系统。特别是能提高心肺功能，促进血液循环，改善呼吸系统和微循环系统功能。

经常进行步行运动的女性呼吸肌发达，强壮有力，肺活量增大；骨骼变粗，骨密度增加，骨骼和肌肉结实有力；肌肉纤维变粗，肌肉内营养，特别是蛋白质含量增加，肌肉内的毛细血管数量增加，上下肢及腹背肌的力量增强。同时，大量的血液把更多的养料带到全身各个角落，使新陈代谢加快，促进了人体的发育，增强了体质。

步行能使人心情舒畅、精神愉快，能调节情绪、改善心情，使人忘却忧伤和烦恼，精神饱满地工作和学习。清晨伴着朝阳、傍晚携着余晖走上一段路，能给人以身心的净化和升华，不仅能防病治病，延缓衰老，对人心理的改善也是其他活动所不能比拟的。行走锻炼使人身体健康、心理健康，使女性柔弱的天性变得坚强、勇敢、自信，使女性的身心状态具备良好的社会适应性。

健康不仅仅是没有疾病，而是身体上、心理上和社会适应性上的完满状态。人的身体在不同的时期有不同的状态，即健康状态、疾病状态，以及介于健康和疾病之间的"第三种状态"，又称为"亚健康状态"。女性由于缺乏体育锻炼，易引起肥胖、心理障碍及社会适应性较差等亚健康状态，加上各种疾病影响等，不健康的女性占据相当一部分。改善女性的健康状况，远离亚健康状态，使女性充满生机与活力，积极参加体育锻炼，尤其是参加健身走活动就显得十分必要了。

行走对增强女性健康大有好处。适度的运动量能使精神愉悦、身体轻快、睡眠良好、食欲旺盛、体重不增、体形优美，总之体育锻炼不仅能给女性带来健康的身体，还会使她们变得风韵卓然、端庄稳重、举止典雅、落落大方，充分展示女性内在的无穷魅力。

（2）减肥瘦身，体态健美

体育锻炼是减肥最有效的方法，特别是有氧锻炼对减肥最有效。人体内有多种能源物质可供运动，如果想减少脂肪，就必须动用脂肪供能以消耗脂肪，行走是一种运动强度不大、持续时间长的运动，对减肥者来说是最好的选择。

肥胖是人类健康的一大威胁。由它引起的并发症包括糖尿病、高血压、心肌梗死、脑梗死、不孕症、乳腺癌、皮肤病等。

行走是如何减肥的呢？经常参加健身走，身体的活动量增大，这样肌肉组织就需要消耗很多的能量，这些能量的来源主要是糖和脂肪。糖是供给能量代谢的主要物质。但在进行健身走时，额外的能源消耗就必须动员储备的脂肪来应付需要。这样一部分能量就作为脂肪被消耗掉了，皮下脂肪减少，人就会变瘦。长期坚持行走，不仅能消耗多余的脂肪，而且使人变得更健美、更强壮。

达·芬奇说过："美感完全建立在各部分之间神圣的比例关系上。"女性形体美要求的是匀称、丰满而不肥胖，以显示出健康之美；匀称、苗条而不瘦弱，以显示出精干之美，这样的美才是女性的形体美。

体育塑造了人类，体育使人的各部位更符合比例，更加协调。体育给人美的享受，体育创造美。

女性的健美是健康美、体形美、姿态美、动作美，这种美是高尚的美，它反映了社会女性作为自然界中的一员朝气蓬勃的自我意识与自觉要求。然而，女性美的形体并不是与生俱来的，也不是一成不变的。必须经过长期锻炼，精心修养，才能永葆青春魅力。

行走能提高心肺及呼吸系统的功能，增强下肢力量，改善腿部线条及减少腰、腹脂肪的最积极、最有效的方法。长期参加健身走，可以增强踝关节的力量，使人步履轻盈；可以增强肌肉的紧张度，使人挺拔向上，富有朝气，充满自信；可以发展协调性，使人动作优美，举止大方。

总而言之，女性自身的复杂与微妙及各个时期身体与心理变化的多样性，决定了女性体育锻炼的长期性。为了塑造完美的女性形象，就需要长期坚持锻炼。辛苦的耕耘，必会换来丰硕的成果。

（3）坚持锻炼，适应衰老

衰老是人体机能逐渐衰退的现象，是不可抗拒的自然规律。尽管如此，但在一定的条件下延缓衰老和防止未老先衰是完全可能的。

日本健康专家对百岁以上老人的调查发现：这些长寿者除了思想开明、乐观积极、情绪稳定、生活有规律等因素外，还坚持活动，坚持锻炼。经常参加体育锻炼的人心脏功能比不锻炼的强很多，心肌功能强也就意味着心率比较低，而心率和寿命关系密切。科学家在研究各种动物的心率和寿命的关系时发现：心率低的寿命长，心率高的寿命短。大象的心率为 46 次/分，猫的心率为 240 次/分，山雀的心率为 1200 次/分。可见，心率与动物的寿命是成反比的。人是生物体一员。这个规律对人也不例外。经常参加体育锻炼，能使心血管系统的功能得到提高，使心脏的储备能力增强，心率降低，同时，其他多项生理指标也都强于不锻炼者，如肺活量、血压、最大呼氧量，最大博血量等。体育锻炼促进了人体的新陈代谢，使身体吸入更多的氧气，提高了人体的代谢水平。体育锻炼增强了抗病能力，促进细胞更新，同时还能调节心理活动，陶冶性情。因此，具有延缓衰老、保持青春活力的功效。所以说，长期坚持体育锻炼，特别是行走活动，是防止衰老、延年益寿的最好良方。

3. 为什么说女性减肥最有效的方法是步行运动？

（1）肥胖的原因

要想减肥，就要了解肥胖，其原因有以下几种。

①吸收大于消耗。人体组织的最小单位是细胞。细胞是由糖、蛋白质、脂肪、水、无机盐及维生素等物质构成。人体所食用的各种食物成分也是由这些营养物质所组成。当人体吸收的营养与所消耗的等同时，人就不会发胖，反之就会导致消瘦或肥胖。现在人们的物质生活极大丰富，膳食结构不断改善，高能量物质大大增加，而体力活动却逐渐减少，吸收自然就大于消耗，从而出现肥胖。

有些人怕发胖，对高脂肪类食物拒而远之，较多的食用瘦肉、蛋类、蔬菜和水果，特别是水果，含糖量较高。要知道人体内的三大能源物质即糖、蛋白质、脂肪，彼此间在一定条件下可以相互转化。如含蛋白质或糖类的食物食用过多，超过了每天的消耗量时，超过的部分大多转变为脂肪并储存到体内，日久天长，逐渐积累，发胖就不可避免。

②代谢率降低。代谢率是指有机体在一定时间内所消耗的能量。基础代谢率是不断变化的，新生儿最高，以后随着年龄增长，基础代谢率下降，老年人最低。人到中年以后，由于基础代谢降低，如果饭量不减，活动又少，发胖现象极易出现。机体代谢率的高低除了受年龄因素的影响外，还受运动、体力活动因素的影响。一般而言，基础代谢率高的人虽然与其他人从事一样的工作，食入等量的食物，但因其本身代谢快，消耗能量大，所以不易发胖，反之代谢率低的人，则易发胖。此外，胰岛素分泌过多，机体代谢率低，使人体血糖加速转变为脂肪，就极易发胖。

③胃肠的消化吸收功能。食物进入人体胃肠后，经过各种消化酶的作用，将其中的各类营养成分进行分解，最后变为可吸收的成分进入血液，经血液运输到全身被利用或形成组织。胃肠功能好，将食物消耗得彻底，吸收得干净的人身体健康，但到中年后，随着基础代谢率的降低，就易朝着肥胖型发展。反之，消化吸收功能不强，食物中有些营养成分随着粪便排出体外的人一般较为消瘦。此外，分解食物的各种消化酶分泌量的不同，也会影响食物中各种营养成分的消化。如脂肪酶与胆汁分泌较多的人则易消化脂肪，吸收

的成分比例就大，因而就易发胖。

④疾病引起的肥胖。此类肥胖症主要是人体大脑中丘脑下部受损以及脂肪代谢出现紊乱造成的。此类症状，现代医学的发展还找不到较为科学有效的医治办法。由疾病引发的肥胖症在现实生活中的人数是极少的。

（2）肥胖对人的危害

肥胖对人体的危害性很大，主要表现在肥胖者易发生冠心病、高血压、糖尿病等疾病。据统计，我国心脏病患者中肥胖者是常人的 2.5 倍；糖尿病和动脉硬化的患者平均每 4 个人中就有 3 个胖子。

由于脂肪的大量沉积，增大了机体的负担和耗氧量，氧消耗较常人高34%~40%；胸腹及臀部大量的脂肪堆积，迫使膈肌上移，限制了胸廓和横膈肌的运动，进而妨碍心、肺的舒缩活动，加之心肌脂肪的沉积，使其收缩机能降低，心搏出量减少，血流减慢，肥胖者易出现头晕、头疼、乏力或冠心病；动脉粥样硬化、脂肪肝、胆结石、扁平足、脊柱滑脱，反应迟钝等疾病均与脂肪的大量堆积有关。胖子的平均寿命比常人短 10~12 岁。现代医学研究表明，一个 40 岁的女性，如果实际体重长期超过标准体重的 10%，可能少活 3.3 年；超过 20%，可能少活 7.7 年；超过 30%，可能少活 11 年。

肥胖者由于受到大体重的长期压迫，可以导致变性型膝关节炎，严重的还会出现恶性肿瘤，并且其易发生痔、瘘、子宫脱位等症状。

肥胖者易患嗜睡症和皮肤感染，尤其是夏季、腹股沟两侧、股内、臀沟、肛门周边、阴道和乳房下方等处的皮肤易诱发感染或皮炎。

肥胖女性由于内分泌失调，常有月经不调、闭经、不育症等，子宫内膜癌发病率比较高，发生乳腺癌的可能性也高于一般女性几倍，还会增加妊娠中毒症的发病率，危及母子的健康和生命。此外，还增加外科手术的危险性。

肥胖不仅危害着人们的身体健康，影响智力的发展，还会给人带来心理上的伤害。多数肥胖者都有心理障碍，特别是女性肥胖者，容易产生自卑情绪，性格孤僻、自闭等，缺乏在社会上竞争的自信心，社会适应性差。

（3）运动减肥最有效

减肥，即消耗掉体内多余的脂肪，而消除多余的脂肪只有两种方式：一是氧化脂肪；二是外科手术切除脂肪。氧化脂肪又分为两种：加强运动和控制饮食。

采用手术的方法是治标不治本，过段时间脂肪又堆积起来。反复手术不仅要花费高昂的费用，同时可能会造成机体代谢紊乱，甚至危及生命。目前只有少数发达国家在个别肥胖者身上施用过这一手术。

控制饮食，既减少能源的摄取，使消耗大于吸收，同样也能促进机体变瘦。但控制饮食必须要适量，如果超出一定的界限，就会使机体功能发生紊乱，影响健康，甚至导致"厌食症"。由"厌食症"而导致的身体衰弱，甚至死亡的例证屡见不鲜。

应该说：运动是减肥最有效的方法。

这是因为，人体运动时的主要能源来自糖和脂肪。有氧运动中，肌肉收缩活动初期为糖，只有较长时间的运动（一般在30分钟以上），在糖原供应不足时，才动用脂肪。而脂肪的氧化在产生大量能源的同时也产生一些代谢物质。这些物质就是乳酸，乳酸堆积在体内会使肌肉产生疼痛感，这种感觉持续一段时间后就会消失。

肥胖者安静状态时的代谢率低、能耗少。经过长期锻炼，机能水平会得到提高，特别是心肺功能的增强，内分泌调节的改善，使肥胖者在静息时的代谢水平提高，能耗增大。

肥胖者进行适宜强度的体育锻炼后，常出现食欲下降，摄食量减少的现象，从而限制了热量的摄入，使机体能量代谢出现负平衡，引起体脂的减少。这是正常的生理反应。

对女性肥胖者来说，多余的脂肪通常贮存在腹部、臀部及胸部等部位。这不仅危害健康，同时也损害了女性的整体形象。因此，只要坚持锻炼，并适当控制饮食，首先消耗掉的就是这部分的脂肪，最终达到减肥的目的。

那么，选择什么运动项目才能减肥呢？

其实适合减肥的运动项目有很多，如长跑、走步、游泳、踢球、爬山、骑车、跳绳等。但对儿童、青年和中老年女性肥胖者均适宜的项目是行走、慢跑、走跑交替等方法。因此，要想达到有效的减肥目的，每次的运动时间不应少于30分钟，行走对各个年龄段的肥胖者来说，容易掌握，容易做到，容易坚持。同时，还可以根据每个人的身体情况调整运动强度。

儿童肥胖者由于自身体重大，心肺功能差，运动强度不宜过大，开始运动时心率可稍低些，如100~110次/分。每周3~4次为宜。每次30分钟。儿童肥胖者进行减肥，一是要减掉多余脂肪；二是要培养其长期坚持运动的良好习惯。适当的运动可使肥胖儿童不至于对运动产生厌倦或因害怕心理而中止运动，因此应当循序渐进。

对青年女性肥胖者来说，她们体力好，对疲劳的耐受性强。因此运动强度和运动量可适当加大。同时，她们有减肥的主观愿望，自觉性较强，可提高减肥效果，运动频率可适当增大。一般每周锻炼 4~5 次为宜。每次 0.5~1 小时。

中老年女性肥胖者，由于年龄大，身体弱，机体代谢水平低，疲劳后恢复时间长。一般每周 3~4 次为宜，每次 30~40 分钟。

只要正确从事身体锻炼，采用科学的锻炼方法，加上顽强的意志力、坚定的信心，最终就能达到目的。实践证明：减肥最有效的方法就是步行运动。

4. 女子月经期间步行锻炼对运动量和持续时间有什么要求？

月经是女性的正常生理现象，在这期间，很多女性都会感觉到腰酸、疲倦、乳房发胀，一般不会出现太大的异常变化。除少数痛经者和经血量特别多者外，只要身体健康、月经正常的女性，都可以参加适量的体育锻炼，通过锻炼可以促进血液循环，改善盆腔内的血液供应，运动时腹壁肌、盆腔肌的收缩和舒张交替进行，可以促进子宫内膜的剥离，有利于经血排出，能减轻盆腔局部充血现象，减轻小腹下坠及胀痛的感觉，从而减轻全身的不适反应。

月经期的体育锻炼应避免剧烈、大强度的活动和静力练习，选择步行锻炼的运动量要较小，持续时间不宜过长，逐渐使身体适应。对于月经初潮的少女，由于她们的月经周期尚不稳定，活动量不宜过大，应逐步适应练习，要养成经期锻炼的习惯。

5. 为什么说在怀孕期间有氧步行好处多？

怀孕期间因摄取了足够的营养，减少了运动量是容易肥胖的时期。肥胖会对母体和胎儿造成不良影响，这是一定要避免的情形。

对于孕妇而言，有氧步行是理想的运动。能够预防肥胖，而且把大量的氧吸入体内，能使胎儿的脑部等各器官细胞活性化。

怀孕期间的注意事项为速度的调整。怀孕前期保持普通速度，中期快步走，后期则维持比普通稍快的速度。穿着略高，底面积较宽的鞋子，以较大的步幅挺直背肌，用力挥动手臂走路。进入安定期以后，一天走 2~3 次。

6. 妇女在妊娠期步行锻炼应该注意哪些问题？

妇女在妊娠期进行适量的体育运动是非常必要的。医学研究表明：在妊娠期时进行身体锻炼对神经系统有良好的作用，使孕妇保持良好的身体状态和精神状态。适度的锻炼可消除孕妇的腿部浮肿、便秘及伴随妊娠而产生的一些其他的不适现象，同时锻炼增强了肌肉力量及提高呼吸系统的功能，这为今后的分娩做了积极有效的准备。

美国有一名产妇，在预产期前一星期参加了"超级马拉松"的长跑比赛，并跑出了 62.9 英里的成绩，名列第九，在赛后 21 小时，这位名叫奥尔森的产妇生下了一个健康的男婴。

分娩后不到半个月，奥尔森又开始长跑锻炼，她坚信，长跑有助于产妇恢复体能和体形，并使人朝气蓬勃。

需要说明的是，并不是让孕妇去效仿奥尔森，因为每个人的身体状况不同，但切不可在妊娠期间养在深闺人不动。在安全第一的前提下进行身体锻炼是不会有问题的，从妊娠初期到临近分娩都可进行步行活动，这不仅有利于孕妇自身的健康，也有利于分娩及胎儿的成长。

妊娠期不要空腹锻炼，因为在这种情况下，新陈代谢产生的副作用会对胎儿不利。适当的锻炼时间应该在饭后 2 小时，而且锻炼的时间不宜过长。

7. 为什么说女性产后恢复期步行锻炼要量力而行，适可而止呢？

如果生产正常，那么在产后第二天就可以开始进行身体锻炼，产后进行身体锻炼主要是为了增强肌肉，使代谢水平旺盛起来，改善腹腔及骨盆部分的血液循环，调整肠胃活动。

实践表明：产后进行锻炼的妇女，精神能更快地饱满起来，子宫能更好地收缩，血水能更快地排出，产后阵痛能减轻。但在有些情况下，产后是禁止身体活动的，例如：在分娩时施行了手术，失血过多或体温过高时，在产后要避免身体锻炼。

适合产后妇女的锻炼的方法很多，产后初期，要躺着进行练习，主要加强腹壁和骨盆底肌的力量，使松弛的腹部逐渐收紧，促进子宫的收缩和复原。二三个月后，以走步、走跑交替、匀速跑等为主。走与跑是最为简单的运动方式，比较安全可靠，而且走与跑是全身性协调动作，长时间的走与跑可以消耗大量的热量，促进体内脂肪的消耗。产后妇女进行走跑交替的锻炼，不仅可逐渐恢复体力，增强心血管系统功能，促进健康水平，而且可以尽快恢复体形，达到减肥健美的目的。

产后妇女的恢复锻炼应量力而行，适可而止，运动量不宜过大，最好采用低强度、时间短的方式进行锻炼，这样既有益于产妇的身体恢复，同时也能保证婴儿的正常发育。

8. 为什么说散步和慢走与快走交替走步以及慢跑非常适合更年期的妇女健身？

女性更年期是指停止月经前后的一段时期，一般出现在 45～55 岁。由于性腺功能的衰退，导致内分泌功能失调，出现雌性激素分泌减少、失眠、烦躁、乏力、心悸、易激动、忧郁、疑心症等问题。不仅如此，有些人还会出现眼睛胀痛、视力疲劳、眼皮水肿等症状。除此之外，由于性激素水平的降低及妇女绝经时间的延长会引起骨质疏松症。

骨质疏松症对中老年人的健康危害严重。这是由于雌性激素缺乏使骨转换加快、骨丢失的多而合成的少，出现全身性的骨量减少和负钙平衡，导致骨丢失加速，造成全身疼痛，脊椎、骨关节退行性病变等症状。

女性进入中年以后肌肉力量逐渐减弱，这就需要经常运动，使肌肉变得健壮有力，同时可以改善血液循环和新陈代谢，并加强身体的协调性、灵活性及反应的准确性，使骨骼加厚加固，减少骨质流失，提高关节的柔韧性。呼吸、消化、循环以及神经系统的功能均可通过运动得到加强，使整个机体保持良好的状态而不易疲劳。

为了减轻妇女更年期综合征，早期注意体育锻炼是非常必要的。身体有了坚实基础，到了更年期时耐受各种不适症状的能力较大，适应内分泌变化的能力增强，可以减少不必要的精神和心理负担。同时，在生长发育时期获得最佳的峰值骨量，这样就可以推迟发生骨质疏松的时间。运动是预防骨质疏松的办法之一，年轻时特别是青春期前的体育锻炼对增强骨质起主要作用，老年时的锻炼起维持骨质的作用。增强肌肉的运动可维持其骨骼结构。步行和慢跑属于长骨、脊柱负重的行进性运动，能增强肌肉对骨的支持力，提高关节的灵活性。户外活动接触阳光和空气，可提高体内维生素 D 的营养状态以促进钙的吸收。阳光能使皮肤中的胆固醇转变成维生素 D，运动形成机械性刺激骨代谢的过程，强化骨质，减少骨质丢失。经常坚持体育锻炼能加速血液循环，增加供应运动器官的血量，使骨能获得更多营养，从而提高骨密度。

那么，处在更年期的妇女应选择哪些锻炼方法呢？其实锻炼的方法很多，但较适宜的是散步、慢走与快走交替及慢跑。这些方法既能调整心态，稳定情绪，又能增强抗病能力。走步和慢跑对预防骨质疏松较为有利。尤其是在慢跑中身体上下起伏的跳跃运动是预防骨质疏松的最佳方法。科学家认为：这是由于运动时，不仅加速了全身的血液循环，而且地面的冲击力可激发骨质的形成。科学家告诫人们：40岁以后的妇女应多参加体育锻炼，随着年龄的增长，如能长期坚持，都可大大增强骨的密度，从而预防骨质疏松、骨折的发生。

统计资料表明，在遭受髋骨骨折的50岁以上的人中，约24%的人在骨折的当年就死去了，这与缺乏锻炼不无关系。体育锻炼不仅对全身新陈代谢有促进作用，对体内各个系统均有良好的刺激作用，关键是应掌握好运动量，不同年龄，不同的身体状况，有不同的运动方案。

根据健康专家的推荐：更年期妇女适宜低能量消耗的有氧运动。一项研究统计表明：长期参加低能量运动的人比不参加任何运动或偶尔进行剧烈运动的人，死亡率可降低2.5倍，心脑血管病、糖尿病、癌症、老年痴呆症及更年期综合征可减少35%左右。散步和慢跑都属于低能量运动。长期坚持低能量运动，可延缓随年龄增大而带来的生理机能衰退，能防止机体早衰，可使人心情愉悦，精神振奋，情绪高涨，缓解心理上的压力，调整身体和心理上的各种不适，减少不必要的精神和心理负担，使其安然度过更年期。

9. 女性经常坚持走步运动会使大腿变粗吗？

走步锻炼非但不会使你的腿变粗，反而会使你的腿部脂肪减少，肌纤维的弹性增加。肌肉的粗细和体积主要是由男性荷尔蒙所决定的。由于女性荷尔蒙在女性体内的作用，不会使女性肌肉变得像男性那么粗壮。所以女性走步爱好者应该打消这些顾虑。

10. 女性步行去购物也是有氧锻炼吗？

家事繁多，购物时便能进行有氧步行。不要骑着自行车飞快地到达商店街，要步行外出购物。如果商店街在自宅附近，最好是走到较远的商店街购物。

　　最好双手空空地购物，如果有需要可以背个背包。购物之后，如果只有一边的手臂抱着东西，会增加腰和肩的负担，也会引起椎骨疼痛。因此可以利用购物车等工具。

第十六章

CHAPTER 16

中老年人的行走锻炼

1. 为什么中老年人越走越健康？

中老年人，由于身体条件和生理机能的变化，不宜进行剧烈的体育活动，因为这样容易造成损伤，达不到健身效果，也不能起到防病治病的作用，健身运动应该是轻松愉快的，容易做到，充满乐趣且丰富多彩的。实践证明：在多种健身运动中，健身走是中老年强身健体的最佳方法。

健身走是有氧运动中的主要内容之一，它简便易行，不需接受特殊训练，不受性别、年龄等条件的限制，因而特别适合年龄较高或体质较弱的人群。运动医学和康复医学的研究人员，曾对临床确诊的高血压、高血脂和冠心病患者进行健身走后的强身治病机理的研究证实，健身走可调节个体内部某些神经体液的平衡，对呼吸系统和循环系统的作用良好，同时有助于预防动脉粥样硬化，从而有助于心血管功能的改善。

中老年人长期坚持健身走能增强呼吸功能，使肺活量增加，提高人体的通气和换气能力，还可以锻炼心脏，增强心脏的功能；同时使血流加快，血管弹性增强，具有改善循环的作用；从而也增加了心脏的冠状动脉血流量。

行走运动可促进全身新陈代谢，改善脂类代谢，可防治血脂过高，控制体重，预防动脉粥样硬化；可调整大脑皮质的兴奋和抑制过程，消除脑力劳动的疲劳；特别是慢跑运动可以使人体产生一种低频震动。此震动可使血管平滑肌得到锻炼，从而增加血管的张力，能够通过震动排除血管上的沉积物，同时又能防止血脂在血管壁上的堆积，这对防止动脉粥样硬化和心脑血管疾病有重要意义。

（1）健身走的生理作用

①提高机体的心血管、呼吸系统功能，降低血脂，改善冠状动脉循环，

增强心肌的血液供应，预防、延缓血管疾病的发生和发展。

②有益于肌肉、骨骼、关节的匀称与和谐发展，防止肌肉萎缩和骨质疏松。

③增强人体的免疫功能，增强防病抗病的能力。

④提高中枢神经系统与内分泌系统的协调能力，有效地防御过强的或不适应的应激。

⑤促进消化系统功能，运动后，消化液分泌增多，胃肠蠕动增强，利于食物的消化吸收。

中老年人健身走要以循序渐进、持之以恒为原则。锻炼时，全身肌肉要放松，呼吸要深长而有节奏，宜用腹式深呼吸，步伐要轻快，双臂自然摆动。运动量要适宜，运动量太小起不到保健作用，运动量太大有损机体健康。为达到锻炼的目的，锻炼要有一定的限度，心率宜达到本人最高心率的 60%～70%（最高心率＝220-年龄），锻炼后感到发热，微微出汗，有轻松、舒畅的感觉，食欲和睡眠均好，此为锻炼效果良好。

每次锻炼前应做好准备活动，每周进行 3～4 次锻炼是比较适宜的。训练时间以 20～30 分钟为宜。

中老年人个体差异很大。参加健身锻炼时，个体完成体力负荷的能力和反应是不一致的。因此，锻炼时应注意以下几点。

（2）**注意事项**

①进行体格检查。参加健身锻炼前，要进行全面的身体健康检查，了解健康状况。尤其是心血管的功能状况，对有患病组织或器官的情况需特别注意。

②健身锻炼方式最好选择慢跑、行走、走跑交替，要避免速度性、力量性的锻炼，也不应做大强度、剧烈的运动，要安排适宜的运动量。

③做好准备活动和整理活动以及放松活动，防止运动创伤和产生不舒服的感觉。

④加强自我监督。中老年人参加体育锻炼，应时常了解自己的脉率、血压以及身体健康状况，特别要注意病患体征的变化。

只要中老年人根据自身的生理特点和身体条件，选择适当、适宜、适量的运动，坚持科学合理的锻炼，按照循序渐进，持之以恒的原则，就一定能保证体育锻炼的安全有效性，达到增强体质，防病治病的目的。

2. 为什么说行走爱好者会越走越长寿？

行走爱好者会长寿吗？答案是绝对肯定的。西方科学家做出了不懈的努力去揭开这个谜底。根据英国医生摩里斯对伦敦双层公共汽车司机和售票员的调查显示，司机心脏病的发病率要比售票员高出很多。

在摩里斯的研究基础上，加拿大学者谢博特进行了更详细的研究。研究表明体力劳动少的工作者的心脏病发病率要比以体力劳动为主的工作者的心脏病发病率高出30%，而完全不运动的工作者的心脏病发病率竟是以体力劳动为主的工作者的6倍。

在男女性别有无差异方面，西方科学家也作出了明确地回答。切尔福对英国的17 944名年龄40～65岁的公务员，进行了长期的跟踪调查。研究表明：不喜欢运动的男性公务员的死亡率为8.4%。而喜欢运动的男性公务员的死亡率仅为4.2%（见表16.1）。

表16.1　运动与非运动对英国公务员的死亡率的影响

身体运动	死亡人数	人数	每百人死亡率（%）
非积极运动	235	2814	8.4
积极运动	33	777	4.2

奥古玛研究小组在2002年6月的《英国运动医学杂志》上发表的文章中指出，通过对在美国和欧洲作的有关运动的研究结果进行分析表明：喜欢体育运动的女性要比不爱运动的女性长寿。那么究竟怎样去锻炼，或换句话讲，消耗多少热量才能达到理想的健身效果呢？根据美国哈佛大学公共健康学院流行病助理教授李博士（I-MinLee）和美国斯坦福大学公共健康学院教授帕芬格博对17321名哈佛大学26届毕业生的调查显示，每星期通过跑步锻炼消耗1500cal热量的人的死亡率要比每星期只消耗不到150cal的人的死亡率低25%。

以上的科学研究足以表明：只要科学地进行锻炼，就会使人更健康、更长寿。

3. 行走对中老年人精神健康有什么好处？

行走是身体活动中最简单，也是最基本的运动。但可能出乎人们的想象，在行走开始的瞬间，体内就开始出现血液迅速上升，体内脂肪分解，氧的供给增加，促进脑的活动的变化。

韩国 KBS 电视台系列节目《生老病死的秘密》专门到非洲和欧洲实地采访，让大家了解到备受国际医学界瞩目的马答伊人行走的奥秘，并且通过瑞士长寿老人的事例揭示了长寿和行走之间的关系。

深信行走的运动效果的西方医学界，对一些心脏病患者开具的处方就是"行走"。他们认为，每天散步 30 分钟可以摆脱"成人病"的危险。

如果有人让我推荐一种维持并增进健康的运动，我想说是行走。因为像行走这样具备各种健康要素的运动实在是不多见。

行走的同时还可以进行对话或思考，因此对精神健康也很有好处。卢梭在《忏悔录》中讲过，只有走路时才能沉醉于冥想。他把行走当作思维的源泉。亚里士多德、黑格尔、康得等著名哲学家也认为通过行走可以拓宽思路，有益于哲学思考。

行走可以让人重新审视自然，同时带给心灵更广阔的空间，甚至对治疗忧郁症有一定的效果。行走不仅可以缓解精神压力，还有助于精神健康。

事实上，一般的运动只注重身体的健康而忽视精神健康的重要性。现代人除了身体问题外，精神上的问题也不少。这不仅与竞争日益激烈的社会发展有关，也和我们越来越快的生活节奏不无关系。

如果您真的有巨大的精神压力无法排解，何不从现在就开始尝试行走呢？相信行走一定会带给您全新的感受！

4. 行走运动抗衰老的原理是什么？

达·芬奇曾说"运动是一切生命的源泉"，阐述了运动既是生命过程中的一种现象，又表达了"机体得以健康长寿的重要原因"，长期坚持运动健脑、健身的人，能使衰老过程明显推迟。健脑运动抗衰老作用表现在诸多方面。

①能调节大脑神经细胞的兴奋和抑制过程，使大脑中枢神经系统反应敏捷、准确、不易疲劳，从而使机体保持良好的精神状态。

②能改善心血管功能，使心肌纤维变得粗壮有力，心搏量增加。还能改善血液成分，使胆固醇含量下降和高密度脂蛋白含量增加，血管弹性增强，冠状动脉血流量增加，从而提高心脏功能。

③具有提高机体免疫功能的功效，健脑运动可延缓胸腺的萎缩，增加 T 淋巴细胞的数量和提高免疫功能的作用。因为"免疫力与衰老成反比"，当免

疫力提高了，衰老就自然减慢，延缓衰老，免疫力自然也会提高。

④能增强对自由基的抵抗力，健脑运动能提高超氧化物激化酶、过氧化氢酶等自由基生成酶的活性，降低过氧化脂质等自由基生成，避免造成细胞功能下降和结构破坏，抑制衰老过程。

⑤能促进体内物质代谢，提高细胞内酶的活性，使合成代谢和分解代谢趋向平衡，并不断提高排除代谢废物的能力。

⑥能延缓内分泌腺功能的减退，保持激素的正常分泌，特别是肾上腺和性腺功能。

⑦能加强骨骼的血液循环及新陈代谢功能，增加骨密度，使骨骼坚韧性、弹性大大提高，有效地增强关节灵活性，延缓骨质疏松、脱钙等老化过程，提高老年人独立生活能力。

⑧能增加肌肉蛋白质及糖原的储备量，使肌纤维变粗壮而坚韧有力，提高肌肉反应的速度、耐久力、灵活性和准确性。

⑨能改善大脑的血液循环，使大脑功能更加完善，健脑运动可最大限度地提高大脑细胞对氧和营养物质的摄取敏感度，并可相对扩大脑部毛细血管网覆盖区域，为脑提供充足的养料和氧气，满足脑需约全身四分之一的供氧量。

研究人员证实，长期坚持运动健脑、健身的人，不仅身体健壮、工作效率高、抗病能力强，而且外表年轻有朝气。特别精力充沛，心理素质好，身体、精神的自控能力强，由于精神面貌有显著改观，对增进健康、抗衰益寿具有特别作用。

5. 为什么说步行运动使中老年人更"性"福？

中年是人生中最宝贵的黄金时代，事业、社会交往、家庭关系等也是处于生命的巅峰状态。

然而，在这美好的时期，人体的生理功能开始衰退，各脏器功能也开始退化，雄性激素分泌量减少，导致精力下降，体力、耐力不如以前，多愁善感，脾气暴躁，对性生活失去兴趣，勃起功能障碍等一系列病态反应。

美国康奈尔医学研究中心主任，世界著名性学专家卡普兰说："因年龄增长而出现的性欲衰退，并不是不可避免的。健康的人一直到老都保持着性生活。"

研究发现，体质弱，健康状况差的人，雄性激素的分泌相对来说就少。

改善雄性激素缺乏症状，首先要加强体育锻炼，增强体质，振奋精神。

一般而言，当自我感觉良好而全身富有活力及感染力时，两人亲密无间的举动便会自然而然地流露出来。科学家告诫人们说："人的外观形象越显得健美，肌体内每一系统的机能也就越发旺盛。"

体育运动减去了多余脂肪，使体形健美，身体健壮，增强了自信，也提高了人们对性生活的兴趣。

在 2000 份的答卷中，有 66% 的人认为，健身走这项运动更能使他们的性欲旺盛。并且长期坚持锻炼的 40 多岁的中年男女，他们的性生活几乎同二三十岁年轻人那样频繁。

健身走锻炼对提高肌肉力量，促使骨骼的生长有良好作用。而发达的肌肉和健康的骨骼是影响因年龄增长所造成的性衰退的重要因素之一。健身走还可以使人摆脱一切心中的烦恼，忧郁不乐之事，会增加体内内啡肽的释放。

内啡肽是大脑所分泌的化学物质，是天然松弛剂、欣快剂，这种物质是机体自然产生的内分泌激素，可使人产生愉悦和兴奋感，同时能降低肾上腺素含量。使人减轻压力，焕发出生命的活力。

行走使人体血清高密度脂蛋白胆固醇水平增高，这亦对增强性欲有所好处。研究人员指出，身体健康的人体内确实含有这类对身体有益的胆固醇，而且水平相当高。正是这个缘故，方能够"加班加点"地清除动脉中的堆积物，从而增加了包括骨盆部位及性器官在内的全身血流。美国加州大学运动生理学家杰姆教授指出：要是全身血液供应减少的话，势必会造成男性性器官勃起的功能障碍。此外，国外科学家特别提到，若想靠运动来增强性欲，最好不要从事剧烈的运动，因为这样会适得其反，须知，过分强烈的运动会使身体筋疲力尽，难以达到预期目的。

6. 为什么说行走运动是预防老年人痴呆症的最好方法？

最近研究表明，有规律的行走运动锻炼可以增强脑机能，预防老年痴呆。据美国伊利诺伊大学研究小组在《自然》杂志上发表的论文来看，行走可以促进血液循环，帮助血液流向脑部，增强记忆力和判断力。

将平时不太运动的 124 名 60~75 岁的老人分成两组，其中一组每周进行 3 次，每次 1 小时的行走，坚持 6 个月，另外一组举哑铃，做伸展运动。其结果，行走运动的这一组脑机能增强 25%，而举哑铃这一组变化不大。

亚辛·克莱梅博士提出行走运动可以增加脑的"实行调节"机能，如订立计划、载入记忆、进行判断等。由脑前头叶和侧头前叶承担的"实行调节"机能特别容易因年龄的增长而衰退。因此通过行走激活这一机能，自然有助于预防老年痴呆。

7. 为什么老年人不要老待在家里，而要到外边多走走？

每个人都会走向衰老。衰老意味着身体各方面的机能开始下降。因此，伴随衰老，人们的移动变得迟钝，运动量也在下降，反过来说，运动量的下降，意味着衰老的逼近。

实际上，长寿老人的活动量可不比一般的年轻人低。因此，不能让年老的父母老是在家待着，但也不能因为对健康有利就让老人像年轻人那样运动。除了体力方面的因素以外，老年人衰老后，关节、骨骼都较脆弱，受伤的风险也随之增加。因此，低风险的行走运动比较适合他们。

据美国伊利诺伊大学亚辛·克莱梅博士的研究报告，行走运动可以增强特定的头脑机能，对精神健康也有好处。即使年轻时没怎么运动的人，现在也可以通过行走得到健康。格莱梅博士的研究工作小组选择了 124 名 60~75 岁的老人，把他们分成两组，一组进行 6 个月的行走运动，另一组进行伸展运动和肌肉锻炼。结果表明，进行行走运动的老人的计算能力、适应能力均比另一组老人高。

8. 中老年人坐着不动有什么害处？

一个敬业的出租车司机可能一天会在车里待上 18 个小时，只是在买饭时走上几步。在车上狭小的空间里待的时间久了，起身时，腿都会发抖。日积月累经常感觉疲倦，血液流通不畅也是不可避免的。

像这样的例子应该并不少见，行走的时间太少对血液循环非常不利。久坐的人一旦起立行走，在脚底负荷加重的瞬间，体内的血液流速也随之加快，这样就可以显著改善血液循环。

如果说行走可以促进血液循环，那么可想而知，像出租车司机一样终日采取坐姿的人，就难免出现血液循环方面的障碍。

可以想象，除了出租车司机，每天都端坐在办公室电脑前工作的现代人，大部分都因运动不足而不得不习惯性的服用消化药、头痛药、消除疲劳的保健药等。他们不舒服就去开药，只要症状有所缓解也就满足了，从来不去想身体疲劳或消化不良的真正原因。

据世界卫生组织的统计，运动不足可导致心脏病患者的死亡率成倍增加，并且预计至 2020 年前如果不能采取有效措施的话，因心血管疾病引发的死亡人数每年会增加 2480 万。英国医学家研究结果表明，有规律的行走运动能有效改善心脏功能，特别是在预防心肌梗死方面效果显著。

9. 老年人散步应注意哪些问题？

很多人觉得行走是一件无须技巧和太多心思的事情，随便走走即可，殊不知即使是这样一种运动，也有很多的注意事项，如果不注意这些小问题，行走锻炼就达不到有氧锻炼的效果。

①在行走锻炼之前，应该尽可能放松，适当活动筋骨，使腿、脚等全身各个部位都舒展开来，并使呼吸稳定顺畅，为接下来的步行做好准备，如果时间允许的话，还可以在步行锻炼前做热身操。

②在行走时，应该和缓从容，不要过于匆忙。所谓散步即是慢步，这个"散"不仅包括身体上的放松，还包括精神上的放松，尽量保持心情舒畅，少为烦琐琐事所困扰。在这样的心理状态和身体状况下行走，必定会消除大脑疲劳，神清气爽，也能起到很好的有氧健身作用。

③行走时，步履应该尽量放松，尤其对于老弱患者。步履轻巧可以使全身的气血畅通。这样虽然步履缓慢，但是全身各经脉都可通畅，体内外达到和谐统一，可以取得很好的锻炼和养生效果，这点在我国古代养生论述中颇为常见。

④走步锻炼应该循序渐进。锻炼者应该根据自己的身体状况确定步行的时间和距离，身体强壮的人可以适当多走一段距离，身体虚弱的人可以少走一些，日后再慢慢增加。

⑤走步锻炼需要坚持。"三天打鱼，两天晒网"是万万不行的，兴致来了便去走走，没有兴致便窝在家里，这样绝对起不到锻炼身体的作用。散步行走作为一种体力消耗不是很大的有氧锻炼方式，要求人们长期坚持，水滴石穿，才能真正起到增强体质的作用。

10. 老年人行走晨练为何不如暮练好？

人们习惯认为早晨是锻炼身体的大好时光。而现代保健医学研究表明事实并非如此，尤其是中老年人。专家们对人体生物钟运转的节律特征进行研究表明：早晨是肝脏中含糖量最低的时间段，老年人若在这段时间内进行体育锻炼，运动的能源——糖，将主要靠脂肪分解供给。脂肪作为能源物质进入血液后，由于机体不能有效地利用其中的游离脂肪酸，因而导致血液游离脂肪酸浓度显著增高。老年人由于心肌活动能力降低，过剩脂肪酸所带来的毒性，往往导致各种心律失常现象，甚至引起心源性休克，使人猝死。对身体素质较差的老年人来说，用大量的脂肪消耗作为早晨锻炼的能源，实在是得不偿失。

有关学者曾对有心脏病史的患者进行调查发现：上午九点钟左右心脏病发作的概率比下午一点钟左右要高三倍，早晨起床后的几小时更是心脏病发作的高峰期。这主要是因为早晨血液黏稠，容易形成血栓，进行较强烈的运动，也容易造成碰、撞、扭伤等损伤。

那么，老年人什么时间进行体育锻炼合适呢？根据人体生物钟节律，最佳时间是下午 5 点钟或接近黄昏的时间。此时，绝大多数人体力、动作的灵活性、协调性、准确性以及适应能力均处于最佳状态。而且，人体内的糖分也增至最高峰，进行各种健身运动时，不会出现能源代谢紊乱和器官机能运转超负荷的现象。因此，老年人保健行走锻炼，暮练比晨练安全，效果也更好。

11. 老年人步行运动最忌什么？

一忌长距离的慢跑，以及竞技性的体育活动。适宜老年人的活动，有行走、打太极拳、做广播操、跳绳等。

二忌大运动量锻炼。七十岁以上的老人，即使身体健康，也应减少运动量。

三忌锻炼时心跳超过每分钟 110 次。

四忌不做准备活动就开始锻炼。

五忌运动后马上休息。

六忌出现异常情况时，不知对策。如出现心悸、气短、心绞痛发作等状况，应立即中止活动，使用硝酸甘油或麝香保心丸，如不能缓解，应火速送往医院。

七忌运动后马上洗澡或进餐，以免使心脏负担过大，发生意外。

八忌饭后百步走。对于心脏病老人或可能患有脑、心血管病的大多数老人，不宜提倡饭后百步走。

九忌在人多拥挤的地方，或交通大道上锻炼。

十忌在晚间或气候变化时锻炼。

12. 老人行走为什么莫背手？

老张从领导岗位退下来以后，每天坚持行走锻炼，上班时的一些旧疾也都好转了，看上去容光焕发、神采奕奕，经常被小区里的其他老人羡慕。不料有一天突然传来老张死亡的噩耗。老伙计们惋惜之余都很诧异，一问才知道，原来老张在当领导时爱背手走路，退下来也改不了，那天天黑走路时不小心跌倒导致脑血管破裂，就再也没能爬起来。

经常见到一些老年人，喜欢背着手走路，据说是为了纠正驼背。但这其实是一种误解，老年人背着手走路，不仅对驼背无益而有害，还会增加不安全因素。

老年人背转双手时，手臂向内向后旋转，上臂的肩端就会向前旋出，肩关节相应向前向内突出，上身重心前移，使本已佝偻的上身更加向前倾斜。为保持平衡，头颈及下巴亦向前伸出，于是更显佝偻，看起来完全是一副老态龙钟的模样。这样的走路姿势，由于重心不稳，稍有不慎就容易跌倒，致肱骨、颈骨折或肘部受伤，若俯冲向前，磕破嘴唇或磕掉牙齿都有可能。而由于老年人血管比较脆弱，有可能因为跌倒而使血管破裂，导致脑血管意外。时常可以听到某某老人因为跌倒而撒手人寰的事，在农村，不懂科学的人把这叫作"鬼打脚"，以为是小鬼索命使绊儿，其实有可能就是走路时发生意外所致。

13. 老年人为什么不能走得过快过猛？

老年人常常觉得头晕，走起路来摇摇晃晃的，身体重心不大平衡。研究人员发现，觉得身体重心不稳的老年人，通常在脑部白质部分有较多的损伤，所以使得走路的动作不协调，因而让老人常常跌倒。为什么脑部白质会出现损伤呢？是因为脑血管循环不通畅，造成脑部的微小动脉受阻，从而导致脑部组织损伤。

在为期5年的研究中，研究人员对平均年龄79岁、独居、听力正常、可以自理生活的29位重心失调的患者和29位正常人进行观察，结果显示，随着年龄增长，重心失调患者还会出现智力障碍和无法做出细微动作的问题。

所以走路不应该走得过猛过快，否则就容易跌倒，轻者软组织挫伤，重者引起骨折、脑震荡。

14. 老年人步行锻炼还有哪些比较特殊的行走方法？

所有生物都会衰老，这是事物发展的必然趋势，也是任何人以及任何事物都无法逃避的现实。

医学研究证明：老年人不宜参加剧烈的体育活动。因为剧烈运动开始时，会使血糖升高，接着又会使血糖下降。

因此，老年人应该做一些较为缓和并可使全身肌肉都得到锻炼的运动，如步行、体操、游泳和划船等。其中步行是最安全简便，也最能持久的一种，是老年人首先应该选择的运动形式。

下面就介绍几套老年人行走的具体的方法。

①足跟行走法：即把足尖翘起来，用足跟走路，这样是练小腿前侧的伸肌，行百步，可以疏通足三阳经。

②进三退二法：即向前走三步，后退两步，也可左右走，或前后左右走。此法于室内、室外均可进行。

③侧方行走法：侧方行走可使前庭的平衡功能得以强化。具体方法是：先向右移动 50 步，再在向左移动 50 步，每次做 3 组，时间约为 20 分钟。

④倒退行走法：倒退行走有利于静脉血由末梢向近心方向回流，更有效地发挥双足"第二心脏"的作用，有利于血液循环。另外，人倒退时，改变了脑神经支配运动的方式，强化了脑部的功能活动，可预防脑萎缩，每次倒退百步为宜。

⑤蹒脚行走法：蹒脚走路，就是提起足跟完全用足尖走路，行走百步，这不但可锻炼屈肌，从经络角度看，还有利于通畅足三阴交。

步行可以在清晨，在田野等空气新鲜的地方进行；也可在傍晚、饭前饭后、班前班后进行。每日一次到两次，总共达到 3~5 公里的路程。

有些患者如冠心病及风湿性心脏病患者，则应用缓慢步速进行锻炼。

15. 高龄者行走计划应包含哪些内容？

（1）培养身体方向感的行走

①不断变换方向走 10 分钟左右。

②每个方向都要走 5 米以上的距离。

③以正确的步伐，用力摆臂向前走。

④以正确的步伐，用力摆臂向后走。

⑤向侧面走时，两脚交替走；左右方向也可交替。

（2）培养身体平衡能力的行走

①往返 5 米的距离，走 5 分钟。

②双臂向左右分开，感到平衡后，慢慢走。

（3）扩大身体运动范围的行走

①用力摆动双臂。

②以大的步幅行走。

③以小的步幅行走。

16. 中老年人散步遛狗，能起到步行锻炼的效果吗？

总体来讲只要按照科学步行的要求进行锻炼就可以取得效果。一般是把运动分为三个阶段，即起始阶段、中间阶段和结束阶段。

先要了解和掌握科学步行方法，通过实际练习，就可以达到科学步行的锻炼目的。最重要的是现在就要行动起来，进行步行锻炼。

可以结合遛犬散步的方式进行锻炼，也可以按照三次遛犬散步中进行一次自我科学步行锻炼。

17. 走路时磕磕碰碰好像要跌倒，行走方式是否有错误？如何改变？

步行时为什么抬脚只差了 5 毫米就会跌倒？此时肌肉是在一种无意识的状态下的随意运动。由于使腿全部抬起的肌肉力量减弱，或者是使脚尖抬起的肌肉力量减弱，肌肉不能正常地发挥作用，所以步行时虽然抬腿只存在微小的差别也会跌到。

增强能够使全腿抬起的肌肉力量的锻炼，如大步跨越式行走，既可以促进髋关节的柔韧性、灵活性，又可以增强抬腿肌的力量。

如果脚尖抬不起来的话，可以进行"足尖站立上翘"的锻炼。由于小腿胫前肌和腓肠肌容易僵直酸痛，所以在沐浴时和沐浴后，一定要认真仔细、全面彻底地按摩揉捏这些部位。

18. 为什么说中年人辛苦一天也要坚持行走运动？

林师傅过去工作兢兢业业，非常辛苦。那时朋友约他步行，他不以为意，认为8个小时的工作，再加往返交通已感辛苦疲乏，回家后需要好好休息，再参加体育活动会消耗更多的体力，于是不愿意参加体育活动。可他的身体却比别人差，每况愈下，常年生病，于去年提前退休。

专家提醒，"营养""休息"再加上"运动"才是强身之道。充足的睡眠、必要的营养固然是投入工作和劳动的前提，也是消除疲劳的基础保障。再加上通过运动锻炼来增强体质，才能使人以充沛的精力投入日常生活中去，提高工作效率，因此工作上班的人们也应该坚持运动，以加快身体中集聚的有害物质的代谢，强健身体增强疾病抵抗能力。锻炼时间可以穿插在日常生活之中，挤出时间进行。如每天早晨挤出15分钟做一套体操或行走；也可以在晚上做20~30分钟的行走运动，这样长期坚持也可以收到锻炼的效果。

第十七章
CHAPTER 17

慢性病患者和外科手术后病人的医疗康复步行

1. 何谓医疗步行锻炼？

医疗步行，是医疗体育中的一种锻炼方式。它指的是通过在平地或者不同倾斜角度的坡路上进行步行锻炼以辅助治疗疾病。在临床上，它主要作为治疗心血管系统疾病和呼吸系统疾病的辅助治疗手段，对于冠心病、动脉硬化、糖尿病、肺气肿和慢性气管炎都有不错的治疗效果。

医疗步行主要针对的是心血管疾病患者，包括隐性的冠心病、心绞痛、轻度的慢性心功能不全等患者。如何进行医疗步行锻炼，才能取得更好的疾病治疗效果呢？以下为医疗步行的建议。

（1）锻炼场地的选择非常重要

行走的场地最好选择在公园或者绿地，这里空气清新，行人、车辆都比较少，可以保证锻炼者的行走安全，而且新鲜的空气对健康有益。不管坡路还是平地，都要尽量选择在路面平整的路段上锻炼，防止因地面高低不平而发生摔伤的意外。

（2）根据个人的体质选择合适的运动量

在进行医疗步行之前，可以先让医生给自己进行一个全面的身体检查，明确知道自己的身体状况。根据医生的建议和自己的亲身感受制定出合适的运动量。运动量过小，达不到理想的锻炼效果；运动量过大，对身体不益，容易出现身体疲劳且不易恢复，并且还会出现呼吸急促、心跳加速、反应迟钝、食欲下降和睡眠不好等症状。

（3）衡量运动量是否合适的主要标准是呼吸和心跳

在进行医疗步行的锻炼中，因为运动量比平时要大，所以呼吸会急促，心跳也会加快，这是正常的生理反应，但是呼吸过于急促和心跳频率剧增就是不正常的了。运动时心脏每分钟跳动的次数最多不能超过 120 次，并且在停止行走后 5 分钟左右恢复正常。如果不到 3 分钟就能恢复，说明运动量偏小，可以考虑适当增加锻炼的距离和速度；如果超过 6 分钟还不能恢复正常，说明运动量偏大，应该适当降低锻炼的难度，减少行走的距离或者放缓行走速度。

（4）要制定行走路线

行走的路线应该符合自己身体的状况，开始应该简单一点，经过一段时间的锻炼后，身体素质提高了，再增加行走路线的难度。下面推荐一组从易到难的路线设计。

①45 分钟内进行 2000m 的平路行走。选择一段 1000m 的路程，先用 22 分钟走到终点，休息片刻后，再用同样的速度走回起始点。

②60 分钟内进行 2000m 的坡路、平路混合行走。在 30 分钟内走完 1000m，其中包括 300m 左右的坡路，休息片刻，然后以同样的速度再重复走回这段路程。

③130 分钟内行走 3000m 的路程。选择 1500m 的一段路程，其中包括一座高约 50m 的小山。从起点走到终点的行走时间控制在 65 分钟内，每走完一段路程可以休息几分钟，之后，按原路返回起点。

需要提醒的是，医疗步行的效果不是短时间内可以显现的，它是在不知不觉中改善身体状况的，经过几个月的锻炼后，患者可以再去医院做一个全面检查，对比一下身体指标发生的变化。

2. 为什么说慢性病患者最适宜步行锻炼？

我们这里所说的慢性病患者主要包括 3 类人群：体质较弱，经常生病的人群；大病初愈、需要调理休养的人群；病情稳定、需要长期坚持治疗的人群。他们的身体状况虽然欠佳，但是并不妨碍运动活动。这些人可以通过体育锻炼，达到减轻症状甚至治疗的目的，使他们尽快摆脱疾病的困扰。

一般来说，所有的运动项目都有健身的效果。但是，相对于其他运动方式，步行锻炼是最适合慢性病患者的健身项目，原因有以下几点。

（1）步行运动简单安全

步行运动简单易行，动作和缓，对身体的冲击力小，安全性高。慢性病患者，体质较弱，不能从事跑步、游泳、打球等剧烈的活动。因为，剧烈的活动会使他们的病情雪上加霜，导致身体反而更加虚弱。

（2）步行运动可以满足锻炼者随时随地锻炼的需要

一些慢性病如高血压、糖尿病、冠心病等病症的出现多与现代的生活方式分不开。现代社会，人们的生活方式发生了翻天覆地的变化，人们摄取的能量充足，出门习惯"以车代步"，上班学习繁忙，没有时间专门锻炼，因而，导致运动量不足，即所谓的"文明病"高发。步行是人类最基本的运动方式，它不受场地、时间的限制，忙中偷闲就可以进行锻炼。因而，可以随时随地锻炼，弥补运动量的不足，达到预防和治疗慢性疾病的作用。

（3）步行运动可以有效改善身体的功能

慢性病患者多数都是患有心血管系统、呼吸系统方面的疾病，他们的心肺器官功能比较脆弱。经常进行步行锻炼可以使其心脏功能增强，还可以促进血液循环，改善心血管系统的功能，加快新陈代谢的速度。步行锻炼还可以使呼吸肌发达，肺活量增加，提高呼吸系统的功能。血液循环系统和呼吸系统功能的改善，可以减轻慢性病的一些症状。此外，步行锻炼还可以提高人体免疫系统的功能，增强对疾病的抵抗性，减少患病和反复发病的概率。

（4）步行锻炼能够促进机体对治疗药物的吸收

步行锻炼只是慢性病的辅助治疗手段，一些慢性病并不是光通过步行锻炼就可以完全治愈的，主要还是依靠药物治疗。慢性病患者由于心肺功能降低、代谢失调，限制了身体对药物的吸收利用，药物的治疗作用受到了影响。通过步行锻炼，改善了患者的心肺功能和新陈代谢状况，增强了对进入身体的药物的吸收利用，使药物的作用能够充分发挥。步行锻炼和药物治疗，双管齐下，相互促进，从而使治疗取得更好的效果。

（5）步行锻炼可以调节情绪、振奋精神

慢性病患者长期受到病痛的折磨，难免会造成心理上的阴影，患者容易脾气暴躁、难以控制；或者是忧心忡忡，对生活失去信心，患上抑郁症。有些患者经过长期治疗仍然不见明显效果，产生消极心理，怀疑疾病不能治愈，严重的甚至忌医忌药。步行运动患者可以选择在喜欢的地方进行锻炼，这样会使他们的情绪比较稳定。通过锻炼可以使患者释放对疾病的忧虑，以轻松乐观的心情和态度对待治疗和生活。当步行锻炼取得一定的效果后，患者战胜疾病的自信心就会增强。这样能够促使患者更加主动地参加步行锻炼，积极配合药物的治疗，从而早日恢复健康。

3. 慢性病患者步行锻炼应注意哪些问题？

步行锻炼虽然和缓有效，但是为了配合疾病治疗，争取早日恢复健康，慢性病患者在锻炼的时候应该注意以下几个问题。

（1）行走锻炼要循序渐进、持之以恒

这是进行任何体育锻炼都需要坚持的原则。慢性病患者的身体是脆弱的，很容易受到伤害。如果开始锻炼时，运动量比较大的话，患者的身体不能马上适应，容易造成伤害。人体素质的提高并不是在短时间内完成的，肌肉力量、心肺功能是不可能经过几次步行锻炼就有明显改善的，而是需要患者长期锻炼、坚持不懈，数月之后，效果才能显现。若想"一口吃成个胖子"、急于求成，则很容易给身体造成伤害，影响疾病的治疗效果。

（2）制定计划和自我监督

每个人的身体状况都不尽相同，因此患者应该根据自身的身体素质制定适合自己的步行锻炼计划。开始时在每次锻炼前制定出每次的运动量、运动时间和行走方式。经过一段时间的锻炼，对自己身体状况和步行锻炼有了明确的了解后，可以制定出一个阶段性的锻炼计划。在这一阶段性计划完成后，对自己的身体进行检查，以便针对自身的情况制定出下一步的锻炼计划。锻炼者最好准备一个笔记本，记录锻炼日记。每次都将锻炼时间、运动量、行走方式、锻炼前后的身体状况（包括心跳、呼吸、体重等）详细地记录下来，这样更有利于监督自己计划的实施，了解自身的状况。

（3）养成良好的生活习惯

良好的生活习惯可以帮助患者减轻病痛、早日恢复健康。生活习惯不良的话，可能会使病情加重。首先，慢性病患者要养成规律的作息习惯，按时睡觉，按时起床，按时吃饭，按时锻炼。其次，需要合理饮食，均衡营养，忌口。每天的食物要粗细搭配，保证各种营养的获得，对于影响疾病治疗的食物，要尽量少食，最好不食。最后，坚决做到不吸烟、少喝酒。

（4）积极配合药物治疗

有些慢性疾病仅靠锻炼是很难治愈的，必须依靠药物治疗，步行锻炼只是一种辅助治疗的方法。在步行锻炼提高身体素质、增强机体免疫力的基础上，配合正确的药物治疗，争取尽快恢复健康。

（5）身体不适时不要勉强锻炼

在疾病处于复发阶段、病情比较严重的情况下，最好暂时停止锻炼，等病情稳定后再继续。如果身体有发烧症状，最好也不要锻炼。在身体不适的情况下，强行锻炼，会进一步加重病情，影响健康。

4. 为什么说步行运动是医疗心脏病的良方？

对于已经患有心脏病，或有过心脏疾病史，或正在进行心脏手术的人来说，执行一个行走计划也能够创造奇迹。当你经常性走路时，行走可以增强你心脏的搏动功能，这样你在剧烈运动、精疲力竭的时候，心脏也不会轻易负担过重。此外，走路还可以降低你的血压，减少胆固醇堆积，并可以减少由于接受心脏手术而带来的心理上的不安情绪。因为你的心脏处在一个虚弱的状态，所以当你开始一个行走计划的时候一定要格外小心。你也会对哪些该做、哪些不该做疑虑重重，例如，"我的步伐应该走多快""可不可以爬一爬小山""饭后走路可以吗""炎热或寒冷的时候，潮湿的时候走路可以吗""感到疼痛该怎么办"和"我一个人走路能安全吗"等问题。

因为每个人都有各自的特点，所以你应该在开始走路之前就和医生探讨一下这些问题。医生也许会给你推荐一个具体的行走路线，作为整个综合性的监控心脏复原计划的一部分。

以下的几点可以指导你在心脏康复过程中进行安全有效的走路活动。当然，也许有几条可能不适合你，关键取决于你的身体状况。记住，事先一定要和你的医生进行讨论。

①让走路成为你康复计划的一部分。走路是一项神奇的体育锻炼，但是单单走路不能达到使你心脏康复的目标。你还需要从其他方面改变你的生活习惯。如果你吸烟，就必须戒掉；调整一下你的饮食习惯；学会和运用一些调节心理压力的技巧。

②让医生给你确定一些极限。要明确自己在什么强度的压迫下会处在心脏病发作的危险之中，确定这个极限是非常重要的。疼痛也许不是最好的心脏病发作的信息，因为有些心脏疾病是没有疼痛感的。可以通过在你运动期间用心电图跟踪你的心跳频率，你的医生便可以告诉你在什么样的运动强度下，你不会处在患心脏病的危险之中。医生还会告诉你，在什么样的强度内

锻炼是安全的。

③问题在于要找到一段安全且有益的锻炼时限。你可以从每天走5分钟开始，但是在医生允许的条件下，你应该慢慢达到每天至少30分钟，每周至少5天的锻炼强度。大多数人能在自我感觉的基础上进行自我监督，所以没有必要在走路的时候测量你的脉搏，或是佩戴复杂的脉搏监视装置。

④保持中等的步伐。"人们应该慢慢培养一种舒适地、轻快地行走习惯，可以边聊天边走路。"《迪安·奥内施博士的对抗心脏病的方案》的作者，医药学博士迪安·奥内施先生这样说。他的这个建议看似非常简单，但这是建立在充分的科学证据基础之上的。

⑤你真的不需要着急走那么快。走路的好处只是在你最快心跳的45%才能最大限度地体现出来，因此以中等步伐走路更为恰当。你应该避免速度过快、强度过大的走路，因为那对你的心脏来说坏处甚至大于益处。凭经验而论，不要进行那令你气喘吁吁的走路，不要进行那种累得都顾不上和别人说话的走路。如果你想要从事高强度的锻炼，或是想要竞走、赛跑，请一定要和医生沟通。

⑥不要考虑路程。要记住，你走路的时间才是最重要的，而不是路程。最合适的路程是你在30分钟内能轻松走完的路程，包括返回的路程。

⑦饭后也可以轻松走路。在享用完一顿大餐后，血液大量从心脏涌向胃部。要做剧烈运动的话，应该在饭后2~4小时后。饭后闲逛是不错的选择，事实上这有助于燃烧体内的热量并促进消化。但是为了避免消化不良，应该在饭后1小时进行这种走路（而一般的饭后行走基本上不会产生什么问题）。

⑧测量体温。温度的极端变化会使你的心脏处于危险之中。如果室外比较冷，那么在走路前你应该花些时间做热身运动。如果室外比较热，那么你就应该减缓你的步伐，并在走路途中喝足量的水。或者你可以考虑在气温太高或太低的时候去最近的商场避一避。对于患有心脏疾病的人来说，根据气候变化进行环境调节是必要的。

⑨不要害怕一个人出去。除非你患有突发性的心绞痛（这种病的主要症状是胸口的剧烈疼痛）或者其他一些能引发紧急医疗情况的疾病，那么你就应该可以独自出去走路。诚然，和你的知己或是和你的配偶、朋友在一起锻炼会使整个走路过程更轻松，并会让你可以长期坚持计划。但从医学上来说，这样做不是必需的。

⑩防止手部脂肪堆积。很多这方面的专家对手部脂肪堆积很重视。因为

对于患有心脏病的人来说是很危险的，这会升高血压。

⑪在水平地面走路。如果山坡比较陡，走路会造成心率过速，你应该尽可能避免这种情况。如果这比较难办，那在爬山过程中非常有必要停下来，让心脏休息一下，不要死撑到底。

⑫注意自己的感受。如果你觉得你的锻炼强度太大，那就把步伐放慢一点，或者休息一会儿，然后再继续。（患有坏血症的患者需要向医生咨询有关脉搏方面的建议。这些人可以在走路时佩戴一个心率监测器，以保证他们的心跳在一个特定的安全范围内。因为他们可能会感觉不到任何疼痛甚至不伴有呼吸急促的状况便会受到心脏病的袭击。）

⑬或许你听说过，在运动之后不进行减缓过程而突然停下来对你的心脏来说是非常危险的。如果你一直是以一种中等的步伐走路，那么即便突然停下来也不会出现诸如心律不齐等症状。

⑭在疼痛的情况下，要记住"三乘五"法则。随时携带硝化甘油片剂。如果你在走路过程中遇到了各种胸口的不适，要立即坐下来。接下来就按照某心血管疾病康复中心所称的"三乘五"法则来做。如果你的疼痛感持续了1分钟还没有停止，请在你的舌下含1片硝化甘油片剂，再等5分钟。如果你的疼痛感还在持续，再含1片，15分钟一共含3片。只要你的疼痛症状消失，就可以继续走路了。要是15分钟后，你的胸口还是疼痛不止，那就拨打急救电话或让人开车送你去医院看急诊。

5. 高血压病患者怎样进行行走锻炼？

高血压是常见的心血管疾病。它不仅患病率高，且常引起严重的心脑肾并发症，是脑卒中、冠心病的主要危险因素。

据世界卫生组织统计，世界各地高血压的患病率在1%～18%，据推算，全世界约有5亿高血压患病者。目前全世界每年死于高血压的患者达1200万人。如果开展好防预工作，采用健康的生活方式，适当的运动，可以减少600万人死亡。高血压不仅很常见，更重要的是它还是脑血管硬化及其他一些心血管疾病的危险因子。因此，高血压在整个心血管疾病中占有关键地位，可以有把握地说，只要控制住人群中的高血压患病率，心血管病的防治就有希望了。

大量的医学统计资料表明：适当的健身走跑锻炼，对稳定血压和降压是有效的，在整个高血压治疗过程中是十分重要的，不仅可以提高降压药物的治疗效果，同时可以调整心理活动，增强体质，有利高血压的恢复。

一般来说，高血压患者不易做剧烈的、强度较大的运动，步行和慢跑为适宜。有关研究表明，高血压患者在平地上较长时间的步行，可使舒张压下降，步行2~3公里，可调整大脑的兴奋和抑制过程，有减轻血管活动失调的作用；同时改善大脑供血，消除紧张情绪，使神经系统对外界各种刺激的耐受能力和反应能力提高。通过锻炼可以加强机体的代谢能力，消除体内过多的脂肪，减轻心脏负担，步行和慢跑锻炼还能使肌肉和周围血管舒张，保持血管弹性，减少血管阻力，使血压降低。

高血压患者在进行步行和慢跑锻炼时应注意以下几点。

①要定时。患高血压的人要做到生活有规律，活动锻炼也要定时。

②要坚持不懈。只有长期坚持锻炼才能达到增强体质的目的，而无规律的断断续续地锻炼，常使人血压波动。

③要量力而行。健身锻炼强度必须根据自己的身体条件和患病程度来决定。盲目地进行过分锻炼，不但达不到健身目的，甚至会引起严重的并发症，所以活动强度最好在医生的指导下进行。锻炼中应注意心率和血压的变化，若心率明显加快，血压升高，应减少活动量。

④锻炼时，呼吸要自然畅通，身体要放松，尽量避免紧张用力及憋气、屏息等动作，体位变化不宜过快，不要过多做低头、弯腰等动作。

⑤在健身锻炼中，观察脉搏的变化。脉率一般应在运动后3~5分钟恢复，运动后疲劳感在1~2小时消除。若长时间不恢复或运动后感觉有严重不适感，应予调整减少运动量。

⑥如果患有严重的心律失常、心动过速、心动过缓、心功能不全、明显心绞痛、脑血管痉挛，或因其他疾病引起血压升高者，不宜进行锻炼，待症状改善后再参加活动量轻少的运动，方式应以步行为主。

6. 想通过步行锻炼改善高血压的情况，有什么注意事项？

马萨诸塞州综合医院的有关人员进行了步行对血压影响的实验观察，其研究结果是步行锻炼对收缩压有较明显的降压作用，其可以使血压降低5mmHg左右，但不能过于依赖步行对血压的影响作用。

现在高血压的诊断标准是收缩压（高压）大于140mmHg和（或）舒张压（低压）小于90mmHg。需要注意的是步行锻炼对舒张压的影响作用并不明显。

如果在开始步行锻炼之前测量血压超过 200mmHg，那就不要勉强进行锻炼，以放松为宜，此时不妨也做个"三天打鱼两天晒网"的人。注意掌握好锻炼时机也是非常重要的。

7. 血压高的时候，怎样进行行走锻炼？

前面讲过，在行走锻炼以前进行健康检查的重要性。如果在行走锻炼前查出患有高血压的人，首先应该注意在运动的时候，避免使血压上升。具体应该注意以下三点。

①不要做高强度的运动。可以选择运动强度较小的，不会在运动时感到胸闷的走路来代替。

②尽量避免在寒冷、高温、潮湿的环境中进行锻炼。因为这些环境很容易使血压上升。如果感到空气寒冷，一定要带上帽子、围巾和手套以维持体温。

③不和别人竞争，不勉强做运动。按照自己的节奏进行锻炼。

8. 一走路就头晕，走路时候摇摇晃晃，这是什么原因？

起立站直身体时出现头晕摔倒的情况，可能与体位性低血压有关（直立性低血压）。

行走时头晕有时会伴随心悸、胸闷不适、心律不齐等症状（有时可能与心绞痛发作、高血压有关）。

比以前行走距离短而出现头晕，可能与平衡功能障碍有关（必要时到耳鼻喉科检查）。

有时是贫血引起的头晕。贫血与低血压有着根本的区别，贫血时如果不经过血液检查就不能做出准确判断。

此外，步行时心率加快就出现心律不齐，如果这时出现心律不齐，最好去看医生。

9. 对于抗动脉硬化，为什么说行走锻炼不在于运动的强度，而在于运动的持续性？

在心血管疾病中最常见的病理变化是动脉粥样硬化。引起动脉粥样硬化的因素是多方面的，血脂高、胆固醇增多、动脉血管壁平滑肌增生、血液高凝状态形成，血栓形成等因素都会导致动脉硬化，虽然动脉硬化病发展下去危害较大，但也是可以防治的。在人体的血液里有一种物质叫高密度脂蛋白，它在血液中四处游弋，专门劫杀多余的胆固醇，送往肝脏，排出体外。

目前已证实，运动可以改变脂蛋白构成的比例，尤其是步行和慢跑一类的低强度、长时间、持久性的运动，是影响脂蛋白代谢的主要因素，比强烈的运动更为有效。对于抗动脉硬化来说，研究人员指出：不在于运动的强度，而在于运动的持续性。

美国科学家对参加健身走跑的人的饮食和体内胆固醇含量进行分析比较发现，虽然他们与不参加走跑步的人在食物类型相似，但体内胆固醇含量却相差很多，高密度脂蛋白的数量也有很大区别。走跑步者体内高密度脂蛋白量高，是由于长期坚持走跑步能对体内产生一种活动酶，正是这种酶促进了高密度脂蛋白的形成。

如此看来，进行健身走跑锻炼，可以减少人体内的胆固醇含量，对预防动脉硬化有很好的效果。对已患有动脉硬化的人来说，进行适度的健身走跑锻炼也是有好处的。实践证明：原有冠状动脉粥样硬化的人，改变生活习惯，及进行适当的运动后，进行血管造影和用扩张血管药物试验证实，症状得到缓解，管腔狭窄亦有减轻或消失。

10. 行走锻炼能防治高脂血症吗？

心血管疾病是影响当今人类健康、寿命的一种全球性疾病，而高脂血症又是引发冠状动脉粥样硬化、心绞痛、心肌梗死、血栓等心血管病的罪魁祸首。最近，德国的科学家撰文，认为除了合理饮食调理（低动物脂肪、低胆固醇、低糖，多食纤维素及新鲜果蔬）、戒烟忌酒、避免情绪紧张外，适宜的体育运动是有效防止中老年人高脂血症的最好方法。

康复医学专家汉斯·米勒博士，曾对145名患有不同程度的高脂血症的中年人（平均年龄在55岁左右）进行了为期10个月的系统有氧运动训练，他让受试者每周交替进行3~5次健身跑、爬台阶、打网球等健身活动，每次持续训练20~40分钟，运动负荷采用中等强度。受试结果研究表明，受试者体内血浆胆固醇下降34%，血清甘油三酯的浓度降低了45%左右，同时有助于防止和缓解动脉粥样硬化的高密度脂蛋白明显升高。研究结果还显示，85%以上的受试者其摄氧量增加20%，动脉血管壁弹性增强，心肌工作能力显著提高。

据波恩预防医学研究所的研究表明，适量的行走和慢跑运动锻炼可明显改善心脏的循环，促进心肌侧支循环的发展，使心脏代偿能力提高。长跑还能改善机体脂质代谢，降低血液内低密度脂蛋白和甘油三酯的含量，并使动脉血管壁保持一定的弹性，从而减轻动脉硬化的形成；运动可使血浆纤维蛋白的溶解活性增强，有助于防止血流凝结，并可调整大脑植物性神经系统的功能，大大减少高脂血症所带来的并发症（如高血压、冠心病、心肌梗死、糖尿病、肾病等）；此外，当人们在进行走跑有氧运动时，血液中会自动产生一种"高密度脂蛋白"的物质，这种物质颗粒小，可自由进出于动脉血管壁的微孔中，不会沉积在管壁上，并可把已沉积在管壁上的大块血脂冲走，转送到肝脏中去分解，这对有效预防和减轻血管壁上的粥样硬化斑块的产生颇有裨益。

走跑健身运动有助于防治中老年人高脂血症的效果是毋庸置疑的，关键在于如何根据自己的健康状况来进行科学的锻炼，以获得良好的健身效果。

11. 每天必须要步行 10 000 步以上才能降低血脂和胆固醇吗？

一定有不少人听到过这样的话："每天必须要步行 10 000 步以上才能降低血脂和胆固醇"。事实果真如此吗？

2001 年日本厚生劳动省国民营养调查的结果中有关"步行数量与总胆固醇值"的变化关系部分指出，男性每日只步行 2000 步的总胆固醇平均值为 197.4mg 当量，每日步行 10 000 步以上的总胆固醇平均值为 197.9mg 当量，二者之间的差别仅为 0.5mg 当量。女性二者之间的差别仅为 2.3mg 当量。

您感到意外吗？为什么？

现在由于各种有关健康、保健、医疗等的信息非常繁杂，如果采用不准确或不完整的资料数据进行步行锻炼，就要了解其中存在的错误及其危险性。

虽然科学步行对于预防和治疗疾病有效，但最重要的原则是，通过科学步行锻炼使机体达到良好的状态。这也可以叫作自我调理保健法。要想通过步行减少胆固醇，实际上需要每周至少步行 10~20km 才能达到目的。与改变血压和胆固醇相比，血糖和中性脂肪更容易通过科学步行锻炼而发生改变，其更适合于作为科学步行锻炼的指标。经过 1 个月左右的连续科学步行锻炼后，血糖值及中性脂肪值会得到 10% 的改善，其身体状况也会得到明显的改善。

12. 冠心病患者怎样进行行走锻炼？

对冠心病患者来说，如果运动方式、方法和强度选择不当，不但健身不成，还会造成不堪设想的后果。冠心病患者本身已有病患，不能承受大负荷量的运动，而单纯靠吃药静养不是最好的治疗方法。因此，作为治疗的辅助手段，就需要选择合适的运动。

冠心病患者参加适当的运动锻炼，有助于增加心肌的氧供应量，促进心肌形成侧支循环，或增加原有侧支循环的血流量，提高血液循环系统的反应能力，有助于改善脂质代谢，降低血胆固醇浓度，并减轻粥样斑块在血管的沉积；有助于改善情绪，转移患者对疾病的注意力，调动患者内在的积极因素，减轻或消除病痛，从而达到健身的目的。

那么，哪些冠心病患者适宜进行体育锻炼呢？

①高脂血症可疑心绞痛者。

②心电图运动试验阳性，但不需服抗心绞痛药者。

③心绞痛已初步控制，不必服用或基本上不用服用抗心绞痛药者。

④急性心肌梗死恢复期患者，病情已控制且稳定，逐渐康复者。

上述情况可在医生的指导下进行小运动量活动。一般来说，冠心病患者较适宜的锻炼项目是步行和慢跑，或走跑交替。掌握适当的运动量是冠心病患者进行体育医疗能否成功的一个关键，对治疗早期冠心病患者来说尤其如此。运动量过小不能真正改善心肌的血液供应，提高心脏的工作能力，过大会引起心绞痛或引发其他症状，甚至会造成生命危险，所以要达到既有效又安全的运动量不是很容易的。应严格遵守个别对待、因人而异的原则，根据自身的具体情况来确定运动量，每次的运动负荷要灵活掌握，量力而行。

以下介绍两种适合冠心病患者锻炼的步行方式。

①散步和急行：特点是简便易行，运动量易控制。急行比散步对心脏的锻炼的价值更大。据测试，快速步行（每分钟 100 步以上）可使心率增至 100 次/分以上，但应注意步态稳定，步幅均匀、呼吸自然。如体力不能耐受，可随时减慢速度，单以散步作为锻炼项目者，每次散步 45 分钟至 1 小时，每日 1~2 次，或每日走 800~2000m，中间可穿插急行。

②定量步行：又称医疗步行，是逐渐锻炼心脏、提高心脏工作能力的好方法。这种步行在平地、上坡和下坡上进行。决定这种步行负荷有下列因素：距离、登坡次数、坡度、行进速度、中间休息的次数和时间。

最初在平坦的路上步行，距离从 1000m、2000m 开始，逐渐增加，依各人情况而定，体力稍好的可在有短程低坡度的线路上步行，在身体和天气情况允许的情况下，每天或隔天做一次定量步行，有利于锻炼心脏的工作能力。

冠心病患者不同于其他疾病患者，每次锻炼前后，应做好准备活动与恢复运动，未经准备活动，突然进行大运动量的活动，容易引起心肌缺血而诱发心绞痛，同样，未经放松运动就突然停止活动，也易引发心脏不适，甚至产生不良反应。若在运动过程中出现气促、眩晕，应增加间歇时间，或穿插平稳的呼吸练习。如觉极度疲劳、胸闷或心前区、左上臂、左颈部有紧迫感或作痛感，应立即停止运动。

13. 步行锻炼可以使人免得冠心病吗？

冠心病是 40 岁以上中老年人易患的一种心脏病，这种病对长期从事脑力工作者而言尤为多见。我国某省 1980 年对 13 956 名 40～91 岁的机关干部和知识分子进行了严格的体检，发现患冠心病者达 203 人，占 14.54%。就全国情况而言，冠心病的发病率在逐年升高，尤其是近几年发病率迅增。在国外，冠心病的发病率也处于连年上升的趋势。

詹姆斯·菲克斯在他的《跑步全书》中说："跑步能够大大减少患心脏病的危险，这一事实长时间以来一直给我留下深刻的印象，因为我自己的遗传性心脏病就没有发展到最严重的程度。跑步还能帮助心脏病患者完全恢复原来的活力，甚至使他们参加令人精疲力竭的 26.2 英里的马拉松赛跑。"据美国的调查资料显示，在发作过一次心脏病而能够活下来的病人中，每年只有 4%～6% 死亡率。但如果让他们参加有医生监督的跑步计划和其他锻炼计划，死亡率可以下降到低于 2%。因此，在圣路易斯的巴恩斯医院，医生专为心脏病患者安排一个跑步计划。一位 50 岁的心脏病患者接受了这项锻炼，开始只能勉强地走上 7 圈，但继续走了 6 周后，就已经走到 34 圈了。事实上，美国有些医生自己便是马拉松健将，因为他们相信这种长跑可以使人免得冠心病。

在我国，走跑具有良好的防止心脏病的作用，日益引起广大医务工作者的注意，有许多医生他们本人就有切身的体会。因为走跑健身是一种有氧代谢运动，所以适当的走跑锻炼可以促进冠状动脉侧支循环，改善冠状动脉的供血，降低血脂浓度，这样就大大改变了心肌缺血缺氧的状况，有利于提高对定量活动的适应性和恢复心脏功能。它对于患有心肌梗死的心脏病患者也有完全同样的疗效。

14. 为什么说只要糖尿病患者人能正确合理地控制饮食，按时服用药物，并配合适当的行走锻炼，糖尿病患者就完全可以过着和正常人基本相似的生活？

糖尿病是一种因胰岛素绝对或相对不足，而导致的体内糖代谢紊乱，血糖升高的疾病。大致可分为两种类型：1 型称为胰岛素依赖型，2 型称为非胰岛素依赖型。1 型糖尿病患者需要长期进行皮下胰岛素注射来控制血糖。2 型糖尿病患者常是由于饮食过量、缺乏运动，致使身体肥胖、体重过大而引起的，因而大多数人无须注射胰岛素，可通过适当的体育锻炼来控制血糖。

1 型糖尿病患者，如果血糖控制得很好，仅有轻微偏高，没有酮症酸中毒现象，适量的运动可以降低血糖，并可减少外源性胰岛素的需要。也就是说，1 型糖尿病患者，在血糖得到很好控制时，才能参加体育锻炼。2 型糖尿病患者应更多地进行锻炼，以便消耗多余的能量，减轻体重。

健身走跑是比较适宜糖尿病患者的身体锻炼方式，其可使患者体力增强，心情舒畅，思想开明，解除大脑皮层的抑制状态，使患者的代谢紊乱得到改善。所以，目前临床上已将体育疗法提到一个非常重要的位置。尤其是对肥胖型糖尿病患者更为适宜。通过锻炼，可以矫正肥胖，使血糖水平显著下降，起到减少服用药物剂量的作用。健身走跑锻炼，还可以增强患者对胰岛素的敏感性，改善脂蛋白浓度，有利于防止并发症。有些消瘦的患者，在药物治疗的同时，辅以健身锻炼，可以使体重适当增加，症状得到改善。实践证明：糖尿病患者经过一段时间的走跑锻炼，空腹及餐后血糖明显下降，胰岛素释放也有所改善。因此，健身走跑锻炼，对糖尿病患者的体质恢复不失为一种有效的好方法。

那么，糖尿病患者每次锻炼多长时间，多大强度合适呢？不同类型的糖尿病患者的需求是不同的。同时，还要依据年龄、性别、身体状况来确定。对于胰岛素依赖型患者可采用持续时间较短而重复次数较多的方式，如每次 20~30 分钟，每日 1~2 次；非胰岛素依赖型病人，则应采取持续时间较长的活动方式，以便尽可能多地消耗能量，每次锻炼时间以 40~60 分钟为宜。

糖尿病患者锻炼强度怎样控制呢？一般认为糖尿病患者的运动强度与同龄健康人的运动强度相似，锻炼时可采用心率作为控制强度的指标。即在整理运动结束时，脉搏数=170-年龄。运动时间为 30 分钟以内，强度为中等强度。年龄偏大，病情控制不太满意的 2 型糖尿病患者，或中青年合并有心血管疾病的临床患者，可选择低强度运动量。其余的人则应从低强度负荷开始，以病情稳定，无进行性加重为度，逐渐增加运动量。运动一般要求在餐后半小时进行，这样既有利于葡萄糖的吸收，又可以防止低血糖的发生。

上述提到，运动本身有胰岛素样的效应，因而，运动又有可能引起低血糖反应，这是糖尿病患者锻炼中最常遇到的问题。对糖尿病患者而言，低血糖可能由以下原因引起，如胰岛素过量或由于运动引起胰岛素的吸收过快。这种情况常是使用短效胰岛素或注射点离活动肌肉的距离太近造成的。低血糖可能发生在运动过程中，也可能发生在运动结束后 4~6 小时内。为了避免发生这种情况，糖尿病患者在参加锻炼前可适当减少胰岛素的剂量或适当增加糖的摄入。

采取以下措施就可将低血糖的危险控制在最小范围内。

①锻炼初期要经常监测血糖，以便找到血糖变化的规律。

②运动前要适当减少胰岛素的剂量或增加碳水化合物的摄入。

③将胰岛素注射在运动中相对不活动的部位，如腹部。

④在胰岛素活动的峰值期不要参加体育活动。

⑤参加较短时间活动时，增加碳水化合物的摄入，如饼干、面包等。

⑥和同伴一起参加锻炼活动。

糖尿病患者参加走跑运动，要因人而异，适可而止，锻炼要持之以恒，不要中途停止。只要糖尿病患者正确合理地控制饮食，按时服用药物，并配合适当的体育锻炼，糖尿病患者完全可以过着和正常人基本相似的生活，同样可以享受人生乐趣。

15. 行走为什么能治愈关节炎？

许多实例证实，走跑是治疗关节炎较好的方法之一。关节炎有很多种，发病原因更是多种多样的。膝关节炎是一种常见病，尤以中老年人得此病的为多。过去治疗关节炎，医务人员局限于使用药物和可的松注射剂，后来又发展到手术切除发炎的关节囊内膜。但是，日本风湿病研究中心主任山内大夫认为，药物、注射和手术等传统疗法，并不能完全恢复关节的活动功能；静坐不动的办法也不能减轻行走时出现的关节剧烈疼痛，唯有体育锻炼，尤其是走跑运动，可以使关节完全恢复正常。

走跑能治愈关节炎，是由于人体在进行走跑运动时，可以很好地改善发炎关节的血液循环，供给局部更多的养料和氧气。增强关节的抵抗力，并使周围肌肉和周围肌腱的力量增强，从而使关节的功能得到恢复。

16. 为什么说步行运动是一种令人惊讶的治疗关节炎的方法？

多年以来，很多专家都相信运动会对那些患有关节炎的患者产生不好的影响。导致关节炎最常见的原因就是软骨组织逐渐受到了损伤，因为软骨是一种类似于海绵的物质，它能够对关节起到保护作用。随着时间的推移，软骨组织的损伤最终会导致关节的僵硬和疼痛。

好多患有关节炎的人都不愿意进行适当的走路运动。因为，他们认为每天的行走将会加重病情。但现在我们知道这种想法是错误的。研究表明，走路能够减轻关节炎的症状。随着走路迈出的每一步，你的脚、膝盖和髋关节都会得到清洁和保养。

"软骨不能从血液中获得营养，因为它只能依靠关节的活动来挤出废物。随着你一步一步地行进，你的软骨组织就会像海绵一样从它周围的组织液中吸收新鲜的营养。"物理治疗家小玛丽安这样解释道，她同时还是一名哲学博士，哥伦比亚密苏里大学健康学院的副教授。

想象一下吧！每当你走路的时候，就仿佛带着你的关节光临自助洗衣店一样。

（1）适当的运动会击退疲劳

没有证据能够证明运动是引发关节炎的罪魁祸首。恰恰相反，运动可以成为治疗关节炎的灵丹妙药。

斯坦福大学的研究员们做了这样一项研究，他们征募了 51 名男女志愿者，让他们每周进行大约 3 小时的跑步运动。在研究的过程中，他们让一部分人减轻了运动量，而同时令其他人保持原来的运动量或增加了运动量。两年后研究员们对这些人的膝部 X 线片进行比较，他们发现在这些人中没有一个人的膝关节上出现患有关节炎的微小的块状隆起。

这项研究的发起者詹姆士·苏恩奎斯特（医学博士、斯坦福大学医药学副教授）说："那些跑步锻炼 25 年的人已经达到了每周要跑 40~100 英里的程度，而他们的状况却要比那些懒得动的人状况好得多。你们可能认为那些跑步的人的 X 光片要比那些不跑步的人的 X 光片要坏，但实际情况并不是这样，他们并没有什么区别。而跑步的人却会比那些不爱运动的人少一些疼痛和无力的感觉。"

如果连跑步都不会促使人们得上关节炎或是加重关节炎的病情，那么走路当然也不会，这就可以培养起你进行走路运动的兴趣。

（2）无痛走路战略

如果你患有关节炎，并且没有开始进行任何形式的运动的话，小玛丽安博士建议你每周利用4~6天的时间进行适当程度的走路（适当程度的意思是在走路时边走边唱歌并不会感到呼吸急促）。你的目标应当是每天至少累计进行30分钟的走路。当然，要慢慢地达到这个目标。刚开始时，你可以把30分钟的任务分成3个10分钟的部分，然后用一整天来完成。当你想进行30分钟走路时，应该在前5分钟或10分钟慢走热身。一旦热身完毕，你就应该做一些伸展运动。伸展运动能够为关节制造空间，这样会减少不舒适的感觉。直到你感觉舒服，就可以大踏步前进了。当走路快结束时，你要放慢步伐使自己平静下来。如果这时还有时间，就可以再做一下伸展运动。

（3）给有伤膝盖的额外帮助

如果事实证明你还不能忍受走路时膝盖所产生的疼痛，请不要丢掉走路运动鞋，而应该给你的关节一些时间来进行调整。你可以买一些非处方类的止痛药或从医生那里开取一些药物来消除疼痛。当然，最好买那些医生推荐的品牌并按照医生的嘱咐服用适当的剂量。

另外，下面的一些方法可以帮助你减少走路时所产生的疼痛。

用橡皮膏裹住你的膝盖。英国的研究员在14个患有关节炎患者的身上采用了这种方法，结果这些参与的人都说他们的疼痛感减轻了25%。研究员得出结论：在人们长出足够强壮的肌肉来保证膝盖处在正确的位置上之前，橡皮膏能够帮助校正膝盖骨的位置。在给膝盖裹橡皮膏之前一定要请一位物理治疗学家演示一下具体的操作程序。你需要使用的是那种具有强力黏性的橡皮膏，而不是弹性绷带。因为这种橡皮膏对皮肤不好，所以最好不要每天都用，只要你的膝盖骨不是偏离得很严重，就不需要使用橡皮膏。

磁铁实验。虽然目前没有什么科学依据能够证明磁铁可以帮助人们减轻疼痛，但是很多人，包括很多运动员也都使用磁铁。但是你要知道，这里所说的磁铁不是那种普通的家用磁铁。具有治疗作用的磁铁是经过独立设计的，它的磁性要比普通的家用磁铁的磁性大很多，在很多药店和商店里都可以买到。

如果你觉得长时间的走路将会使你离家越来越远，返回时将会很麻烦的话，你可以选择一条离你们家不远的小型环行路。这样即使你走了 30 分钟，你也不会走出一个街区。

走路时带上两根走路手杖，就像拿着两根滑雪杖一样，这样可减轻膝关节所承受的压力，其次会使热量消耗得更多并使上半身更加强壮。

不要背多余的背包。由于人体结构，体重每增加 1 磅就等同于对髋关节、膝关节和踝关节增加了 8~10 磅的压力。因此，如果你减掉 5 磅的脂肪，就相当于减少 50 磅压力所带来的疼痛。

17. 为什么说步行运动可使抑郁症患者的症状无药自轻呢？

在当今信息化飞速发展的年代，营养过剩、精神紧张、运动不足、环境污染等问题，给人的身心造成极大损害，许多人常表现为情绪低落、焦躁不安、全身紧张、自尊心较低、自信心不足等，这些症状统称为抑郁症的具体表现。抑郁症给人体带来许多不良的影响，如嗜睡、体虚、体质衰弱、食欲下降、性情易怒、易烦躁等。

在如今的美国，罹患抑郁症者约占总人口的 10%，45 岁以上中年人中，此比例增加 1 倍，在 60 岁以上老年人中比例高约 2 成。他们往往在"精神地狱"中苦苦挣扎，可谓苦不堪言。有意思的是，纽约州老年保健专家凡尼克把前来就诊的 120 余名老年患者组成一支"老人慢跑队"，每天坚持快走或慢跑半小时，跑 3 个月之后，奇迹出现了：约占 8 成以上的患者自诉症状明显减轻，其中有 1/5 的患者自感症状已基本消失。凡尼克对此解释，他发现慢跑时人脑分泌的一种生化物质——内啡肽会明显增加，而内啡肽即起着振奋情绪的作用。因而长期坚持快走或慢跑可使人产生一种特别的欣快感。正因为如此，抑郁症患者的症状便会神奇地"无药自轻"了。

18. 为什么说步行运动对神经机能下降和神经抑郁的人大有裨益？

据世界卫生组织最新统计，全球目前至少有 5 亿人存在各种精神心理问题，占全球人口的 10%。其中 2 亿人患有抑郁症，是当前常见的心理疾病。抑郁症的患者常有痛苦的内心体验，是"世界上最消极悲伤的人"，自杀率高达 12%~14%，所以被称为"第一号心理杀手"。

行走和跑步能提高心血管系统和呼吸系统的功能，同时行走和跑步对神经机能下降和精神抑郁的人也大有裨益。

美国的健身专家发现，长期有规律地参加走跑运动可有效地减轻抑郁症状，根据对 120 名患者所做的试验结果表明，在坚持每天快走或慢跑半小时 3 个月后，90% 的患者自诉抑郁症状有所减轻，其中有 20% 的患者自感症状基本消失。

专家们经研究证实，走跑时人体内啡肽分泌量会明显增加，而内啡肽是由大脑分泌，能振奋情绪的生化物质，因而长期坚持走跑可使人产生一种特别的欣快感。正因如此，抑郁患者的症状便会神奇地"无药自轻"了。

此外，长期坚持走跑锻炼能使体内产生大量的儿茶酚胺物质，超出正常水平的 6 倍，儿茶酚胺能加强大脑皮质的兴奋过程，提高人对刺激的敏感性，使人精神愉快，自我感觉良好，食欲增加。这是儿茶酚胺引起人体内代谢变化，特别是电解质变化的结果，而长期精神抑郁患者的儿茶酚胺分泌量极低。

走跑能使抑郁症患者摆脱困境，感觉良好，不再专注于自身的不良感觉，减轻疲乏感，提高勇气，帮助改善思维方式，恢复对生活的自我控制能力。

抑郁症患者在进行走跑锻炼时，应根据自身的条件来掌握好运动强度、运动时间、运动频率。

（1）运动强度

运动强度是体育锻炼疗法的核心，是取得良好锻炼效果和安全性的关键。一般情况下，采用心率的指标来确定运动强度。高强度的心率为每分钟 130~160 次，中等强度的心率为每分钟 120~140 次，低强度的心率每分钟低于 110 次。对于患者个人来说，由于个体存在差异，所以运动时的强度应有所不同。一般采用中、低强度进行锻炼，不宜采用高强度运动。

（2）运动时间

运动时间是指每次运动持续的时间。由于运动时间和运动强度的乘积决定运动量。因此，在确定运动时间时，应根据患者个人的实际情况而有所区别。对于症状较重的人来说，最好是采用低强度较长时间的运动，一般是 20~50 分钟；对于症状较轻的人来说，可进行中等强度的运动，时间可为 30~60 分钟。

（3）运动频率

运动频率是指每周参加锻炼的次数。根据患者个人的具体情况，以及锻炼时的强度与时间，运动频率应有所不同。一般刚开始参加运动时，每周3~4次为宜，最好采取间歇安排。一旦身体适应，症状减轻或有好转时，可每日运动1次，这样能产生较好的锻炼效果。

抑郁症患者进行慢跑锻炼时，应注意运动卫生，注意运动场地和时间的合理安排，每次锻炼前后要做好充分的准备活动和整理活动。运动中要进行自我观察和监测，出现指标异常情况时要停止运动，查明原因。每次锻炼后有微汗，有轻松舒畅感，脉搏10分钟恢复到安静状态，食、睡没有受到不良影响，次日体力无异常，说明运动量适当；如果锻炼后大汗淋漓，头昏眼花、胸闷胸痛、心悸气短、食睡不佳，脉搏15分钟内恢复不到安静状态，甚至整日心率比前一天快，次日感到周身乏力，原有抑郁症状加重，则表明运动量过大；如果运动后身体无发热感，脉搏无明显变化，并在3分钟内恢复，说明运动量不足。要想使走跑锻炼达到治疗的目的，锻炼时不可急于求成，要科学地安排锻炼内容，持之以恒地进行锻炼。

19. 适宜的行走运动有助于防癌吗？

"适宜的运动有助于防癌"的观点已被国外一些运动医学专家的实验和研究所证实。

丹麦哥本哈根大学的爱斯伯尔博士曾对240名持续长期从事长跑运动的中年男性和同样人数、条件基本相同而从不参加任何运动的男性，进行了为期6年的跟踪调查、测定。结果发现：后者当中有27人罹患癌症，并有一半以上的人患有不同的慢性疾病；而前者中只有4人患有癌症并经治疗已渐康复，绝大多数人体质明显增强，免疫能力提高。

最近，美国哈佛医学院运动免疫学专家伯尼·亨德尔博士通过大量的动物实验研究表明，适宜的走跑锻炼运动有助于肌体免疫细胞（如天然杀伤T细胞、巨噬细胞、B细胞、淋巴细胞）的组织结构得到改善，细胞数目增多，细胞膜上的特殊构造——受体活性增强，而受体是"俘获"体内流动的细菌、突变癌细胞等"异局限分子"并将其杀灭的重要物质。走跑运动还可使胸腺素分泌明显增多，这对免疫细胞免疫活性的增强，参与肌体的免疫反应，使肌体已趋衰退的免疫机能又重新得到恢复均有裨益。

法国巴黎肿瘤预防研究所的专家们最新研究发现，适宜的走跑运动有助于降低当今女性罹患乳腺癌及生殖器官癌瘤的发病率。其主要因素是由于有氧运动能刺激大脑皮层及脑垂体，产生反馈调节内分泌失衡的作用，可有效地防止体内雌激素分泌过多，调节女性雌激素的比率水平及使生殖器官的生理功能得到改善，减少体内脂肪的积聚，从而降低女性特定癌瘤的发病率。

20. 步行锻炼能预防癌症的机理何在？

长期参加健身走跑锻炼，不仅能增强体质、磨炼意志、提高抗病能力，而且可预防某些癌症的发生，"健身走跑锻炼能防癌"已逐渐成为人们的共识。

外国著名医学家范阿肯教授，对健身锻炼与防癌之间的关系进行了长期研究，他发现：常年坚持健身锻炼的人，患癌的可能性是缺乏锻炼者的1/9。为验证这个研究结果，他对450名经常参加健身锻炼的中老年人和450名不常参加锻炼的中老年人进行了38年的跟踪调查。结果发现，前者患癌症的仅有3人，而且都还活着，而后者却高达296人，其中17人已经死亡。同样的年龄，在同一期间内，坚持锻炼比不坚持锻炼者患癌率少90%，而且坚持锻炼的患者死亡率也比不锻炼的小得多。

那么，步行锻炼能防御癌症的机理何在呢？研究发现：

①锻炼能使人体体温升高，可以防止癌细胞在生成，并能将癌细胞处以"死刑"。据测定，锻炼时肌肉产热比安静时增加10~15倍多，使人体体温暂时性升高。如跑步时可上升至39~40℃以上。科学家发现：癌细胞对热的承受力远不如正常细胞，尤其有丝分裂期和脱氧核糖核酸合成期容易被热杀灭。

②锻炼使人体吸入比平常多几倍至十几倍的氧气。研究人员认为："一个人每天获得的氧气量比平时多8倍以上，就可以预防癌症，即使得了癌症也能延长生命的过程。"一般人安静时每分钟吸氧量4~7升，而运动时可达到100升以上，吸氧量的增加、气体的频繁交换，可使体内的一些致癌物排出体外。

③锻炼能提高人体制造白细胞的能力。科学研究表明，运动会刺激体内某些激素的分泌，加快骨髓生成白细胞的速度，使白细胞数量增多，存活时间延长，增强吞噬细胞的能力。这样，一旦体内出现少量的癌细胞，很快就会被众多的白细胞围攻歼灭。

④锻炼能有效地增强免疫功能。在癌变发生、发展过程中，免疫功能十分关键。而人体内发挥抗癌能力的免疫功能，主要依靠白细胞中的淋巴细胞。经常参加走跑锻炼，可使血液中的白细胞增加50%左右，白细胞增多，免疫功能加强，其歼灭癌细胞的数量也就越强。

⑤锻炼提高了机体的代谢能力。新陈代谢能力旺盛，能有效地延缓衰老细胞的癌变。如果人的运动量不足，体内多余的热量就会转化成脂肪在体内堆积起来，使身体发胖。而肥胖，不仅是多种疾病的诱因，也是癌症的隐患，据统计，肥胖者患癌的概率是正常人的两倍以上。

⑥锻炼能改善消化及排泄机能。经常锻炼的人食欲旺盛，消化能力强，这样就能从食物中吸收更多的营养，加速抗癌细胞的生成和增殖。坚持锻炼，排泄通畅，减少食物中某些致癌物质在体内的滞留时间，从而避免致癌物长时间刺激肠黏膜而导致大肠癌。此外，运动中的大量汗出，还可把体内的某些致癌物排出体外。

⑦锻炼能改善人的情绪，消除忧愁烦恼。临床发现患癌症的人，有3/5是由于情绪受到压抑或精神受到刺激而发病的。美国著名肿瘤专家指出，癌症是免疫功能的失败，而免疫功能的失败是在精神平衡破坏后产生的。运动时，可以使人心情愉快，忘却烦恼。运动时，大脑会产生能引起身心愉快的物质"内啡肽"，其可以消除忧愁和烦恼，抵制不良情绪的侵蚀。

对于已患癌症的患者也应鼓励其参加健身走跑活动。运动能即刻增加情绪作用，有助于改善心理状态，能刺激食欲、增加体重、增进身体功能，维持生命质量和延长寿命。医生对49例癌症患者进行运动监测，每周训练3次，共10周，采用的运动量为储备心率的60%~80%，结果，在18例成功治疗的患者中，40%的患者有氧能力增加，恶心反应少，有些癌变被治愈。病人的身心有明显的改善。

当然，癌症患者的健身锻炼应在医生指导下进行。运动方式及运动量要因人而异，各不相同。总之，体育锻炼对于癌症患者是最好的辅助治疗，可以改善生活质量，促进治疗效果，有益于身体的康复。

21. 为什么说行走运动能增强骨质，延缓疏松？

骨质的密集度取决于人们参加体育锻炼的程度和幼年及青年时代所吃的食物。骨质的密集度越高，患骨质疏松疾病的危险性就越小。步行运动是一种负荷体重的锻炼，能够减缓骨质的老化，甚至还有促使其生长的可能。尽管骨质疏松在年轻时最易防治，然而到了老年也是可以延缓的。华盛顿大学的一项研究指出，患有这种疾病的妇女如果摄入适量的钙，并且在22个月里坚持每周步行3天，每天1小时，那么脊椎骨的密集度可以提高6%。

22. 为什么说老年人行走锻炼时走猫步治疗便秘很有疗效？

美国运动医学专家通过实验发现，食物通过马拉松运动员的消化道，需要 4~6 小时，而通过一般人的消化道则需要 12~14 小时。他们认为，长跑能使身体排入肠道内的矿物质镁增加，而镁是一种缓泻剂，能刺激肠道蠕动，将肠道积存的粪便及时排出。所以，有习惯性便秘及老年性便秘的人，经常参加走跑锻炼，就能减轻大便干燥的痛苦。

习惯性便秘的老年人，在身体状况允许的情况下，可以通过走猫步以防治便秘。双脚脚掌走在一条线上，一定幅度地摆动胯部，这有助于改善盆腔的血液循环，增强腰部力量和身体的柔韧性，还可以有效地刺激内脏，特别是促进肠胃的蠕动。这相当于给肝、胃、肠等脏器进行按摩，能够促进营养的吸收和代谢废物的排出，对防治便秘有比较好的疗效。提醒您在走猫步时一定要防止跌倒，最好身边有人保护。若身体状况不佳，就不要做这种练习了。

23. 为什么说行走锻炼对治疗尿结石有显著疗效？

泌尿系统结石病是一种常见病，它包括肾结石、肾盂结石、输尿管结石、膀胱结石和尿道结石。其中 95% 的结石位于肾脏，属于上部尿路结石，包括肾结石、肾盂结石和输尿管结石。

患有肾结石的患者，疼痛的症状不太明显，但患有肾盂结石或输尿管结石者，疼痛异常剧烈，好像针扎一般，患者往往痛得满头大汗，连喘粗气。出现这种情况，是因为结石下移到类似于输尿管的狭窄区域而造成的。

其余 5% 的结石是膀胱结石和尿道结石，它们属于尿路下部结石。若有此类结石，排尿时常伴有疼痛感。膀胱结石有尿频现象，尿道结石有排尿困难症状。

据泌尿外科医生介绍，由于尿路结石初期症状不明显，所以有 95% 以上的患者都是出现绞痛症状，被送到医院急诊时才发现病情的。但是当结石病到了出现绞痛这个程度时，基本上都要通过手术碎石才能解决问题了，而这时结石对肾脏功能也已经造成了损伤。

泌尿系统结石的主要成因是钙的含量过高和运动不足。运动不足造成体内骨骼中的主要成分钙溶解，使尿中钙含量增多，从而成为泌尿结石的一个原因。此外，泌尿结石还与水分不足有关。水分不足易生成结石，而且生成的结石不易排出体外。

现代医学研究证明，进行轻度运动尤其是进行行走训练，对治疗尿结石有显著疗效。行走，可适度消耗体内的钙，使尿中钙含量下降。并且，刚刚形成不久的小结石还有可能随尿液排出体外。另外，在坡路或楼梯上蹦蹦跳跳地走，对治疗尿结石更有效。身体上下震动，结石一点点往下移，这时再及时喝水，对排石有神奇的效果。

24. 怎样防治过敏症状而又不影响走路锻炼？怎样避免过敏症？

一位过敏医生可以为你做一个皮肤测试来具体找到是哪一种物质是变应原，因而诱发了你的症状。一旦你知道了变应原，你就可以修改你的走路计划从而避开变应原。这样你会觉得更舒适。如果你对孢子过敏，最好在雨后走路。从雨停后到菌类开始疯狂释放孢子之间的几个小时是你运动的最佳时间。

如果你对树木的花粉过敏，可以在一天中稍晚的时间走路。大雨能帮助花粉过敏者冲刷掉空气中的花粉，可是小雨反而会使整个事情变得更加糟糕，它们会把大团的花粉打破分离成很小的微粒，这样花粉留在空气中的时间更长。

如果重新安排你的走路计划很困难或是重新安排也无法减轻你的过敏症状，你也许可以先尝试服用一些药物——也就是每次出门之前服用药物。不需医师处方即可出售的抗组胺剂足以使你安全地在过敏季节里走路。你的医生和药剂师可以帮你选择适用的药物。

抗组胺剂是预防性的药物，因此，为了达到最佳药力，你应当在出去走路前半小时服用该药物，有的抗组胺剂会导致困倦或是焦躁不安。为了能使副作用最小化或避免副作用的产生，开始可以先服用 1/4 或是 1/2 的剂量，之后每天增加一点，在三到四天内达到全剂量服用。

如果不需医师处方即可出售的药物无法帮助你解决问题，你可以与医生咨询需要处方的抗组胺剂。它们有许多不同的包装。你可以买到片装的、滴眼用的（用于缓解眼部痛痒的）和用来防治过敏性鼻塞的鼻用喷雾剂。

根据症状的严重程度，你甚至可以使用防过敏注射。如果一年四季都得打这种针，最好与你的医生谈谈看它们是否适合你。无论你是否使用药物，都有其他的可以减少在走路时暴露于变应原之中的方法。以下是一些专家的推荐方案：

记录下花粉指数。你可以每天从报纸、收音机和电视天气预报中得知花粉和孢子等级，当然互联网也是一个很好的选择。如果它预报该天情况不妙，你最好考虑把走路练习移至室内。

注意污染。许多研究表明如果你置身于空气污染中，尤其是臭氧污染中，会对低空中传播的过敏物更加敏感。没有人知道原因，但是科学家猜想空气污染物会刺激呼吸管道的内壁。所以如果有污染警告，最好在室内进行练习。如果你正在服用抗过敏药物，最好与医生谈谈是否当污染程度上升时增加服用剂量。

远离麻烦的地点。释放花粉的植物往往在空地和其他一些没有定期割草的地方大量繁殖。为减少在花粉中的暴露时间，你可以寻找其他路线。

在室内暖身。如果你在走路前舒展肢体（其实你也应当在走路前舒展一下肢体），最好在室内先做一下准备活动。那样就可以在变应原中少待上一段时间。而暴露于花粉和和孢子中的时间越少，不良反应也会越低。

戴上太阳镜。红得火烧火燎的眼睛是季节性过敏症的特殊标志。在走路时为使你的眼睛不受花粉刺激，你可以戴上太阳眼镜，眼镜越大，效果就越好。像护目镜一样的太阳眼镜是最好的，因为它遮住了眼睛的大部分区域。同时还有一个额外的好处，就是它同时还能全方位阻挡阳光的照射，这样你就能看清具体方位。

戴上外科手术面具。如果过敏症状实在令人烦恼，你也就不会在意看起来像个医生了。外科手术面具可以过滤花粉为你提供一些保护。你可以寻找那些专为工业工人或是家庭修理工设计的面具，在五金商店和家政中心均有出售。

在你走路练习后好好清洁。走路后你可以冲澡同时用洗发剂好好清洁，这样就可以把沾在皮肤上的大部分花粉除去。如果来不及洗澡，至少可以洗干净脸和手。

25. 行走锻炼为什么能治疗肥胖症？

人过了 25 岁后，新陈代谢——身体燃烧"燃料"的速度减慢，脂肪变得更加难以摆脱。为了减肥，绝大多数人都是减少食物所含热量的摄取，虽然暂时可以减肥，但随后又会变回老样子。最好的办法是既减少食物热量，又加强体育锻炼。研究发现，若以每小时至少 5 公里的速度步行，那么走 1.6

公里就能消耗 100 大卡的热量。这意味着体内能量的减少，能起到减肥的作用。

现年 35 岁的斯蒂芬·沃特金森嗜烟如命，超重 100 磅。他身体极差，连上楼都感到费力。他还发作了一次心脏病。医生向沃特金森发出了警告，并且提出直到他能够连续步行 1 英里时，才可以报名加入医院组织的心脏恢复项目。沃特金森如梦初醒，开始执行医生规定的饮食方案，并且坚持有规律的步行来恢复体力。两年之后，他轻了 100 磅，休息时心脏的跳动率达到每分钟 48 次。"刚开始时，我步行是因为不想再发作心脏病"，沃特金森深有体会地说，"而现在步行，却是要享受它给我带来的乐趣。"

26. 坚持行走就用不着伟哥了吗？

最近，刚刚发表过行走对阳痿治疗有帮助的研究成果。这是以色列的一家研究机构经过 18 个月研究得出的结论。

这项研究以 45～55 岁的 243 名阳痿患者为对象，让他们每天行走 4 公里，1 周 3 次。结果，243 人中有 67% 取得了疗效。这个研究机构的阿力克斯·奥辛基博士说："阳痿患者在开始步行以后，不必再服用伟哥了。"

第十八章
CHAPTER 18

走出行走锻炼的一些误区

1. "饭后百步走"的误区

饭后散步有很多好处，尤其是老年人，吃完饭闲来无事，出去走走，俗话叫"消消食儿"。对正常人来说，饭后散步，是可以促进身体对营养的吸收，同时又能增加体力消耗，避免脂肪堆积。所以传下来这个"饭后百步走，活到九十九"的说法。

但并非所有人都适合饭后散步。比如冠心病患者，吃饭时心跳会加快，刚吃完饭，血压、血脂都会不同程度的升高。患有高血压、脑动脉硬化和糖尿病的人饭后散步，更容易出现头晕、乏力的现象。患有胃下垂的人饭后散步，会加重胃下垂的程度；再有贫血、低血压的人饭后也不宜散步。因此，患有某些慢性病的人，切记不要饭后立即散步，如果想去散步，先休息半个小时再去。

也就是说，对于高血压、心脑血管患者，"饭后百步走，活到九十九"，应改为"要活九十九，饭后不要走，要想消化食，先歇半小时"。

2. 高血压、心脑血管患者清晨行走锻炼的误区

早起练功，所谓"一日之计在于晨"，而且自古就用"闻鸡起舞"来鼓励人们早起锻炼。直到现在中国人最热衷的仍然是早起锻炼。其实早上锻炼的问题不少，晨练的老人多是早上五六点就出来了，他们认为越早出来空气就越好。

据环境监测表明，早晨6点左右是空气污染的高峰期。运动越多，受污染的程度就越大。就算正常人晨练也不要起得太早，一般来说，以太阳出来

后起床锻炼为宜。

对高血压和心脑血管患者来说，清晨是最危险的时刻。这是因为人刚睡醒，交感神经立即兴奋起来，同时经过一夜的睡眠，身体丧失了不少水分，这时血液黏度也高。从大量高血压、心脑血管病例来看，早晨6~9点是心肌梗死、脑梗死最容易发生的危险时刻，到12点以后，危险才逐渐减少。临床医学研究表明，上午9时，心脏病发作的概率比下午1时要高出3倍。冠心病、高血压患者在早晨运动，不仅健身效果难以保证，甚至还会危害健康。

根据人体生物钟节律，老年人锻炼的最佳时段是黄昏前后。此时人的体力、反应、适应能力等都处于最佳状态，体内的糖分增至最高峰，锻炼不会产生能源代谢紊乱和器官机能运转的超负荷现象，更不容易引发高血压和心脑血管意外。

3. 老年人和慢性病患者在"三九三伏"行走锻炼的误区

"冬练三九，夏练三伏。"是鼓励人们无论酷暑严冬，都要有坚持锻炼身体的精神。但对于高血压和心脑血管患者而言，这段时期进行步行锻炼就要谨慎。

冬季参加体育运动，是可以增强人体的抗病能力，但也必须重视寒冷对人体的侵袭。尤其是高血压、心脑血管患者本来血压就高，心脏负担就重，寒冷使全身皮肤里的毛细血管收缩、血液循环阻力增加，血压更高，心脏负担更重，这就很危险了。

此外，寒冷容易使上腹部着凉或是冷气灌进食管里，易引起胃部痉挛；寒冷有可能会伤害鼻黏膜，引发鼻炎和感冒；寒冷还会使人体裸露部位（如耳、鼻、手指等）的毛细血管收缩加剧、血液供应不足，造成皮肤粗糙、老化、皲裂，甚至发生冻疮；同样由于寒冷，人体血液黏稠度增高，血脂沉积和血液凝结时间缩短，这时候最容易形成冠状动脉、脑动脉血栓，因而发生心肌梗死、脑卒中的死亡率很高。这些说明，在寒冷的冬天，体育运动应适时适度，尤其是高血压和心脑血管患者更是如此。

俗话说，"冬至老人关"，"数九"就是从冬至开始，几乎每年的冬至前后都有强大的寒流南下，气温突然下降，而且往往是刮大风、下大雪。对那些年老体弱以及患有高血压、心脑血管、呼吸系统疾病的人来说，这时就会感到浑身难受，严重的会引起病情恶化，甚至死亡。所以对老年人来说，尤其对高血压、心脑血管病以及呼吸系统疾病的患者来说，最好是在室内"冬练三九"了。

夏季气温高，人们室外活动多，活动量也相对增大。尤其是"三伏天"，体内消耗的能量更多、血液循环加快、经常出汗。老年人血管普遍硬化，血管壁弹性弱，心脏的负担本来就很重。在这个时候，进行体育运动，会加重心脏的负担。而夏季家中往往会开空调，反复出入冷气环境，温度的变化很容易引起血压波动，不但加重心脏的负担，也极易导致脑血管破裂；据某医院的统计显示，每年夏季心脑血管病的急诊患者都会骤增20%以上，其中以老年人居多。

"冬练三九，夏练三伏"多是鼓励年轻力壮，身体健康的人坚持锻炼的。所以，老年人和患有高血压、心脑血管病的人还是应量力而行。

4. 关节病患者登山、爬楼梯的误区

现在不少人，尤其是老年人十分注重身体锻炼，退休后经常爬山健身。白领们上下高楼不坐电梯而改走楼梯，有的单位还组织起了"爬楼会"。但专家指出，健身运动不要盲目地走入误区，无论年老年少，都应该注意保护膝关节。

如今关节的患病情况正在迅速恶化，据统计全世界约有3.55亿人患有各种类型的关节疾病，我国的关节病患者估计就超过1亿人，且有年轻化的趋势。在50岁以上的中老年人群中，患关节病的比例已达80%。

关节疾病是关节系统发生病变的疾病总称，包括老年性退行性关节炎、骨质增生、滑膜炎、半月板损伤、肩周损伤以及关节的运动性损伤等，共有100多种，其中最常见的是骨关节炎和类风湿关节炎。

关节病的发病机理非常复杂，引起关节病的病因也是多种多样的，比如运动损伤、恶劣的气候环境、不正确的运动方式和不良习惯等，都可引起关节疾病，加上关节病患者的个体差异，因此病情的表现也千差万别，人体各个关节都可以发生病变。

许多人都喜欢爬山。爬山虽是一种很好的锻炼方式，但却不利于保护膝关节。因为，上山的时候膝关节负重基本上就是自身体重，而下山的时候除了自身体重以外膝关节还要负担下冲的力量，这样的冲击会加大对膝关节的损伤。

无论是否患有膝关节病的人都应该避免过多的爬山活动。年轻人一周不要超过2次；而老年人最好选择别的锻炼方式，尽量减少爬山的时间和次数。

如果爬山也要注意，上山时可以步行，同时配一副轻便的手杖辅助攀登，可减少行进过程中对膝关节的损伤。下山时，如有缆车最好坐缆车下山，以减轻对膝关节的损伤。

如今很多人都认为爬楼梯是既方便又省钱的锻炼方式，但是爬楼梯不适合有膝关节病变的中老年人，另外身体肥胖的人也不适合。

正常成年人一般在站立时，膝关节所承受的重量约为体重的1/2，而在爬楼梯时则须承担体重的3~4倍，这会加剧膝关节的负担和损伤。而且在爬楼梯时，膝关节的弯曲度增加，髌骨与股骨之间的压力也相应加大，从而导致膝关节疼痛。

青年人也好，中老年人也罢，爬楼梯都不应该作为一种日常运动锻炼的方式。有膝关节病变的老年人应尽量少走楼梯，尤其不能提重物上下楼梯，平时以乘电梯为宜。

随着年龄的增长，人的膝关节会产生退行性变化，这是自然现象，但因此完全停止运动也是不对的。中老年人不运动容易患骨质疏松症，身体也会缺乏敏捷性和协调性，容易跌倒造成严重骨折。但锻炼一定要适度，应符合中老年人的生理特点。过度运动不仅会加重老年人的心肺负担，也会造成关节的进一步损伤，应该避免。

人们日常进行身体锻炼时，最好选择对膝关节没有损伤的运动。例如，游泳、骑车、散步等。虽然骑车时好像膝关节也是在上下活动，但由于人坐在车座上，膝关节没有负重，因此与在平地走路时差不多。

另外，加强大腿股四头肌的锻炼也非常重要，可使肌肉运动协调性和肌力增强，有助于减轻关节症状，增强关节周围的力量和耐力。

第十九章
CHAPTER 19

参加行走比赛，增强锻炼情趣

1. 行走比赛有什么特点？

（1）以提高健康水平为目的

行走比赛是通过比赛的形式来推动有氧健身行走运动的开展，达到增强人们体质和提高健康水平的目的。而竞技运动中的中长跑或竞走比赛的目的，主要是创造优异成绩。当然，许多比赛既有优秀运动员参加，又有有氧健身走爱好者参与，大家参加了同一场比赛，只是参赛者的目的各不相同而已。

（2）参与的人群更加广泛

正是由于行走比赛是全民性的健身活动，不以追求极限运动成绩为主要目的，因此具有广泛的群众基础。它们能够满足社会各阶层人士调节身心健康和增强体质的需要，有力地吸引了男女老少的积极参与。

（3）行走比赛方法更加灵活和具有趣味性

行走比赛的娱乐、休闲和健身性质，决定了在组织比赛的方法上摆脱了多种条条框框的限制，比赛形式更加丰富多彩。比赛主办方根据人们的兴趣，因地制宜地组织各式各样的比赛，如可以在环城或特定路线上举办各种具有象征意义和纪念意义的健康长走活动、走跑交替比赛等，甚至还有不少爱好者化妆参加各种距离的比赛。

2. 参加行走比赛前训练计划怎么安排？

制订赛前锻炼计划的目的主要是利用赛前准备把体力调整好，使有氧健身走比赛参加者在比赛时的体力处于最佳状态，同时尽量避免伤害事故的发生。

有氧健身走比赛参加者虽然不会不惜损害健康，甚至采用违禁手段去勉强争夺锦标，但是在比赛中也要把自己的真实能力发挥出来，力争取得好成绩。这个成绩说明了参加有氧健身走锻炼的真实结果。如果参赛者有争夺冠军的实力，提前做好准备，努力争取也完全是理所当然的。如果参赛者在赛前没有准备好迎接比赛，心情又比较紧张、缺乏信心，以及赛中着装或战术运用不当等情况，都会直接影响自身水平的发挥，甚至造成对身体的伤害。通常的做法是至少在赛前 2 周安排好锻炼计划。

第 1 周：按比赛距离走 1~2 次。如果平时每周锻炼 3 次，应该到比赛路线上去走 1 次；如果每周锻炼 5~6 次，就应该去走 2 次。如果计划到比赛路线上去走 2 次，第 1 次要用自己想在比赛时采用的速度去尝试，看看自己是否有能力走完规定的距离，之后总结速度的快慢，最后确定自己在比赛中应该采用的速度。第 2 次应该用正常速度走，主要是了解路线的情况，以便更好地确定比赛战术和体力分配。如果平时锻炼走的距离较短，而比赛距离比较长，超出平时锻炼距离的 1 倍以上，则应该按比赛距离走一个全程，但是时间应该再提前 1 周，在赛前第 3 周进行。如果走之后感觉特别疲劳或根本坚持不下来，就不要勉强参加比赛。除了到比赛路线上尝试，另外的几次锻炼应该适当减少一些运动量，速度也不要高于比赛时的速度。这几次锻炼的目的应该立足于调整体力。

第 2 周：锻炼次数和平时一样，要安排 1 次用比赛时的速度去走的锻炼，距离不要超过比赛距离，而且最好控制在不感觉疲劳的程度，这样比赛时就会信心十足。另外的几次锻炼，要减少一些运动量，主要是在比赛前调整好体力，养足精神参加比赛。

3. 赛前怎样熟悉比赛路线？

赛前一定要熟悉一下比赛路线，尤其是到外地去比赛时。一般应提前 1~2 天到达比赛场地，以便熟悉比赛路线的上坡、下坡、不同路段距离、路面情况等，确定在不同路段时应该怎样应对。还要了解转弯的弧度和数量，在转弯处要走切线，才能使走的路程最短。赛前了解比赛路线还能够帮助参赛者在比赛中对体力分配做到心中有数，合理确定各段赛程的速度。一般要把比赛路线分成若干段，安排好各段路走的时间。根据路线的情况，确定比赛战术，如超越对手应该在下坡或水平路面上进行，从哪里开始最后冲刺等。

在熟悉路面时，应该注意观察比赛路线的情况，明确各路段的标记，如用建筑物、电线杆、加油站、桥梁等做标记。可能的话，最好用初步安排的速度分配方案，到路线上再走一次。不合适之处及时修改。当然，如果是在本地区比赛，赛前的全程训练就可以在比赛路线上进行练习。

4. 参加行走比赛为什么要进行必要的体检？

健康状态良好的青年参加健身走比赛，可以不进行赛前体检，而中老年人或青年人的超长距离比赛，最好进行赛前体检，以防止意外事故的发生。这种身体检查要在赛前几天进行，目的是确定能否参加比赛。许多人存有侥幸心理或怕麻烦而不进行必要的体检，是不正确的做法，因为有些人身体本来就存在着隐疾（有病而未被发现），去参加运动强度和紧张程度都很大的比赛，有可能会使隐疾爆发出来，对健康不利。特别是心脑血管存在的隐疾，没有经过医生的同意，就贸然参加比赛，有可能发生严重后果。通过身体检查发现下列情况者就不应参加比赛：安静时心率达 85 次/分以上；血压在 160/95 mmHg 以上；安静时呼吸频率达 24 次/分以上；体温在 37° 以上；经过尿液检查，尿中蛋白、尿胆素呈阳性（站立性蛋白尿除外）。

通过体检，还可使有氧健身走爱好者获取更多的专家意见，进一步了解自己的身体状况，以便从自身实际情况出发，更加科学地安排好今后的锻炼。

5. 行走比赛前为什么要排空大小便？

食物通过胃肠的消化，养分被身体吸收，剩下的残渣就成了粪便。身体内多余的水分，加上肌肉和血液中代谢的废物，通过肾脏的滤过，形成尿液。粪便和尿液在排出前，分别在直肠和膀胱里贮存，已经不再参与身体的生理活动，只是作为废料等待排出，和参加比赛时的体力强弱没有丝毫关系。相反，由于它们在直肠和膀胱内积存，反而增加了身体的重量和负担，不能使人轻松运动。另外，膀胱壁很薄，被尿液充满后，在运动中容易受意外的碰撞而发生破裂，造成严重的后果。因此，在比赛前排空大小便是很有必要的。

6. 比赛前为什么要充分做好准备活动？

人体运动是在中枢神经的指导下进行的，只有使运动中枢神经首先兴奋，才能通过大脑皮层传至躯体神经和自主神经，再使人体各个器官进行运动。

所以，比赛前必须刺激运动中枢神经的兴奋灶，使身体各系统、器官（肌肉、血液循环、呼吸器官等）之间建立一定的协调性，而这一切只有通过循序渐进的准备活动才能达到。如果准备活动做得不充分，比赛时很快就会出现疲劳，肌肉僵硬和酸痛，呼吸急促，甚至不想进行下去，这些现象都是身体各个系统和器官工作不协调的结果，在行走过程中人体需要的氧气和能量，比平时的需要量大几倍甚至几十倍。这些氧气和能量的增加主要是通过加快血液循环、加深呼吸和提高呼吸频率来完成的。安静时人的脉搏为 70 次/分左右，输出血液 3~5 升，呼吸每分钟 14~16 次，肺通气量 4~7 升。而在剧烈运动时，心脏必须每分钟输出血液 30~40 升，肺通气量增加到 70~120 升，才能满足身体新陈代谢的需要。心脏和肺的工作量一下子发生这样巨大的变化，在身体没有充分活动开之前是很困难的。因此，人体从安静状态过渡到剧烈的竞赛状态，必须做好充分的准备活动，才能适应比赛的需要。人体运动是由肌肉的收缩、放松形成的，而肌肉的第一物理特性，即黏滞性却阻碍着肌肉的收缩和放松。肌肉的伸展性、弹性和黏滞性都是随着体温的变化而变化的，做好充分的准备活动，可以使体温升高，肌肉的伸展性和弹性就会得到提高，而肌肉的黏滞性则会降低。这就使人体能更快、更好地进入运动状态，同时还可避免外伤等事故的发生。

准备活动的时间，一般以 2~30 分钟为宜，冬季可稍长些，夏季可稍短些。准备活动的运动量要掌握好，过大和过小都不利，一般以全身发热、微微出汗为标准。准备活动的内容，一般是先慢跑 5 分钟左右；接着做行进间徒手体操，由上肢、躯干、下肢到脚，包括伸展性和柔韧性练习；最后用比赛速度进行几次快步走 80~100 米。准备活动和比赛的间隔时间不宜过长，要掌握好准确活动的时间。准备活动进行得过早，比赛时准备活动的效果已经降低或消退；而准备活动进行得太晚，又没有活动开，将影响比赛时的竞技状态。一般应当在准备活动后休息几分钟就开始比赛，这时身体机能正处于良好的状态。

与平时锻炼不同，比赛开始时参赛者较为集中，容易因互相干扰而分散精力。因此，比赛开始前可以做一些颈部和肩部的伸展练习以防受伤，通常采用头绕环、头侧屈、转头和环形耸肩等练习。做这些练习时要注意动作轻缓，做到最大动作范围时保持 10~15 秒。

7. 怎样才能消除赛前紧张情绪？

在参加行走比赛前和比赛过程中，心理上的紧张程度与平时锻炼是不一样的。有些人难免会过分紧张，主要表现为：临近比赛时，坐立不安，心中总是想着比赛，为一些细枝末节犯嘀咕，睡眠不佳，饭量减少，情绪过早地激动和兴奋。由于过度兴奋和得不到很好的休息，造成精力和体力消耗过大，到真正比赛时很容易疲劳，往往成绩不佳。当人有了参加各种比赛的体验之后，由于比赛时的各种刺激都是和肌肉活动相结合的，这样就会形成条件反射。一旦临近比赛，在大脑皮层作用下，心跳加快，血压上升，呼吸加深，这些反应叫"赛前状态"。这种"赛前状态"能使人精神抖擞地迎接即将到来的比赛，有助于发挥出良好的竞赛水平。但是，前面提到的那种过于兴奋，造成赛前紧张，影响了饮食和休息，则是一种不良的"赛前状态"。它是由于大脑皮层某区域兴奋性过高，引起兴奋扩散所造成的，会妨碍正常技术水平的发挥和理想成绩的取得。消除赛前心理过度紧张一般采用转移兴奋点的方法，可以在赛前进行一些其他有益身心健康的比较平静、舒缓的活动，如下棋、钓鱼等，也可以采用自我按摩方法消除赛前紧张情绪。

8. 参加行走比赛前为什么要适度补糖？

中老年健身走爱好者，参加较长距离的比赛时，可以在赛前吃一些糖。因为人体在进行运动时，所需能量的直接来源是 ATP（三磷酸腺苷）分解所释放出的能量。但人体内的 ATP 含量很少，其只能维持数秒的最大强度运动，而维持人体的持续运动，必须依靠在分解时的 ATP 再合成，合成 ATP 的最终能量来源是糖和脂肪的氧化。比赛时人体在紧张地运动，糖氧化供能要比脂肪经济得多。用 1 千克氧气氧化糖可产生 20.9 千焦（5 千卡）能量，氧化脂肪可产生 19.65 千焦（4.7 千卡）能量。氧在运动中是非常宝贵的，比赛时耗氧少、产能多是取得好成绩的重要保证。一般人体内贮备的糖约为 303～350克，经常从事锻炼的人，贮备量多些，运动员可以达到 500 克左右。每克糖氧化后能产生 16.72 千焦（4 千卡）能量，500 克糖可产能 8360 千焦（2000千卡）左右。

根据有关研究结果，参加超长距离和马拉松比赛的运动员，一次吃糖按每千克体重 1 克为宜，超长距离健身走或跑爱好者在赛前应当比运动员多吃些糖。一般要求在赛前 2 小时吃糖，这时吃的糖经过吸收进入血液使血糖的浓度升高，会反射性地引起胰岛素分泌增加。胰岛素能够促进血糖向组织细胞内输送，合成糖原。2 小时后这个转运、合成过程完毕，体内含糖量增加，对比赛有利。若赛前吃糖过晚，比赛开始时正处于胰岛素转移旺盛阶段，血糖浓度下降，糖原尚未合成，对比赛不利。

9. 在行走比赛中应注意哪些问题？

（1） 及时起走

在即将开始比赛时，由于比赛引起的紧张和兴奋，参赛者常会感到两腿发软，老想去洗手间，准备活动已经按计划做完了还感到没有活动开，或根本不想动，只想坐下来休息，可是又坐不住等感觉。这种现象随着比赛经验的积累、锻炼水平的提高，就会逐渐减少。在做准备活动和离比赛只有几分钟时，不要再考虑比赛的问题，让情绪安定下来，消除不必要的紧张。这时不要坐下休息，应进行一些轻松的活动，以便身体各器官在比赛时能迅速投入紧张的运动中。发令员让参赛者到起点线前集中时，应当从容地走到起点线前，做几次深呼吸，等待发令员发令。当发令员喊"各就各位"时，应做好开始时的姿势，这时不要看发令员，注意听枪声，枪声一响就迅速走出去。

（2） "极点" 现象的克服

在速度较快的健身行走比赛中，可能会出现胸部发闷、气喘、动作协调性差、脉搏加快、血压升高、呼吸困难、肌肉酸痛、速度减慢等现象，甚至想退出比赛，这就叫作"极点"。"极点"的出现，是当人体由相对静止状态转到剧烈运动状态时，肌肉能很快地投入紧张的工作，而内脏器官的生理惰性较大，不能立即将其功能全部动员起来，这样就导致了内脏器官的工作滞后于肌肉系统的工作，不能较充分供给肌肉活动所需要的营养物质，不能及时排出代谢产物——乳酸，因而导致参赛者在一段时间内感到不适。一旦内脏器官的工作适应了肌肉系统的活动，上述不适感也就消失了。"极点"出现的时间是短暂的，只要坚持走下去，适当降低速度，有意识地进行几次深呼吸，过一会儿，这种不舒服的感觉就会消失，走起来又感到轻松了。"极点"的出现是一种正常的生理现象，它出现的早晚、持续时间的长短、不适程度的轻重，是健身锻炼水平高低的标志。经常进行健身锻炼并取得较高锻炼水平的人，"极点"在比赛中就很少出现，或出现较晚，不适感也较轻。因此，克服"极点"的根本办法就是不断提高健身锻炼的水平，提高有机体对"极点"的适应能力。比赛前充分做好准备活动，使机体保持在一定的活动水平上且处于适宜的兴奋状态，把内脏器官的机能动员起来，以便在比赛中适应肌肉的工作，就可以减轻"极点"的不适感。当内脏器官的工作和肌肉系统的工作相适应后，走起来又感到轻松了，有能加快速度了。"极点"过后，人体工作能力重新得到提高的现象，叫作"第二次呼吸"。在比赛中应尽量缩短"极点"的时间，使"第二呼吸"尽快到来，将有利于提高成绩。

（3）夺标战术

为夺取名次而不考虑创造优异成绩而安排的一种战术。要求参赛者根据比赛的具体情况采用跟随战术，节省体力，用最后冲刺的方法获得较好名次。但是如果运用不当，有可能导致既失去名次也未能创出好成绩。

（4）匀速战术

除开始走后的加速段和最后冲刺外，赛程中基本上采用较高速度的匀速行进。匀速行进的时间一般按赛前制订的计划执行。不论赛场上出现任何情况，都坚持按计划匀速前进，以达到规定的时间，如有能力者最后可争取超出。这种战术方法的优点是赛程中体力的分配较好，但是有时这种战术显得有些保守。

（5）变速战术

在健身走比赛全程的各段距离中，速度常有较大的变化，并采用突然加速或减速的方法。一般情况下，通常是领先者为了甩掉对手而采用的战术，用以打乱对手走的节奏，消耗对手的体力。采用这种方法通常要具备较强的实力为基础，否则很容易失败，因为变速走是非常消耗体力的。

（6）领先战术

运动员出发后或在行进一段距离后，占据领先位置，并尽力保持较高速度直至领先到达终点的一种战术。这种战术方法一般被速度稍差而耐力好的参赛者所采用，目的在于利用自己较好的速度耐力拖垮对手。

（7）跟随战术

出发后始终跟随在领先者或小集团后面，力争在最后冲刺阶段中奋力超越对手，率先通过终点的一种战术。这种战术通常为速度好而耐力相对较差的运动员所采用。一般情况下，跟随者比领先者体力消耗得少。

10. 在行走比赛后应注意哪些问题？

人在比赛后，身体的一切变化（如心跳加快、呼吸加快、肌肉强烈收缩等）不会因停止运动就立刻恢复到原先的状态，而要经过一段时间，才能逐渐恢复。因此，应该通过整理活动，使身体由运动状态逐渐过渡到静止状态。适宜的整理活动可以大幅加快机体运动后的恢复过程。有研究表明，比赛后进行整理活动的机体的恢复过程，比不进行整理活动的机体要快 1 倍以上，有氧健身走时氧气的需要量是很大的，如果赛后马上坐下来休息，身体的静止姿势会妨碍呼吸系统的工作，影响氧的补充。同时，也会影响静脉血的回流，使心脏的血液输出量减少，血压降低。由于重力的影响，血液不易输送到头部，可能造成暂时的脑缺血，出现许多不适症状，如恶心、呕吐、面色苍白、心慌，甚至晕倒等。另外，整理活动也是消除疲劳的最好方法，应当认真对待。

整理活动大体上包括：比赛结束时，要进行几分钟很慢的跑或走，同时做几次深呼吸；做下肢缓慢的屈伸动作，使下肢的血液较快地流回心脏，做上肢、腹背肌肉的放松练习，也可以对其进行按摩。

参加一次有氧健身走的比赛，无疑要比平时消耗更多的能量。但由于锻炼者的健康水平不同，消耗的能量也不一样。赛后是否需要休息几天，应该根据赛后的身体状况而定。如果赛后仍然感觉良好，食欲和睡眠都正常，肌肉和关节没有酸痛感，就应该继续进行锻炼。但必须注意的是，有时虽然感觉良好，毕竟在比赛中消耗的体力和能量比较多时，应该有一个恢复的过程。所以，最好能去公园或郊外风景优美、空气清新的地方走走调整身心状态。如果赛后有轻度的疲劳感，对于青少年健身走爱好者来说，身体新陈代谢旺盛，可以继续锻炼，但速度应该适当放慢，距离也适当缩短；而对于中老年爱好者来说，恢复过程比较慢，可以考虑先停止锻炼 3~4 天，每天进行轻缓的散步，待身体恢复后再进行正常锻炼。如果在比赛后感到身体极度疲劳，好像生病一样，四肢无力，不想运动，上楼梯都感觉吃力，肌肉酸痛，食欲不振，睡眠不好等，这些现象就说明其疲劳过度了，应该进行休息。可以利用晨起后的这段时间到室外散步，并进行必要的按摩。洗温水澡能使大脑皮层受到温和地刺激，皮肤和肌肉的毛细血管扩张，血液循环加快，积聚在肌肉中的乳酸和其他废物便会很快排除，帮助恢复。如果经过几天休息还不见明显好转，就应该到医院进行检查，然后根据医生的意见，再确定开始锻炼的时间。

第二十章
CHAPTER 20

行走锻炼中常见的运动损伤和功能恢复

1. 行走锻炼后为什么容易感冒？

行走锻炼，很容易得上感冒。这主要是由于身体疲劳造成的。所以在行走后应当积极地休息，使身体恢复到良好状态。在走动中，呼吸量明显增加到 100 升，是安静时呼吸量的 10 倍。呼吸系统的大门——喉咙被过量使用，所以在行走后，经常会感到喉咙有不适的感觉。最好的办法是马上漱口以润喉咙，并换下被汗水浸湿的运动服装。行走锻炼是促使体温上升、加强呼吸、刺激呼吸系统的运动。适当的行走锻炼，可以加强体温的调节和呼吸系统的能力，提高身体的免疫力。

2. 感冒时该不该继续行走锻炼？

如果因为感冒而引起发烧的话，应该马上中止锻炼。如果仅有感冒症状的话，在身体保暖的情况下，可以进行步行的练习。做些适量的运动，可以加速血液循环，可使感冒引起的鼻塞、头疼等症状减轻。这些运动虽然使身体产生一定的疲劳，但运动疲劳可以帮助我们很快地入睡，反而使身体得到很好的休息。但要注意，运动之后会出汗，应尽快换下潮湿衣服，以防感冒加重。

3. 行走时手肿了起来，这是什么毛病？

行走时手肿，这是什么毛病呢？手肿是正常的。当你挥动手臂时，血液会被压向你的指尖。这没有害处，但会让你觉得不太舒服，尤其是带了戒指的话更是如此。因此出门走步前最好摘掉戒指。

如果你觉得肿胀很烦人，可以尝试在走步时不断地把手握成拳，这样可以把血液压出手指，有些人还会选择在手中握一个橡胶球。挥动手臂时保持肘部弯曲也是一个防止手肿胀的好方法。

4. 一走路就会岔气，该怎么办？

岔气主要是由于横膈膜（分隔胸腔和腹腔的肌肉）痉挛导致的，运动时肺部膨胀而腹腔收缩，造成横膈膜缺血。听起来很严重，其实并不是那么严重。

在出现岔气时，首先要停步，用三根手指按摩最疼地方直到疼痛减轻。不要屏住呼吸，等呼吸频率恢复正常时疼痛就会消失了，然后就可以继续行进。和其他肌肉一样，没经过充分的热身横膈膜也会疼的。因此，记住在出发前一定要进行热身，慢走也有效果。

5. 行走锻炼后为什么有时肌肉会感到酸痛？

行走时，腿部肌肉强烈收缩，肌肉中物质能量代谢加强，肌糖原大量分解，产生大量酸性代谢产物（如乳酸），在肌肉中堆积，刺激肌肉神经，因而引起酸痛。这种现象常发生在初练行走的人身上。经过长期锻炼后，由于血液循环和呼吸功能加强，可减少肌肉中代谢产物的堆积，同时，由于血液中能中和酸性代谢产物的碱性物质增多，可减少乳酸对肌肉神经的刺激。所以，坚持锻炼的人就不感到肌肉酸痛。

肌肉酸痛是一种正常的生理反应，也是初参加锻炼的人必须经历的过程。不应一感到肌肉酸痛就停止锻炼，应该坚持下去。为了减轻酸痛，可在运动后按摩腿部，晚上用热水浸泡小腿。

6. 行走锻炼有时肌肉痉挛（抽筋）的原因是什么？怎么预防和处理？

肌肉痉挛的原因包括以下几种：在寒冷环境中运动时，若未做准备活动或准备活动不充分，肌肉受到寒冷刺激时即可发生痉挛。进行剧烈运动时大量出汗，特别是天热时，由于大量出汗，体内氯化钠含量过低，可以引起肌肉痉挛。在训练或比赛中肌肉收缩失常，肌肉过快地连续收缩，放松时间太短，即可引起肌肉痉挛。运动时身体过于劳累也可引起肌肉痉挛。肌肉痉挛时，疼痛难忍，痉挛处肌肉坚硬，而且一时不易缓解。

肌肉痉挛时的处理方法是牵引痉挛的肌肉，即可使之缓解。例如，腓肠肌痉挛，可伸直膝关节，用力使足背伸展。屈拇肌、屈趾肌痉挛时，可用力使足和足趾背伸。此外，还可配合局部按摩，采用推摩、揉捏、叩打、点穴（委中穴，承山穴，涌泉穴）等手法，促使其缓解。

为预防肌肉痉挛，首先要加强锻炼，提高身体的耐寒能力和耐久力，步行前要做好准备活动，冬天行走不要穿得太单薄，夏天练完后要注意补充盐分。疲劳和饥饿时，应适当注意休息，不要走的时间太长。

7. 步行锻炼膝关节疼怎么办？

膝关节疼痛多数是由于变形性退行性膝关节炎引起的。另外，如外伤、劳累、下肢骨结构异常以及年龄因素等，都会引发膝关节疼痛。膝关节受伤虽然一般多发生于关节软骨和半月板等部位，有时也会造成骨骼变形。

膝关节疼痛时要特别注意做到以下四点。
①减轻体重。
②膝关节出现红肿时首先要到整形外科诊治。
③认为有膝关节肿痛等症状时，进行膝关节功能锻炼和膝盖周围的按摩。
④膝关节疼痛时要适当控制"大步幅行走"动作，尤其是退行性膝关节炎的女性患者更要注意。

8. 步行锻炼后小腿肚子疼怎么办？

刚参加步行锻炼不久的人，往往就会遇到这种现象，就是小腿的后侧疼痛，也就是小腿肚子疼。其主要原因有两个：一是小腿部位的肌肉和踝关节的力量不够所致；二是脚的落地姿势不正确所致。随着锻炼的加重和技术的提高，小腿疼痛的现象会减轻直至逐渐消失。小腿疼痛的现象出现之后，可在锻炼结束后，自己做小腿按摩和挤压穴位。如果有条件的话，可以在热水中浸泡双腿。或坐在地上，劈开两腿，两脚尖朝上，伸直膝关节，上体做前屈的动作。这个动作可以促进小腿肌肉的柔韧性。加强腿部的血液循环。并可以有效地减缓小腿肌肉的疼痛。

9. 步行锻炼小腿面很疼怎么办？

听起来像外胫炎（指胫部发炎及酸痛），是初涉走路者常见的问题。主要因走得太多和太快导致的，引起小腿的肌肉和皮肤过度疲劳，你会觉得皮肤像火烧一样。

要避免这种情况就应该逐步增加距离和速度，不要过猛，而且运动前要充分热身。如果已经过度运动，那么试着把进度降下来。如果还疼，尝试按摩小腿的肌肉。或可以选择面对一面墙或一棵树站立，身体前倾，把手按在上面，保持脚心平贴在地面上。或坐在一条长椅上，把腿向前伸直，把脚尖掰向自己。如果还疼？那就得蹚回家后用冰敷15分钟，但要记得在冰袋和腿之间垫一条毛巾，别冻坏了小腿的皮肤。

10. 步行锻炼时踝关节受伤怎么办？

踝关节平时主要做屈伸动作，略可内收和外展，一旦动作超过了它的活动范围，如脚踏在不平的地面上或滚动的物体上，起跳落地时踩在别人的脚上，都容易引起踝关节扭伤。轻度的扭伤后，出现局部疼痛、肿胀、皮肤发热、压痛和活动痛等症状；重度扭伤后局部除上述症状均加重外，伴有水肿、血肿、皮下瘀血，关节运动功能障碍，脚的外形发生改变，甚至脚不敢着地行走等。

扭伤后应立刻用冷水或冰冷物敷患处10~15分钟。如脚的外形发生改变时，应及时牵引脚的远端，同时将明显隆起的部位压回原位置。最后将损伤处适当垫上棉花，取绷带或布带用力向扭伤动作相反的方向包扎，并将患肢高抬，防止肿胀、瘀血，以及止痛。

11. 步行锻炼脚后跟疼怎么办？

随着年龄的增加脚后跟疼也会逐渐变频繁，尤其是过了40岁后。疼痛一般源于脚底筋膜炎，筋膜指的是直穿过脚底的一条韧带。如果这条韧带过度疲劳或发炎，就会十分疼痛，尤其是早上起床时。只要走上几步疼痛就会减轻了，但还会再次发生，尤其是久坐后。

随着年龄的增长，体内组织的柔韧性也会降低。这就是为什么经常做伸展运动很重要。对于脚后跟疼，伸展小腿肌肉也许有帮助。如果没有效果，你则需要一双好一点的运动鞋或特殊的鞋矫正器来避免脚踝扭动过度，有可能是发生脚底筋膜炎的原因。

如果普通的按摩 1~2 周不能缓解疼痛的话，最好和足科医生制定一个恢复计划。你需要知道是什么导致你的脚疼。否则如果一直按摩和扭动脚部韧带，可能会发展成骨刺——踝骨上长出的骨节。

不管你的脚后跟疼痛是什么原因导致的，要治好它都需要时间，要有耐心。足科医生可能会给你注射可的松，但那只是权宜之计，不能除根。多次注射还有可能造成永久的损伤。

12. 步行锻炼脚上起泡怎么办?

很多人都有过脚上起泡的经历。其原因是脚掌和地面、运动鞋和袜子间相互摩擦所致。在夏天锻炼时候，由于地表温度很高，最容易引起脚上起泡。很多人都知道脚上起泡，用针把泡挑破，然后贴上创可贴就可以了。但多数人忽视了脚起泡往往是由于鞋袜的不合适所致。袜子质地的柔和性、袜子的松紧、运动鞋的大小都会导致脚上起泡。所以在走路之前，请大家检查一下自己的鞋袜。

13. 行走锻炼脚上长了"鸡眼"怎么办?

若脚上长了"鸡眼"，在走路时有病变的地方踏在石头之类的坚硬东西上，人会感到钻心的疼痛，所以应根治。

"鸡眼"多由于鞋袜不合适引起。当局部皮肤受到频繁而强烈的机械刺激时，表面角质层未能按一般规律脱落，而形成钉子状的角质过盛区，其深入到皮肤深层，刺激末梢神经引起疼痛。"鸡眼"常发生于足底、足跟、足背或趾间，走路多和练习跑步的人较多见，不及时治疗，往往会影响锻炼，有时还会造成继发感染。

对于"鸡眼"，通常采用的方法有针灸法、腐蚀法和手术切除等方法。足部皮肤较厚，针灸进针不易，一次也难奏效，一个疗程下来，要经受一定痛苦。腐蚀法多用水杨酸类药物，如鸡眼膏等，由于剥离时容易风干，稍不小心就会引起出血，引起疼痛。采用手术效果较好，但要经受一些痛苦。

中医用鸭胆子治"鸡眼"，用几粒鸭胆子捣烂敷在患处，数日后即可脱落。用蓖麻籽也可治"鸡眼"，方法和鸭胆子的使用方法相同。

14. 步行锻炼脚总是出汗怎么办?

人在平时走路时,脚会出汗。脚出汗后如果不认真处理,脚部就会感到瘙痒,甚至导致脚气。有些人走路,不喜欢穿袜子,光脚和鞋的内部接触会使脚长时间处于潮湿的环境中,脚就会产生大量的细菌,最终导致奇痒、红肿的症状。为减少以上的症状,在走路前,检查一下自己的鞋袜。如果袜子太湿,应该换上干爽的袜子。不要穿尼龙袜或太薄的袜子。要选择透气好、吸湿性高的袜子。不要穿过紧的、过重的运动鞋,尽量选择宽松、轻便、透气性好的运动鞋。当然,在行走前,利用中药泡脚也是一种减少脚汗的好方法。以上的方法可有效地减少脚汗对脚的危害。希望大家都能用健康的脚去步行。

附录一
APPENDIX 1

人体体质测试方法

一、形态指标

1. 身高

测试方法：受试者赤足，以立正姿势站在身高计的底板上（上肢自然下垂，足跟并拢，足尖分开呈 60°）。足跟、骶骨部及两肩胛间与立柱相接触，躯干自然挺直，头部正直，两眼平视前方，使其耳屏上缘与两眼眶下缘呈水平位。测试人员站在受试者右侧，将水平压板轻轻沿立柱下滑，轻压于受试者头顶。测试人员读数时双眼与压板平面等高进行读数。记录以厘米为单位，精确到小数点后一位数，填入方格内。电子身高计直接读显示屏上的数字并记录。

注意事项：

（1）身高计应选择平坦靠墙的位置放置，立柱的刻度尺应面向光源。

（2）严格掌握"三点靠立柱""两点呈水平"的测量姿势要求，测试人员读数时双眼一定要与压板等高，两眼高于压板时要下蹲，低于压板时应垫高。

（3）水平压板与头部接触时，松紧要适度，头发蓬松者要压实，头顶的发辫、发结要放开，饰物要取下。

（4）读数完毕，立即将水平压板轻轻推向安全高度，以防碰坏。

（5）测试身高前，受试者不应进行体育活动和体力劳动。

2. 坐高（幼儿）

测试方法：受试者坐于身高坐高计的坐板上，使骶骨部、两肩胛间靠立柱，躯干自然挺直，头部正直，双眼平视前方，以保持耳屏上缘与两眼眶下缘呈水平位。两腿并拢，大腿与地面平行并与小腿呈直角。上肢自然下垂，双手不得支撑坐板，双足平踏在地面上。如受试者小腿较短，适当调节踏板高度以维持正确的测试姿势。测试人员站在受试者的右侧，将水平压板轻轻沿立柱下滑，轻压受试者的头顶。测试人员两眼与压板呈水平位进行读数，以厘米为单位，精确到小数点后一位数。将读数计入方格内。

注意事项：

（1）测试时受试幼儿应先弯腰使骶骨部紧靠立柱而后坐下，以保证测试姿势正确。

（2）较小幼儿应选择宽度适宜的坐板和合适高度的足踏垫板，以免测试时受试者向前滑动，而影响测试值的准确性。

（3）其他测试事项与身高测试相同。

3. 体重

测试方法：测试时，电子体重计应放在平坦的地面上，按开关键回 0。男性受试者身着短裤，女性受试者身着短裤和短衬衫（背心），站立于体重计中央。等受试者站稳后，测试人员将显示屏的数据记录下来。记录以千克为单位，精确到小数点后一位数。

注意事项：受试者应站在体重计中央，上、下体重计时动作要轻。

4. 胸围

测试方法：受试者自然站立，两足分开与肩同宽，双肩放松两臂自然下垂，平静呼吸。测试人员立于受试者前方，将带尺上缘经背部肩胛下角下缘围向胸前乳头上缘，带尺围绕胸部的松紧度要适宜，以对皮肤不产生明显压迫为度，并在受试者呼气末读取数值。带尺上与 0 点相交的数值即为胸围值。以厘米为单位，精确到小数点后一位数。

注意事项：

（1）测试人员进行测试时，应注意受试者姿势是否正确，有无低头、耸肩、挺胸、驼背等，若有则及时予以纠正。

（2）测试人员应严格掌握带尺的松紧度，并做到测试全过程的一致性，以求减少误差。

（3）肩胛下角如触摸不到，可令受试者挺胸，触摸清楚后受试者应恢复正确的检测姿势再进行测量。

(4) 两侧肩胛下角高低不一样时，以低侧为准。

5. 腰围

测试方法：受试者双腿并拢并自然站立，两肩放松。双手交叉抱于胸前。测试人员面对受试者将带尺经脐上 0.5~1 厘米处（肥胖者可选在腰部最粗处），水平环绕一周，测量其围度。记录单位为厘米，精确到小数点后一位数。

注意事项：

(1) 测试时带尺的松紧度应适宜，不要过紧或过松。

(2) 测试时男子只能穿短裤，女子穿短裤、背心或短袖衫。

6. 臀围

测试方法：受试者双腿并拢并自然站立，两肩放松。双手交叉抱于胸前。测试人员面对受试者，沿臀大肌最粗处将带尺沿水平位经背部绕至前方读数。记录单位为厘米，精确到小数点后一位数。

注意事项：测试时受试者不能挺腹，应在腹部平静状态下测试。记录员应在受试者背面观察带尺位置是否正确。

7. 皮褶厚度

测试方法：受试者自然站立，被测部位充分裸露。测试人员用左手拇指、食指和中指将被测部位的皮肤和皮下组织捏提起来，用皮褶厚度计在提起点皮褶下方距手指 1 厘米处测量其厚度，共测试三次，取中间值或两次相同的值。记录以毫米为单位，精确到小数点后一位数。

上臂部皮褶厚度：测试右上臂后面肩峰与鹰嘴连线中点处，与上肢长轴平行的皮褶，纵向测试。

肩胛下角皮褶厚度：测试右肩胛骨下角下方 1 厘米处，皮褶走向与脊柱呈 45°角。

腹部皮褶厚度：脐水平方向与右锁骨中线交界处（约在脐旁右侧 2 厘米处），纵向测试。

注意事项：

（1）受试者自然站立，肌肉放松，体重应平均落在双腿上。

（2）测试时要把皮肤与皮下组织一起捏提起来，但不能把肌肉捏提起来。

（3）测试过程中皮褶厚度计的长轴应与皮褶的长轴一致，以免因组织张力增加而影响测试的精度。

（4）测试前应将皮褶厚度计校准。测试过程中，卡钳的刻度盘和钳口压力应经常校正。

二、机能指标

1. 脉搏（安静）

测试方法：受试者坐于测试人员右侧，右臂平放在桌上，掌心向上，测试人员以食指、中指和无名指的指端触摸受试者手腕部的桡动脉处测试脉搏，或用听诊法测试心率。幼儿可在睡醒后继续躺在床上（早或午）时测量，测试人员将听诊器置于左胸心前区听诊，测试心率。先以 10 秒为单位，连续测试三个 10 秒，其中两次相同并与另外一次相差不超过一次时即认为受测者处在相对安静状态，然后测试 30 秒钟的脉搏，以次为单位，所得数值乘以 2 为一分钟的脉搏（心率）值，记录在方格内。

注意事项：

（1）测试当天或测试前受试者不得进行剧烈运动。

（2）成年和老年人测试前静坐 10 分钟以上再进行测试。

2. 血压

测试方法：受试者坐于测试人员右侧，右臂自然前伸，平放于桌面上。要求血压计 0 位与受试者心脏和右臂袖带处于同一水平。捆扎袖带时，要求平整、松紧适度，肘窝部应充分暴露。触摸桡动脉的位置，使之位于听诊器听头中央，听诊器听头应与皮肤密切接触，但不能用力紧压或塞在袖带下。然后打气入带，使水银柱急速上升，直到听不到桡动脉搏动声时，再升高 20~30 mmHg 为宜。当第一次听到脉搏跳动声时，水银柱高度即为收缩压。继续放气，脉搏跳动声经过一系列变化，脉搏跳动声消失瞬间水银高度为舒张压。血压测试力求一次听准。否则可再次测试。分别记录收缩压、舒张压两个值于相应方格内。

注意事项：

（1）测试前 1~2 小时，受试者不得从事任何剧烈运动（包括体育活动）。

（2）受试者静坐 10 分钟以上，接受测试血压要求的讲解，消除精神紧张，保持情绪安定接受测试。

（3）测试血压时，上臂不可受紧衣袖压迫。

（4）需重复听取血压值时，应使血压计水银柱下降至 0 后再进行。

（5）血压复测者，必须令受试者再休息 10~15 分钟。对血压持续超出正常范围者，应请现场医务人员注意受试者的情况。

3. 肺活量

测试方法：使用电子肺活量计测试时，首先将肺活量计接上电源（可以用电池或用外接电源），按电源开关，显示屏上先显示"8888"，后显示 0，表示仪器处于工作状态。测试时，先将吹嘴装在文式管的进气口，受试者手握文式管手把，保持导压管在文式管上方的位置，头部向后仰，尽力深吸气直至再不能吸气为止，然后将嘴对准吹嘴尽力呼气，直到不能呼气为止。此时显示器上显示的数据即为肺活量值。测试两次，取最大值，记录以毫升为单位，不计小数。

注意事项：

（1）肺活量计，使用前必须进行检测，仪器误差不得超过 2%。

（2）测试前应向受试者讲解测试方法和动作要领，并做示范。受试者可试吹一次。

（3）受试者吸气和呼气均应充分，呼气不可过猛，防止因呼吸不充分、漏气，特别要防止用鼻子反复吸气影响测试结果。

（4）测试前必须用一次性吹嘴。如有困难，使用重复使用的吹嘴前需进行严格消毒。

（5）对个别始终不能掌握要领的受试者，要在记录数字旁注明，不予统计。

4. 台阶试验

测试方法：受试者站立在台阶前方，按照节拍器（测试仪含此节拍器）发出的 30 次/分频率的提示音上下台阶。即从预备姿势开始，当听到第 1 声响时，一只脚踏上台阶，第 2 声响时伸直已经踏上台阶的腿，另一只脚跟上，在台阶上站立，第 3 声响时，先踏台的脚下来，第 4 声响时另一只脚下踏还原成预备姿势。在测试中采用 2 秒上、下踏台一次的速度，连续做 3 分钟，运动完毕后，令受试者立刻静坐在椅子上，将测试仪的指脉夹夹在受试者的中指前方，测试仪将自动采集受试者的三次脉搏数。整个测试结束后将运动时间及三次心率值填入卡片。如果受试者在运动中坚持不下去或跟不上上、下台阶频率三次者，测试人员应立即停止测试，同时按下功能键，然后以同样方法测取脉搏数并记录。人工测试脉搏的方法：测试运动停止后测量 1 分到 1 分半钟、2 分到 2 分半钟、3 分到 3 分半钟的三次脉搏数。

注意事项：

（1）受试者必须严格按照节拍的节奏做上、下台阶的运动。

（2）受试者在每次登上台阶时，姿势要正确，腿必须伸直，尤其是膝关节不得弯曲。

（3）测试人员必须严格按照测试方法的要求准时、准确地记录 3 次 30 秒的脉搏数。

（4）受试者在测试前不得从事任何剧烈活动。心脏功能不良或有不同程度的心脏疾患者，不能进行此项测试。

（5）测试人员在仪器测试脉搏时应经常用手号脉，与测试仪器进行对比，如果 10 次脉搏误差超过两次的可视为仪器不准，应及时改用人工测试方法。

附录二
APPENDIX 2

有关行走运动的一些名词解释

1. 运动

从广义上来说，运动是指物质存在的形式，也是物质的固有属性。它包括宇宙中发生的一切现象和过程——从简单的位置变化到人的思维活动，都是运动。力学中的运动，是指物体相对静止参考系的位置随时间的变化。运动的形式多种多样。物体最简单的运动形式便是机械运动，最复杂的运动形式则是人体的位移运动。从体育运动的角度来说，运动是指从事各种锻炼身体的活动，包括旨在促进身体正常发育和充分发挥身体机能能力的各种锻炼内容、方法及活动项目。其内容十分丰富，例如，田径、体操、球类、游泳、武术、棋类等各种游戏、体育比赛。体育运动可划分为健身运动、健美运动（基本属于健身运动）和竞技运动三类。每类又可分为若干项目，其运动形式具有不同的特点。

2. 运动形式

运动形式是指物体或人体运动随时间变化的状态。物体运动的形式是多种多样的。恩格斯把物体运动分为简单的运动形式（即机械运动）和复杂的运动形式（即生物运动和社会运动）。前者称为低级的运动形式，后者称为高级的运动形式。每一种复杂的高级运动形式中总包含着较为低级的运动形式。然而运动形式越高级，机械运动的意义越不明显。人体运动的形式虽是以机械运动为主，但要通过人体的运动行为参与实现，所以人体的运动形式更为复杂。

3. 周期性运动

周期性运动也称周期性动作，是物体运动的一种形式。人体多次循环或重复做某一个相同动作，每循环或重复一次为一个周期。走路和跑步均属于周期性运动。

4. 非周期性运动

非周期性运动又称非周期性动作，是人体运动的一种形式，是指人体先后所做的动作不相同，或指不重复出现某一个相同动作。

5. 竞技运动

竞技运动是人体运动类型之一，也是人体运动的一种方式。所谓"竞技"是指比赛，通过竞赛方式，最大限度地发挥运动员的体能、身体素质、运动技术和心理因素等多方面的综合运动技能，并表现出优异运动成绩的运动训练和比赛活动，这统称为竞技运动。其主要特点是：能表现运动员高度的运动技能、技艺和运动成绩；竞争性较强，能分出胜负；有统一和严格的竞赛规则。竞技运动是现代体育运动的一个重要部分。

6. 健身运动

健身运动是体育运动的一种方式，也是体育运动的本质特点。指人们为了康复身体和增强体质而从事的多种多样的体育锻炼内容和方法。它以发展和增强人体内脏器官的功能，特别是可改善心血管系统和呼吸系统的功能，以及发展力量、耐力等身体素质，即以进行有氧代谢的锻炼为主。健身运动应根据参加者的年龄、性别、健康状况及各种不同条件来选择不同的锻炼内容和方法。

7. 健美运动

健美运动是人体运动的一种形式。指为了人体的健美所进行的各种体育锻炼。主要以发展人体的肌肉，改善人体的形态，促使身体更加健壮发达和完美，培养韵律感和协调性等为目的的活动。健美运动主要适合于在广大青少年和妇女中开展。

8. 运动时间

运动时间是表现物体或人体的运动同时间的联系。它反映运动动作从什么时刻开始，运动的持续时间，运动何时结束。根据研究任务的不同要求，运动时间可分为运动的持续时间（即运动的总时间）、运动的时刻（即瞬间）、运动的时间结构（即运动的节奏和频率以及时间间隔等）。

9. 运动速度

运动速度是运动的时空量度。它是表现人体在空间位置和运动状态随时间而变化的快慢程度。它是指单位时间内物体或人体所发生位移的距离。即运动的路程和经过这段路程所用的时间之比。速度是一个矢量。根据运动速度变化的快慢程度可分为匀速运动（包括匀加速和匀减速）和变速运动。根据研究问题的性质又可分为平均速度和垂直速度、合速度和分速度、线速度和角速度等。明确速度变化的规律可揭示运动的性质和原因。速度特征可作为评定动作技术的熟练和完善程度的客观指标。

10. 力

力是物体之间的相互作用，这种作用能使物体改变运动状态或发生形变。力也是一个物体对另一个物体产生机械作用的量度，是一个既有方向，又有大小的矢量。力等于物体的质量与加速度的乘积，即 $F = ma$。力对于物体的作用效果决定于力的大小、方向和作用点三个基本要素。了解力的概念和特征，有助于揭示力的作用同人体运动状态变化之间的联系。

11. 内力

内力是力的分类之一。指给定系统各质点之间的相互作用力。人体的内力是指人体运动力学系统各质点之间由于相互作用而产生的力。它表现为人体内部的引力和斥力。人体的内力又可分为主动力（即肌肉作用力）和被动机械力（即消极相互作用力）。根据作用力与反作用力原理（定律），内力永远是成对的，即等模（大小相等）、反向（方向相反）、共线（作用在一条直线上）。一切系统所有的内力之和都等于零。所以，当我们研究物体或人体运动时，一般可不考虑内力。

12. 外力

外力是力的分类之一，是与内力比对而言的。其是系统外的其他物体对系统内质点的作用力。外部物体（支撑物、器械、介质、其他的人等）对人体施加的作用而引起的力就是外力，只有外力才能改变人体的机械运动状态。

一个力究竟是内力还是外力不是一成不变的。同一个力有时可能是外力，有时也可能是内力，这主要根据相同对于什么物体而言。

13. 重力

重力在地球表面附近的任何物体质点皆要受到竖直向下的地球引力，或指引起物体垂直向下朝地心运动的力，此力称为重力。物体的重力是物体受地球引力作用的量度。公式为 G=mg。重力的大小取决于地球的质量和受地球吸引力的物体的质量以及物体与地球质心之间的距离。物体在赤道上的重量要比其在地球两极上的重量少 0.2%。另外由于地球自转的影响，地球表面上的物体要受到非惯性参考系（转动参考系）的（虚拟）惯性离心力的作用。且在赤道上的物体所受到的虚拟惯性离心力最大，这时重力等于地球引力同惯性离心力的矢量和。因此，物体在赤道上的重力比其在两极时小0.3%。人体的重力可看作由地球的吸引力和地球自转所引起的外力和。

14. 作用力与反作用力

物体之间的作用总是互相的。力的出现也总是成对的。有作用力就必定有相对应的反作用力。作用力与反作用力的特点是：①作用力与反作用力是一对相互矛盾的力，它们既对立又统一，两个力总是同时发生又同时消失；②两个力属于同一性质的力，即都是弹性力或都是摩擦力；③两个力大小相等，方向相反；④两个力总是共同作用在同一条直线上（即共线），但分别作用在两个物体上，且不会互相抵消。

15. 肌力

肌力是指人体肌肉在收缩时产生的张力，简称肌张力或肌肉力。它是肌肉工作能力的量度，是肌肉收缩时产生的张力和肌肉长度变化的结果。肌力是人体运动的内力，也是唯一的主动力。肌力的大小与肌肉的生理横断面积、肌肉收缩前的初长度、肌肉的纤维排列方式和肌肉的兴奋与疲劳程度等因素有密切关系。肌力的大小、附着点和方向是肌力的三要素。实验证明：$1cm^2$肌肉横断面积上的绝对力量为 10 公斤。在其他条件相同的情况下，肌肉收缩的力量等于 $1cm^2$ 肌肉横断面积上的力量（即 10 公斤）与肌肉横断面积的总和之乘积。

16. 重心

重心是指一个物体重力的合力作用点。刚体的重心就是刚体上一个位置不变的点，不论刚体在空间中如何放置，它的各个质点所受重力之合力的作用线总是通过这一点。重心与质量的分布有关。均质物体的重心仅取决于它的几何形状，而与物质的密度无关。人体不是均质物体，人体的重心是一个不断移动范围的点（即动点），人体重心的不停移动是由于血液循环过程、呼吸过程、消化过程乃至肌肉震颤的结果。此外，它还随人体姿势变化而不断改变。人体在安静状态时，重心不停移动的范围半径近似地估计约为 10 厘米左右。在运动过程中，重心移动的范围大幅加剧，有时，身体重心甚至可能超出体外。重心移动的方向与身体运动的方向相同，重心的位置对于物体的运动和平衡问题关系极大。

17. 能量

能量是物体或人体运动状态的物理量度。是指物体或人体做功的能力。人体做功的效应就是能量变化的结果。所以，能量与功的量度单位是一致的。物体或人体机械运动的能量包括动能和势能。但是人体运动时还包括热能和化学能等。同时各种能量又是可以互相转换的。例如，势能可以转换成动能，化学能可以转换成机械能等。

18. 运动器官

运动器官是指负责人体运动动作的器官，包括骨、关节和肌内等。通常是骨、关节和肌肉的总称。

19. 骨

骨是人体运动器官系统的重要组成部分，是有机体内部最坚固的结构成分。人体大约由 200 多块骨组成，可分为躯干骨、头骨和四肢骨，其中大多数是成对的。骨与骨之间靠关系连接成骨骼系统，构成人体的杠杆系统。在运动中骨的主要机能是起机械作用，也就是起保护作用、支撑作用和运动杠杆作用。

20. 关节

骨与骨之间相连接处称为关节，也称骨连结。根据骨连结的方式可分为无腔隙连结和有腔隙连结两类。依据关节运动轴的数目和关节的形状，又分为单轴关节（圆柱关节）、双轴关节和多轴关节（三轴关节）三类。人体关节的运动都是转动，且经常是绕着某个轴进行的旋转运动。关节运动轴的数量则取决于该关节面的形状。其旋转运动的形式可分为屈伸、外展内收、回旋和环转四种。关节运动的幅度以角度来计量，它取决于相连结的两个关节面的相互关系及其周围软组织的特点。两关节面的角度差越大，运动的幅度越大。关节活动范围的大小称为自由度。完全游离的骨可以在上下、左右、前后6个方向进行自由运动，也可绕3个互相垂直的基本轴进行旋转运动。自由度的大小则取决于被固定的点的数量。人体肢体末端的活动范围（即自由度或灵活性）则取决于参与运动的关节数量多少。关节的主要机能是：起连接的稳固性作用、运动的灵活性作用及支点和枢纽作用。

21. 屈伸

屈伸是关节运动的专门术语。指相邻两关节之间的中心部分（即运动环节）在矢状面内，绕额状轴运动，向前的运动为屈，向后的运动为伸。但膝、足关节的运动与其他关节的运动正相反，即向前的运动为伸，向后的运动为屈。

22. 外展内收

外展内收是关节运动的一种专门术语。指运动环节在额状面内绕矢状轴进行的运动。其远离正中面的动作称为外展，接近正中面的动作称为内收。

23. 回旋

关节运动的一种术语。指运动环节在水平面内绕其本身的垂直轴做旋转运动。由前向内的运动叫旋内或旋前，由前向外的运动叫旋外或旋后。

24. 水平面

人体三个相互垂直的基本平面之一，是指横切直立身体的一切与地面平行的平面。或指将身体分为上、下两半的一切平面。

25. 额状面

人体三个相互垂直的基本平面之一，是指沿身体左右径将身体切成前后两半的一切平面。

26. 矢状面

人体三个相互垂直的基本平面之一，是指沿身体中线将身体切成左右对称的两半的平面。这个平面称为正中面（矢状剖面），与正中面平行的一切平面都称为矢状面。

27. 肌肉

人体运动器官系统的重要组成部分，是人体运动的主动部分。根据其构造特点分为平滑肌和横纹肌。横纹肌是参与运动的主动肌。它多数是横跨关节附着于两块骨上。当肌肉收缩时，便可牵引它所附着的骨进行运动。因此，肌肉的主要机能是产生力的作用。即由化学能转变为机械能。肌肉的名称是根据不同的特点命名的。例如，根据其机能可分为屈肌和伸肌、收肌和展肌、原动肌（主动肌）和被动机等（即对抗肌）。根据其形态可分为长肌、短肌、轮匝肌和阔肌等。根据其所在部位又分为胸肌、腹肌、臂肌、腿肌等。根据其肌束方向又可分为直肌、斜肌和横肌等。根据其起、止点又分为肱桡肌等。也可综合几个依据来命名，如桡侧长伸肌等。肌肉具有兴奋性、收缩性、弹性、黏滞性和延展性等特性。

28. 身体形态结构

按一定固有连接方式构成人体的基本支架和形状的各部分之间的相对比例。具体指身高、体重及四肢长度的比例等。构成身体形态结构的基本成分有骨、关节和肌肉。人的形态结构因性别、年龄等因素不同而各异。身体形态结构是现代体育运动选材的重要理论依据。

29. 运动素质

运动素质，又称身体素质。指人体在中枢神经系统的控制下，在活动中所表现出来的各种机能能力。这种能力可划分为力量、速度、耐力、灵敏度和柔韧性等。运动素质的发展能促进身体的健康并能提高运动的技术水平。而身体健康又能为运动素质的发展奠定良好的基础。

30. 力量素质

力量素质是运动素质之一。对力量素质有以下几种定义：力量是肌肉收缩时克服阻力的能力；力量是肌肉紧张或收缩时所表现出来的一种能力；力量是肌肉活动时所发挥出的一种能力。确切的定义是：人体运动时，肌肉收缩除表现为产生张力以克服阻力和缩短使肢体发生位移的运动外，还能表现出一定的运动快慢、持续时间、动作是否快速准确、协调和幅度大小等机能能力。其中肌肉收缩时产生张力以克服阻力，或既产生张力又缩短使肢体发生位移动作（做功）的机能能力，称为力量。力量素质是运动员掌握动作技术、提高运动成绩的基础。力量素质可分为许多种不同性质的力量。

31. 爆发力

爆发力是力量素质之一，是单位时间内的用力程度。指肌肉在极短时间内快速收缩所产生的力量。它等于力量跟速度的乘积。即在最短时间内，表现出的最大力量的能力。

32. 速度素质

速度素质是身体素质的一种，是人体进行快速运动的一种能力。即在单位时间内迅速完成某一动作，或通过某一段路程（或距离）的能力。它表现在反应速度、动作速度及位移速度三个方面。速度是现代各项运动的核心。速度受遗传因素影响很大。速度的提高首先在于力量素质的提高，从某种意义上讲，速度是力量与协调相结合的产物。

33. 耐力素质

耐力素质是身体素质之一，又称"耐久力"或"支持力"。耐力是指人体在长时间内保持肌肉连续工作的能力，或指肌肉抵抗疲劳的能力，或指长时间坚持运动的能力，或指耐受次极限负荷的能力。它是肌肉能力和心肺能力的综合体现。所以，耐力包括肌肉耐力和心血管耐力两种。心血管耐力又包括有氧耐力和无氧耐力。耐力从另一方面又可分为一般耐力和专项耐力。耐力是人体健康和体质强弱的主要标志，它对其他身体素质的发展和创造优异的运动成绩具有重要作用。

34. 柔韧性

柔韧性是身体素质之一，指人体的各个关节活动的最大幅度、肌肉和韧带最大限度的伸展能力，或指人体大幅度完成动作的能力。它是由关节活动范围的大小，肌肉、韧带的伸展和弹性，肌肉紧张和放松的协调能力等因素决定的。影响柔韧性的因素有：年龄，肌肉和韧带的弹性，使肌肉活动的基本张力，心理张力（紧张度），骨杠杆状态，一天中的时间，体内、外温度，准备活动，疲劳程度，训练持续的时间等。

35. 协调能力

协调能力是指人体各运动器官、系统之间互相配合完成同一个动作的能力。协调能力不是单纯的身体基础能力，而是各种素质及因素的综合表现能力。可分一般协调能力和专门协调能力（技术能力）。一般协调能力（即灵活性）又包括控制自己的能力、适应能力、学习能力、工作能力等。专门协调能力表现为：速度、柔韧性、平衡、弹性、准确性、协调性、动作的稳定性和动作的节奏等。

36. 运动技能

运动技能又称动作技能，指人体掌握、运用及有效地完成专门动作的能力；或指掌握和运用专门技术的能力；或指按一定的技术要求完成动作的能力；或指掌握得足够充分的运动本领。

37. 机能

机能指有机体各器官、系统的功能。

38. 体能

体能指人体各器官系统所能承受的活动能力。其包括身体素质和身体基本活动能力。

39. 体质

体质指人体的质量。它是在遗传性和获得性的基础上表现出来的人体形态、生理功能和心理因素的综合性、相对稳定的特征。

40. 体格

体格指人体形态的基本特征。其包括生长、发育、体型和姿态。

41. 身体健康

身体健康指人体各器官系统的功能正常，没有疾病，适应外界和抵抗疾病的能力强，心理环境正常等综合能力的体现。身体健康是发展身体素质，提高专项运动成绩的基础。

42. 心率

心率指心脏每分钟跳动的次数。

43. 呼吸

人体与外界环境之间，以及人体内部所进行的气体交换全过程，称为呼吸。

44. 运动量

运动量也称负荷量或运动负荷量。指人体在身体练习中所能完成的或所能承担的生理负荷量。由练习的次数、时间、距离、重量等因素来表示。这些因素之间是相互联系且互相制约的。运动量和运动强度是构成运动负荷的两个因素。

45. 运动程度

运动程度又称负荷强度。通常是以练习的速度、负重量、密度、难度或一定的速度、负重量、密度、难度的练习占总练习的百分比来表示的。运动强度与运动量二者是互为依存、互相影响的。当运动量最大时，运动强度必然是最小的，大约只有30%~50%的运动强度。

46. 肌肉痉挛

肌肉痉挛指肌肉强直性收缩。在训练或比赛时，运动员经常发生肌肉痉挛现象，最易发生肌肉痉挛的部位是小腿后侧的腓肠肌和比目鱼肌。发生这种现象的原因有许多：运动中肌肉长时间连续性收缩形成的疲劳；在炎热的天气进行运动时，由于出汗过多，使体内大量的氯化钠（盐分）丧失；在寒冷的环境中进行训练或比赛，因为准备活动不充分，肌肉受到寒冷的刺激；对抗性运动中，由于过度紧张或被对方碰撞；身体机能状态不佳时参加训练或比赛等因素，均可造成肌肉痉挛。

47. 疲劳

由体力劳动引起的肌肉工作能力暂时下降的现象称体力疲劳。

48. 过度疲劳

运动训练学和运动生理学的术语。是人体运动机能的一种生理反应，也是身体机能状态的一种病理反应。其是指人体运动机能状态明显降低的一种表现特征。它是由于人体长期承受最大的生理负荷量，导致工作能力明显下降而引起的。这是运动训练过程中应引起特别重视的问题。有时也叫运动性疲劳。

49. 准备活动

准备活动指在训练和比赛开始之前，采用各种方法活动身体各部位的器官、肌肉和关节韧带等的活动，用以提高和恢复人体工作能力的一种措施。其目的是通过一系列的身体练习，提高中枢神经系统的兴奋性和生理方面的兴奋性，克服生理上的惰性，为正式练习和比赛做好心理上和生理机能上的准备。进行准备活动时应根据运动项目的特点、运动员的个性特点、练习和比赛的时间、气候条件等来确定和安排准备活动的内容、性质、强度与量及时间的长短等。准备活动做得是否充分，安排得是否合理，对训练和比赛能否取得优异运动成绩关系极大。

50. 整理活动

训练和比赛结束时用以恢复体力的一种手段和措施。指在运动训练或比赛结束后，做一些放松的练习，使运动量由大逐渐变小，使身体逐渐恢复到安静状态。整理活动属于恢复体力过程的一种措施。它是由剧烈紧张的运动向安静状态的过渡阶段。整理活动的内容、方法手段多种多样。如慢跑、按摩、放松练习等，都属于整理活动。

51. 心理因素

心理因素指运动员的心理表现特征，是选材的重要条件之一。在现代体育运动比赛中，运动员的身体、技术、战术上的差距日益缩小，而训练负荷日渐增大，比赛对抗日趋紧张激烈。因此，要求运动员具有良好、稳定的心理因素。这些心理因素主要指：坚强的意志品质，注意力高度集中，理解力强，想象力丰富并具有创造性，善于自我控制，内心稳定，大脑皮质兴奋与抑制过程比较均衡等。

52. 气质

气质指心理气质，属心理因素的具体表现特征之一。可以分：多血质型、胆汁型、黏液型和抑郁型。表现在情绪体验的快慢、强弱、表现的隐显及动作的灵敏或迟钝等方面。

53. 心理训练

心理训练指使运动员在心理上适应训练和比赛的要求而进行的一种训练。其训练的主要目的是培养运动员充分发挥意志品质、掌握和控制自身情感的能力和不受一切干扰的能力。其任务是使运动员精力旺盛，充满信心地参加训练和比赛，从而取得良好训练效果和优异成绩而进行的适宜的心理准备和调节。心理训练应根据专项特点、运动员的自身特点及比赛条件进行。主要以加强思想教育，明确训练和比赛的目的意义，树立信心和通过各种复杂困难的条件培养意志品质等内容和方法进行。并且教练员要和运动员需共同研究分析训练、比赛计划以提高训练和比赛的积极性和自觉性。

54. "O"型腿

选材专用名词。两足并拢，两膝间的间隙超过1.5厘米以上者为"O"型腿。

55. "X"型腿

两膝靠在一起，两足分开超过1.5厘米以上者为"X"型腿。

56. 体重

体重指身体的净重，反映人体骨骼、肌肉、皮下脂肪等重量综合变化的一个指标。

57. 身高

身高指人在站立位时头顶正中线上最高点至地面的最大垂直距离。

58. 体型

体型指与身体结构、健康水平、运动能力和个性特征相关联的个体身体类型。

59. 按摩

用不同手法作用于机体，是以提高身体机能、消除疲劳和治疗疾病的一种手段。按摩简单易行，能防治体育运动时所受到的损伤，尤其是在体育运动赛前、赛后出现的机能失调，在消除疲劳、提高运动能力方面起着积极的作用。运动按摩手法有推摩、擦摩、揉、揉捏、搓、按压、叩打、推拉和抖动等，治疗按摩手法有滚法、弹筋（提弹）、分筋（拔筋）、理筋（顺筋）、刮法、切法，以及点穴、取穴和穴位按摩。

60. 运动损伤

运动损伤指运动过程中发生的各种损伤。

61. 擦伤、裂伤、刺伤和切伤

均为进行体育运动时受到开放性软组织损伤，其特点是都有出血和伤口。擦伤是皮肤由于被粗糙物摩擦而引起皮肤擦伤，伤处皮肤被擦破或剥脱，有小出血点和组织液渗出。裂伤是因钝物打击引起皮肤和软组织的撕裂，伤口边缘不整齐，组织损伤范围广，严重者可致组织坏死。刺伤是因尖细物体刺入人体所致，如田径运动中鞋钉与标枪的刺伤。切伤是因锐器切入皮肤所致。

62. 挫伤

钝性外力直接作用于身体某部位从而引起的闭合性损伤。如田径赛跑时，运动员发生互相冲撞，伤处有疼痛、肿胀，局部皮肤青紫，压痛，功能障碍等表现。

63. 肌肉拉伤

体育运动中发生损伤较多的一种。当肌肉发生剧烈的主动收缩，超过了自身的负担能力，或突然被动拉长，超过了它的伸展性时，都可能发生拉伤。如田径力量训练蹲腿时，骶棘肌由于猛烈收缩而被拉伤；跳远时用力蹬地，使小腿后部肌群拉伤。

64. 疲劳性骨膜炎

易发于初次参加运动训练的人群中，属于一种应力性损伤。在田径训练中，由于方法不当，在一段时间内过多地使用脚尖进行跨步跑、后蹬跑、高抬腿跑或跳跃练习，加上跑跳的动作不正确，落地时不会缓冲，动作中缺乏应有的放松，使屈肌群过度疲劳；或场地过硬，使小腿受到较大的反作用力，增加了局部的负荷等，使胫骨、腓骨或跖骨发生疲劳性骨膜炎症。这是由于肌肉附着的骨膜长期受到牵拉、扭伤或处于紧张状态，使该部骨膜组织松弛或分离造成的。在跳跃或支撑时，身体的重力与地面或支撑面的反作用力的焦点，主要集中于骨变曲处的凸面，反复作用，可在弯曲最大的部位引起应力性骨折。

65. 肌肉痉挛（抽筋）

肌肉不自主地强直性收缩。其最易发生的小腿腓肠肌，是由于寒冷刺激、大量排汗、肌肉连续收缩过快等原因所引起的，多见于跳跃、短跑运动员。

66. 中暑（热伤害）

长跑、马拉松跑、10 公里越野跑等运动时身体产生的热量增加，需要更多地散热以保持体热平衡。当高温环境恶劣到一定程度时，身体通过一系列调节（如出汗）还不能维持体热平衡，就会蓄积余热，余热蓄积过多，体温升高，严重者可达 42℃以上，引起中枢神经系统严重的机能障碍，甚至发生昏迷。

67. 营养和营养素

获得与利用食物的过程称为营养。营养素指能在体内消化吸收，有供给热能、构成机体组织和调节生理机能的功能，为身体进行正常物质代谢所必需的物质。如糖、脂肪、蛋白质、维生素、矿物质和水 6 类。

68. 医疗体育

医疗体育是利用体育运动和机体功能练习的方法，预防和治疗疾病的医学科学。其是患者主动的、全身性的、通过自然进行的。

69. 运动处方

运动处方指医生用处方的形式规定体疗患者和健身活动参加者锻炼的内容和运动量大小的方法。是运动医学医生指导人们有目的、有计划、科学锻炼的一种方式。内容包括运动的种类、运动时应达到和不宜超过的运动强度，每次运动的持续时间，每周的运动次数和注意事项。

70. 新陈代谢

运动生化、运动训练学专用名词。指的是生物有机体与周围环境进行物质和能量交换的过程，即机体一方面不断地从周围环境摄取各种有机物质和无机物，通过体内一系列生化反应，转变生成自身的构成成分，另一方面体内原有成分又经过一系列生化反应，分解为不能再被利用的物质排出体外。人的新陈代谢包括三个阶段：首先是糖、脂类和蛋白质等大分子物质经酶的作用水解成可吸收的物质；然后是被吸收的物质在细胞中经酶作用水解成可吸收的物质；之后是被吸收的物质在细胞中经酶作用进行中间代谢，中间代谢包括体内吸收的物质经过一系列生化反应，转变为自身构成成分的合成代谢和与此同时进行的分解代谢，即将自身原有的组成成分，经过一系列生化反应，分解为不能再利用的物质过程。

71. 卡价

生化和运动营养学专用名词。每克食物在体内氧化所放出的热量为食物的卡价。其数量用热量单位表示：糖—4.1千卡—17千焦耳；脂肪—9.3千卡—39千焦耳；蛋白质—4.1千卡—17千焦耳。

72. 白肌和红肌

英文缩写 FT 和 ST。白肌是肌纤维的一种，呈灰白色，其中线粒体及肌红蛋白较少，常见于进行快动作的肌肉，与动作的爆发力有很大的关系。如投掷项目运动员最后出手瞬间的肌肉收缩所产生的极快速力量。红肌是一种较细的肌纤维，肌红蛋白及色素较多，颜色较红，常见于进行慢而持续性动作的肌肉，如耐力性的长跑。由于项目的不同，不同项目的运动员肌纤维类型的红、白肌比例即一块肌肉中的红、白肌的数量、面积和体积均有所不同，而且某种类型肌纤维还会出现选择性肥大。如速度项目的运动员（短跑）肌

肉中慢肌只有 24.0%~27.4%，耐力项目的运动员（长跑）慢肌占优势可达
到 69.4%~79.0%，而且慢肌纤维出现选择性肥大。既需要耐力又需要速度的
项目（中长跑）运动员慢肌纤维百分比在短、长跑运动员中间，为 51.0%~
61.8%。这种肌纤维组成上的差异性是获得该专项优异成绩的先决条件之一。

73. 乳酸

人体在激烈运动时，能量需要增强，糖分解加速，呼吸和循环加快，但
氧仍供应不足，肌肉处于缺氧状态。此时糖代谢中产生的丙酮酸即还原为乳
酸，乳酸是无氧代谢的最终产物。在进行短时间大强度的运动时，糖无氧代
谢过程强烈，肌肉中乳酸生成的速率高。当运动时间延长时，有氧代谢加强，
乳酸生成速度下降。100 米跑时，乳酸生成速率最高，但运动时间短，运动后
血乳酸积累并不是最高，只有在运动时间较长，而速度又较快的 800 米、
1500 米跑后，血乳酸积累可达到最高水平。运动时肌肉中产生大量乳酸，并
不断扩散融入血液。运动后，氧供给增加，糖无氧代谢逐渐减弱，乳酸生成
减少。运动时积累的乳酸代谢，一部分扩散到骨骼肌、心肌或其他组织器官
中，在乳酸脱氢酶催化下，生成乙酰辅酶 A，乙酰辅酶与草酰乙酸合成柠檬
酸，通过三羧循环机构被氧化；另一部分乳酸经糖异生作用而转变为糖。

74. 脂肪

脂肪（真饱和中性脂肪）是由三分子脂肪酸和一分子甘油上的三个羧基
脱水缩合而成。动物脂肪含有大量饱和脂肪酸。常温时为固态，植物油含不
饱和脂肪酸多，常温下为液态。脂肪是运动员氧化供能和贮备能量的主要方
式，它是贮备量和可动用量最多的能源物质。氧化 1 克脂肪所释放的能量约
为 9 千卡，是氧化 1 克糖或蛋白质所提供的能量（约 4 千卡）的 2 倍多，在
长时间运动中，脂肪供能功效尤为突出。脂肪分子是疏水性的，在组织中以
相对无水状态贮存，每克脂肪占约 1.2 毫升体积，而糖原以亲水胶粒贮存，
含水量大，储存时所占体积为同重量脂肪的 4 倍。运动员在长时间运动时，
血糖在 1 小时后开始下降，这时脂肪便开始分解参与供能。因此耐力运动员
每日应食取一定量（100~150 克/天）脂肪。脂肪氧化时，产生 ATP 多，但
耗氧量大，供能短，产生酮体多（见酮体）。另外脂肪还起着热垫和保护垫作
用，能为机体提供"必需脂肪酸"和协调机体吸收的脂溶性维生素。

75. 蛋白质

运动训练、运动营养的运动生化专用名词。是指一类含高氮的具有生物活性的生物高分子，其存在于一切生物体内，是生物体最重要的组成成分之一，占人体体重的45%。生物体内一切最基本的生命过程都与蛋白质有关，如催化体内绝大部分化学反应的酶，调节运动时物质代谢的激素，与遗传密切相关的核蛋白和使肌肉产生收缩的肌肉蛋白，以及运输 O_2 和 CO_2 的血红蛋白等。蛋白质的计算可用公式：每克样品中蛋白质的含量＝每克蛋白质样品中氮含量（克）×6.5。蛋白质水解过程为：蛋白质—蛋白腺—蛋白胨—肽—氨基酸。

76. 氨基酸

运动生化及运动营养专用名词。它是构成蛋白质的基本组成单位，是一类含有氨基的羧酸。组成人体蛋白质的氨基酸约有20余种，其中有8种为必需氨基酸。氨基酸在体内的首要作用是合成蛋白质，在代谢中也可作为体内能量的来源或转变成一些生理活性物质。

77. 维生素

营养和运动生化专用名词。是指具有生物活性的一类低分子有机化合物，是人体进行物质代谢和能量代谢，维持正常生理功能必不可少的营养素。大部分维生素都是构成酶和辅酶的成分，摄入量不足或吸收障碍，可引起物质代谢紊乱。运动员的能量消耗较一般人多，物质代谢旺盛，对维生素的需要量相应较多，且增加一定量的维生素对提高能力和促进疲劳恢复有显著的效果。但是维生素补充量不可超过一定的限度，否则会给机体带来不良影响，体育工作者应根据科学的方法掌握好维生素补充量。

78. 碳水化合物

运动生化专用名词。糖主要由碳、氢、氧3种元素组成，早期研究的糖类物质中氢和氧原子数的比例是2:1，恰与水中的氢和氧原子数目之比相同，故称碳水化合物，化学通式 $Cn（H_2O）$。

79. 糖

运动营养、运动训练和运动生化专用名词。三大营养物质之一，是一类多羧醛或多羧基酮（包括开链和环状结构）和它们的缩合物以及某些衍生物的总称。有时沿用碳水化合物这一名称。糖可分为单糖、低聚糖和多糖。人体活动所需要能量的 70% 左右来自糖代谢。糖约占人体体重的 2%，除水以外糖是人体与外界环境交换最多的物质。成人每日食进的糖量平均为 500 克，运动员则更多，我国人民每日食用的主食中糖类占主要成分，如玉米、面食糖量占 80%。糖是组成人体的重要成分之一，组成人体各组织器官的细胞表层膜，主要化学成分是糖、类脂和蛋白质，糖涉及细胞膜的许多受体功能。另外，糖还是人体的主要供能物质。

80. 淀粉

贮存在植物中的养料，广泛存在于大米、小麦、高粱和玉米等各种种子和豆类种子，以及植物的根、茎之中，是能水解成许多单糖的高分子化合物。

81. 运动时无氧代谢供能过程

运动训练和运动生化专用名词。激烈运动时（如跳跃、投掷项目）首先由 ATP 供给能量，CP 立即将能量转移到 ADP 分子上生成 ATP，ATP 又继续分解供能。但由于 ATP 和 CP 在肌肉中的储量不多，氧供应又不足，肌糖原便无氧分解为乳酸，同时释放能量生成 ATP，整个供能过程都可以没有氧参加，这种供能的过程称运动时无氧代谢过程。其中 ATP 供能后成为 ADP，ADP+CP 又合成 ATP 且反应中无乳酸生成，称非乳酸性供能。而肌糖原+ADP 进行糖酵解产生乳酸供能为乳酸性供能。要发展糖酵解供能系统的训练，需全力运动 30~60 秒，休息间歇最少要长于 30 秒至 3 分钟，训练后的血乳酸值高，说明效果较好。

82. 运动时有氧代谢供能过程

运动时氧供应充足，体内主要通过氧化糖和脂肪酸等物质产生大量 ATP 来供应能量的过程称运动时有氧代谢供能过程。做任何一种运动都是无氧代谢、有氧代谢的供能过程，在运动后的恢复期中，有氧代谢是主要的；在 20 秒以内的全力运动，ATP-CP 能量体系供能是主要的；在 30~60 秒全力运动时糖酵解供能量是主要的。时间延长，有氧代谢供能所占的百分比会变大。有氧代谢训练时要达到心血管系统的超负荷，以刺激增加脉搏输出量和心排血量，其次提高肌肉的有氧代谢能力。

83. 运动技术

运动技术又叫动作技术。它是人体完成各种运动行为（动作）的技巧和方法的总称。指符合人体运动的科学原理，能充分发挥人的机体能力，合理而有效地完成动作的方式方法。在俄语中把"技术"解释为在某件事物或某项技艺中所采用的方法与工具的总和。而运动技术是指人借助于自己身体及各部位在空间中的合理位置变化，以及发挥运动潜能的方法。体育各项运动都由一系列专门技术动作所组成，不同项目的技术类型，所采用的方法也不相同。各项技术是在不断变化和发展的，完成动作的方法也会随之不断变化。因此，技术的合理性、有效性只是相对的。一个完整的运动技术，一般包括三部分，即技术基础、技术环节和技术细节。

84. 技术要领

技术要领也叫动作要领，指完成动作时的主要方法、要点和关键。

85. 走

人体最基本的一种运动技能。也是人体最简单自然的一种位移方法。它是利用人体的主动力（肌力），使自体相对于静止参考系（地面）而进行的一种陆地自体位移运动。是运用蹬地的方法，通过两腿的主动激活性交替做蹬、摆动作而实现的步伐位移。是单腿支撑与双腿支撑相交替、蹬与摆相配合、上肢与下肢交叉同步进行的周期性运动。走分为普通走和竞走两种。

86. 竞走

竞走是在普通走的基础上发展起来的一项竞技性运动。它除了具有与普通走相同的性质、形式和动作结构特点以外，另有严格的动作规格和比赛规则要求。即两腿交互迈步前进，两脚与地面始终保持着不间断的接触。也就是在向前迈步时，后脚必须在前脚落地后才能离地。每走一步，向前迈进的脚在着地过程中，腿必须有一瞬间的伸直（即膝关节不得有弯曲）。特别是在支撑腿处在垂直部位时，膝关节必须伸直。竞走比普通走的动作幅度大、频率高、速度快。竞走比赛项目分场地和公路两种。场地比赛项目设有女子5km 和 10km，男子 10km 和 20km，公路比赛项目设有男子 20km 和 50km。

87. 跑

人体最有效的一种位移方法。跑是利用人体的运动系统（即主动力）使人体相对于地面发生的一种陆地自体位移运动。是利用蹬推原理，依靠两腿的主动激活性轮换交替而进行的步进动作。是以单腿支撑与腾空相交替，蹬与摆相配合，上、下肢交叉同步配合的周期性运动。跑是以时间和距离为标量，即在规定的距离内计算所用时间的多少。或是在一定的时间内计算所通过的距离多少。根据赛跑的距离和性质又分为若干项目。

88. 前蹬

前蹬支撑阶段即着地缓冲阶段。指从脚着地开始至身体重心处于支撑点的垂直上方为止。或指自脚着地开始到膝关节缓冲到角度最小时为止。竞走的前蹬是指从脚跟着地时开始到身体重心处于支撑点的垂直上方为止。竞走在前蹬时，腿必须有一瞬间的伸直。跑时，脚的着地点在身体重心投影点之前，由于重力和冲击力的作用，当脚一着地时，踝、膝、髋三个关节主动做退让弯曲动作，同时另一腿后蹬结束后积极前摆，以加快身体前移速度，从而减小着地时的制动力，缩短着地前蹬支撑阶段的时间。前蹬阶段一般不能为人体的向前移动提供动力，但它能为后蹬阶段准备的动力条件。前蹬阶段即着地缓冲阶段的时间长短取决于脚着地点的距离、人体前移的速度、正确的着地技术及训练水平等因素。

89. 后蹬

后蹬支撑阶段或后蹬阶段。是从身体重心移过支撑点垂直上方开始至脚蹬离地面为止。当身体重心移过支撑点垂直上方时，便开始做后蹬阶段的准备动作，此时膝关节仍保持一定的弯曲，但脚跟已经提起。当身体重心继续前移超过支撑阶段约 2/3 时，支撑腿在摆动腿积极前摆的配合下，快速有力地伸展髋、膝和踝关节，积极蹬离地面。后蹬是推动人体向前运动的主要动力阶段，它是决定跑速的重要因素之一。后蹬的效果取决于蹬地的力量、速度、方向、角度以及腿蹬直的程度等因素。

90. 腾空时期

腾空时期指在跑的一个周期动作中人体与地面脱离接触进入无支撑的腾

空状态。即从一脚离地开始至另一脚着地为止的这一过程。走和竞走无腾空阶段，跑的一个周期中有两次腾空。腾空是支撑腿做有力而快速地蹬伸动作及蹬、摆配合动作的结果。也就是向后蹬地的反作用力及加速度惯性力作用的结果。腾空抛物线的高度及远度和腾空时间的长短取决于腾起时的初速度及腾起角度的大小，同时也取决于跑的项目及训练水平。

91. 后摆

支撑腿后蹬结束后即进入后摆。即指从脚离地开始到膝摆至支撑点的垂直上方为止，或从脚离地开始至大腿垂直于支点（即膝摆到髋臼垂直下方）为止。后摆技术的好坏主要取决于大、小腿的折叠技术及小腿的放松程度。良好的折叠技术能缩短腿的摆动半径，对加快摆动速度，提高动作频率有很大作用。

92. 前摆

后摆结束后即进入前摆阶段。即指从摆动腿的膝关节经过支撑点垂直上方开始至膝关节摆到体前最高位置时为止。或膝关节和髋臼成垂直时开始至摆动脚着地时止（此时正是后蹬腿结束后蹬时）。摆动腿的前摆协同支撑腿的蹬地动作，能加强后蹬的效果。前摆的幅度和频率是由跑速决定的。

93. 复步

复步指在步进动作中，一个周期动作就是一个复步。即两腿交替各向前迈进一步，就是一个动作周期。一个周期包括两个单步，即左、右腿各向前迈进一步。

94. 步长

步长又叫步幅。也就是一个单步的长度，即两脚着地点之间的距离。它是从支撑腿的蹬地点至摆动腿的脚着地点之间的距离。步长是由后蹬距离、腾空距离和着地距离三个距离之和决定的。同时步长又取决于运动员的腿长、后蹬的力量、角度、关节韧带的柔韧性及灵活性和身体各部分协调配合的程度等因素。步长是决定跑速的重要因素之一。

95. 步频

步频指在步进动作中，单位时间内两腿交替的次数。即指在一定时间内所走或所跑的步数。它取决于每步所用的时间，即每步支撑阶段和腾空阶段所用的时间总和。此外，据现代科学研究证明，步频还决定于先天因素，即肌纤维的类型。同时，与神经冲动（即兴奋状态）的速度和四肢是否快速有力也有密切的关系。步频是决定跑速的重要因素之一。

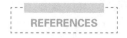

主要参考文献

[1] 黑田惠美子. 走路健身 [M]. 久保明，译. 北京：中央编译出版社，2004.

[2] 罗兴华. 科学健身新概念 [M]. 广州：花城出版社，2003.

[3] 藤原健固. 走路与健康 [M]. 田林，译. 北京：科学出版社，1997.

[4] 刘启清. 走——最好的健身运动 [M]. 北京：中国铁道出版社，2005.

[5] 洪昭光. 健康忠告 [M]. 广州：广东教育出版社，2002.

[6] 钟嘉奎，刘逢翔. 家庭健身运动指南 [M]. 济南：山东大学出版社，1999.

[7] 斯皮尔娜. 走路法全书 [M]. 海口：三环出版社，2004.

[8] 徐宝轩，伊利尔. 运动健脑 [M]. 北京：新世界出版社，2005.

[9] 范晓清. 步行健身与跑步锻炼 [M]. 北京：人民军医出版社，2005.

[10] 福田哲失. 走出健康来 [M]. 郑州：河南科学技术出版社，2005.

[11] 秦爽. 行走更健康 [M]. 北京：中国建材工业出版社，2005.

[12] 赵之心. 健走 [M]. 北京：机械工业出版社，2005.

[13] 有吉正博. 健身跑 [M]. 董二为，译. 北京：人民体育出版社，2004.

[14] 盛基洪. 行走革命530 [M]. 权五奎，王金华，译. 北京：北京出版社，2005.

[15] 帖佐宽章，佐佐木秀幸. 竞走 [M]. 北京：人民体育出版社，2001.

[16] 张英波. 有氧健身走与跑入门 [M]. 南京：江苏科学技术出版社，2001.

[17] 王和平. 全民健身运动指南 [M]. 北京：北京体育大学出版社，1995.

[18] 白建国，昝玉邦. 走出好身材 [M]. 天津：天津科技翻译出版社，2002.

[19] 任保莲. 走跑健身运动全书 [M]. 北京：北京体育大学出版社，2002.

[20] 杨静宜，戴红. 体疗康复 [M]. 北京：北京体育大学出版社，1996.

[21] 杨锡让. 实用运动生理学 [M]. 北京：北京体育大学出版社，1998.

[22] 邓树勋. 保健体育学 [M]. 北京：高等教育出版社，1991.

[23] 吕维善. 肥胖的防治 [M]. 广州：广东科技出版社，1990.

[24] 曲镭. 冠心病康复医疗 [M]. 北京：华夏出版社，1990.

[25] 陈雁梅. 现代体育保健 [M]. 武汉：湖北科学技术出版社，2001.

[26] 范晓清. 家庭有氧运动指南 [M]. 北京：人民军医出版社，2004.

［27］肖国强．运动能量代谢［M］．北京：人民体育出版社，1999.

［28］刘文娟，崔建强，黄秀凤．走跑健身法［M］．北京：北京体育大学出版社，2004.

［29］赵朕，赵捷，鲁保中．长寿通道［M］．珠海：珠海出版社，2003.

［30］南仲喜，李涛．跑步与健康［M］．西安：陕西科学技术出版社，1991.

［31］袁作生，南仲喜．现代田径运动科学训练法［M］．北京：人民体育出版社，1997.

［32］南仲喜，王林．身体素质训练指导全书［M］．北京：北京体育大学出版社，2003.

［33］王林，汪巧琴，南仲喜．田径游戏大全［M］．北京：北京体育大学出版社，2005.

［34］吕彦，达海．计国养生保健［M］．北京：人民体育出版社，1998.

［35］张志洁，高品诗．健身长寿之道［M］．北京：中国医药科技出版社，1990.

［36］李晔，刘燕华．做个快乐的老年人［M］．北京：华龄出版社，2002.

［37］鱼住广信．运动损伤和功能恢复［M］．郑宏伟，译．北京：人民体育出版社，2001.

［38］蒙台梭利教育研究组．产前产后苗条体态护理［M］．兰州：兰州大学出版社，2002.

［39］吴秀媛．运动·健康［M］．北京：人民卫生出版社，2006.

［40］江月兰，张怀钊，焦建余．科学健身300问［M］．北京：北京体育大学出版社，2006.

［41］刘炎．有氧运动与运动保健［M］．北京：中国医药科技出版社，2007.

［42］马振国．科学运动健身［M］．大连：大连出版社，2009.

［43］赵艳霞．散步是最好的药［M］．长春：吉林科学技术出版社，2009.

［44］宋琦．每天步行半小时［M］．北京：中国华侨出版社，2010.

［45］赵之心．每天走好6000步［M］．北京：北京出版社，2010.

［46］高岗芳美著．只要走路就能瘦［M］．孙翠翠，译．北京：中国纺织出版社，2012.

［47］李澍华，刘燕华．把健康走出来［M］．北京：中国妇女出版社，2012.

［48］居向阳．走向健康［M］．北京：国防工业出版社，2012.

［49］李澍华，刘燕华．快乐走步，健康活百岁［M］．北京：金盾出版社，2013.

［50］特丽萨·埃克努著．快乐健步走［M］．于兰，译．北京：电子工业出版社，2013.

后 记

经常会有人问我怎么锻炼才能使身体健康？我的回答是三个字：懂、练、恒。

懂就是要对健身知识知其然还要知其所以然，要不断学习钻研健身养生方面的新知识。通过学习提高自己的健康素养水平，自我指导每天的锻炼和饮食起居。健康不能靠秘籍，需要多读书方不受人惑。

练就是要锻炼，要运动，要活动。我经常和别人说的是：如果你想要健康，那就锻炼吧！如果你想要聪明，那就运动吧！如果你想要长寿，那就活动吧！

恒就是要坚持参加体育锻炼，坚持健康的生活方式。这的确不太容易，锻炼是个苦差事，特别是刚开始的时候，但是只要养成习惯，持之以恒，就会习惯成自然。坚持多年，必会受益。"冬练三九，夏练三伏"，其实说的就是一个恒字。

健康是福。我的母亲原茹雅女士活到 98 岁，一生爱劳动，喜运动。年老时仍坚持行走，能自理生活，忆起往事历历在目。本书有些观点就是从她那里得来的。可以说，妈妈为我编写此书提供了巨大的精神财富。

我的爱人李涛是我的同行。1987 年，我们共同编写出版了《跑步与健康》一书。编写这本书时，她一遍又一遍地帮助我修改文稿。我的女儿南楠、南力也很支持我写这本书，她们帮我们收集资料，搞社会调查，打印校正。

我的学生李山博士帮助我翻译文献资料获取信息，他们和我一样，同样付出了艰辛的劳动。

李厚林是我的学生。二十多年来他在我身边成长，我看着他读完了硕士、博士，由助教到讲师，从讲师到副教授，再从副教授到教授，现在成为国家体育总局"优秀中青年专业技术人才百人计划"培养对象、北京市"长城学者"培养对象、国家体育总局田径项目科学训练专家组成员、中国大学

MOOC"田径"课程负责人以及北京市劳动模范、北京市先进工作者，近几年来，他在田径运动健身理论研究方面下了不少功夫，和我共同完成了《行走健身科学指导全书》的编写和出版工作。

《行走健身科学指导全书》从写作念头的产生到今天定稿，十年有余，之所以能静下心来写作，其中有四十多年工作实践的收获，有博览群书的积累，有身体力行的体验，更重要的是有服务大众的愿望和坚持到底的信心。过去的日子，更不能忘记党和祖国对我的培养，读者给予我的支持和帮助，也不能忘记前人的科研成果对我知识的充实，在此对党和祖国、读者和家人深表敬意。

南仲喜教授
2020. 10. 11 世界步行日

天行健，人自强。
世界上最好的运动是步行。